国医大师张志远临证70年经验录系列

国医大师张志远

习方心悟

张志远 编著

中国健康传媒集团
中国医药科技出版社

内 容 提 要

　　本书分为经方应用经验、名方新用经验、化裁古名方、名家遗珍与验证、经验良方撷拾、自创经验方、方论、治病经验举隅8部分，涉及方论千余条，是国医大师张志远教授上承家传师授，下积70年临证、教学及科研实践经验中医论医话之精华，字字珠玑。可供中医临床者参考使用。

图书在版编目（CIP）数据

　　国医大师张志远习方心悟 / 张志远编著 . — 北京：中国医药科技出版社，2017.7

　　（国医大师张志远临证70年经验录系列）

　　ISBN 978-7-5067-9336-0

　　Ⅰ . ①国… Ⅱ . ①张… Ⅲ . ①中医临床—经验—中国—现代

Ⅳ . ① R249.7

　　中国版本图书馆 CIP 数据核字（2017）第 118787 号

美术编辑　　陈君杞
版式设计　　也 在

出版　**中国健康传媒集团** | 中国医药科技出版社
地址　北京市海淀区文慧园北路甲 22 号
邮编　100082
电话　发行：010-62227427　邮购：010-62236938
网址　www.cmstp.com
规格　710×1000mm $^{1}/_{16}$
印张　20
字数　289 千字
版次　2017 年 7 月第 1 版
印次　2024 年 2 月第 6 次印刷
印刷　大厂回族自治县彩虹印刷有限公司
经销　全国各地新华书店
书号　ISBN 978-7-5067-9336-0
定价　**49.00 元**

获取新书信息、投稿、为图书纠错，请扫码联系我们。

卷首语

吾奉父命改医，在业师培养下进入岐黄之门，潜心读书，谨慎临床，已度过七十春秋！现将所积经验、药物应用集沙成滩，写出提供阅览，并希纠缺补正！

岁在乙未山左痴人

张志远顿首于升平世界

3

67、一贯煎加味治胃功能失调

脾胃虚弱，面色无华，治常院内不适，饮食不振，有胀痛感，吐消导剂加剧，与肝胆不足郁化食糜有关，应疏泄顾先，和中养胃。临床研究多多白领阶层，活动量少，精神有失调节，器观检查，无器质性变化，称神经官能症，补、泻各法均无功效，投予"果子药"，都得到好转。通过实践筛选，给与罹玉疗一贯煎加味，颇有作用，每日一帖，连饮10—15天，即觉舒快，病去大半。老杉研定之董当归10克、沙参10克、麦冬10克、生地黄10克、枸杞子10克、柴胡6克、半夏曲6克、川楝子10克，水煎分三次服。方中除川楝子均属静品，增入柴胡补充动力，静利、运化，可提高治愈率。润养思想的主导，是叶桂先贤的再版。

15×20=300   77 红叶纸品

张志远手稿———一贯煎加味治胃功能失调

001

611、新加桂枝茯苓丸治乳癖

　　给病花先生调理妇女乳房结节、乳腺小叶增生，常按《金匮要略》用于治肌瘤的桂枝茯苓丸，且加入他药。开始功力明显，30天后进步转慢，超过此限，又增快速度，最终获得消除。其量为茯苓100克、桂枝150克、白芍100克、牡丹皮150克、桃仁100克、紫胡50克、瓜蒌皮150克、乳香50克、䗪虫50克、炒䗪虫50克、香附100克、大黄30克，碾粉，水泛成丸，每次6—10克，日2—3服。其中瓜蒌皮、桂枝、牡丹皮、桃仁、乳香、䗪虫、柴胡，起疏肝、行瘀、辟虫、化癥作用，列为核心，久用无不良反映，所需时间要长。吾临床给与患者，还添青皮50克、鳖甲50克、王不留行50克，能提高疗效，命名新加桂枝茯苓丸。

15×20=300　　　　　　　64 盾叶纸品

张志远手稿二——新加桂枝茯苓丸治乳癖

686、尹氏起身汤

　　岐黄前辈尹骧，读书破万卷，论述之广、见解之博、悟术之精，世称三多，自号三不堂主。对老朽讲，评价医家，是从其临床，书面知识直接应用的多少，总结经验，了解失败的记录，从中吸收教训，越过此数字，皆在建树，这样才能继之乘胜前进，登上高峰。学以致用，读书再多，无有回报，必是消耗光阴，等于吃纸的"白蠹"，倒头来反成人间蠹物。他留下一首调理风、湿、迟疗效的验方，名祛痛汤，适于腰、腿、关节、遍体酸痛，以麻黄15克、鸡血藤30克、白芍40克、枳豆己15克，每日一剂，水煎分三次服，连用10—20天。若曾师法其数甚佳，加入制乳香10克、炒没药10克，功力更强，命名起身汤。

15×20=300　　　　　　　　665红叶纸品

张志远手稿三——尹氏起身汤

七八、薏苡附子败酱散治休息痢

姜七先生调理慢性痢疾、溃疡性结肠炎，下利脓血、里急后重，穿辫不尽的感觉，认为与脊逆瘀毒有关，主张温补、固肠、解毒，不取《伤寒论》白头翁汤（白头翁、黄连、秦皮、黄柏），开《金匮要略》薏苡附子败酱散，计薏苡仁50克、附子10克、败酱草30克，加三七参粉6克，每日一剂，水煎分三次服，连用不歇，病情消失即止。1956年我行师承该意接了一休息痢患者，腹痛、脓滞、大便脓血，日行二三次，或二三日一次，无规律性，病史二年，给药开始有效，连用反重，忽忆及本方，又加仙鹤草15克，嘱其坚持长饮勿辍，数年后在济南相遇，询问病情，已彻底治愈，凡七十帖，从未复发。

15×20=300

694红叶纸品

张志远手稿四——薏苡附子败酱散治休息痢

经方应用经验

名方新用经验

化裁古名方

名家遗珍与验证

经验良方撷拾

国医大师 张志远 习方心悟

自创经验方

方　　论

治病经验举隅

经方应用经验

❖ 化裁经方突出疗效

乔文斋先生，为岐黄大家，以善于化裁经方闻名，所到之处求教者站满厅堂。他投小青龙汤，治喘以细辛为主，麻黄居次；咳嗽五味子为重点；痰多加大干姜之量，添入茯苓；气逆上冲增桂枝一倍，半夏加 1/3。结胸开小陷胸汤，以瓜蒌为主，50g 起步，加枳壳 30g，心悸减去黄连。阳明高热，用白虎汤加柴胡 20g、黄芩 20g、浮萍 15g，石膏少用，不超过 30g。四逆汤突出附子之量，多达 60g，加桂枝 10g 催动气化，干姜之占一半。腹痛用白芍，加桂枝、甘草，温中散寒。关节疼痛给乌头、天雄，加桂枝，不用附子。发汗开麻黄、桂枝，加生姜、葱白，助力辛散外邪。老朽受到熏陶，也喜依样葫芦，确能提高疗效。

❖ 灵活运用经方

贺键元老人随父习医，为经方嫡传，学理渊博，遣药有自己特色，曾轰动杏林。治风水开越婢汤减石膏，加椒目、泽泻。失眠多梦用黄连阿胶汤加酸枣仁，补血养心，去鸡子黄。心慌、怔忡、坐立不安，用甘麦大枣汤加龙骨、牡蛎。蓄有水饮，头晕目眩，用泽泻汤加茯苓、桂枝。少阳寒热往来用小柴胡汤，突出柴胡作用，最少 15g，从来不开人参，恐留下余邪。用大青龙汤清化表里，将石膏之量提高一倍，重视凉解。用桂枝茯苓丸改为汤剂，把茯苓删掉，加䗪虫、少许大黄，专门调理月经延期、量少、闭而停潮。这一诊疗规律，已得到人们肯定，故其被称为临床大师。

❖ 麻杏石甘汤加减的范例

霍弼臣喜研究唐代之前医籍，为古方派大家，以善用《伤寒论》麻杏石甘汤（麻黄、杏仁、石膏、甘草）闻名，在加减上有独到经验，为世所称。肺热哮喘投原方；寒证则去石膏加细辛、干姜。咳嗽去石膏加紫菀、款冬花。风热感冒无汗高热加黄芩、柴胡，重用石膏30~90g。中暑汗出、口渴去麻黄，加人参、麦冬、天花粉。肾炎水肿去石膏，加白术、益母草。风湿身痛去杏仁、石膏，加乌头、汉防己、独活。四肢关节红肿灼痛，加白芍、生地黄30~60g。急性鼻炎滞塞流涕去石膏，加藿香、辛夷、苍耳子，值得学习仿效。

❖ 燥邪入肺有麦门冬汤

《履冰堂论药》言《金匮要略》麦门冬汤，调理燥邪入肺干咳无痰、吐血证，乃有效处方，宜于气管炎、支气管扩张、肺气肿、间质性肺炎、慢性肺源性心脏病，若配伍、投量欠缺，则功效难显。标准应为人参6g、甘草6g、半夏3g、大枣（擘开）20枚、麦冬30~45g，每日1剂，水煎分2次服。其中人参可改为党参，加至15g；半夏虽燥，3g不会致害；大枣量多，可以护正保本；甘草益气增强止咳，数味同组，共奏疗效。老朽经验，方内添入玉竹20g、知母15g，更能提高临床作用，起到佛前献花。此病不必着重治血，阴充液足热去，即自行解除，要消掉这个"燥"字。

❖ 麦门冬汤加镇痉药调治帕金森病

帕金森病，中医谓之颤抖证，与阴虚风阳内动有关，多见于诸老年人。西医学认为本病是由人体内脑黑质多巴胺神经元受损，多巴胺分泌不足导致的。开始单侧手抖或肌肉僵直，尔后另侧亦然。面具脸、迈小碎步，逐渐生活不能自理，最终卧床，失去肢体运动功能。不眠、多汗、便秘均可发生。老朽曾以《金匮要略》麦门冬汤调治，加镇肝息风解痉药物，易见功效。计西洋参6g、麦冬12g、半夏6g、甘草6g、粳米30g、大枣（擘开）15枚、龙骨40g、牡蛎40g、钩藤15g、天麻15g、石决明40g、全蝎6g、僵蚕9g、蜈蚣2条，每日1剂，水煎分3次饮下，连用10天，症情好转将量减去一半，继续服之，3个月病况可降80%。

❖ 打嗝吐涎沫用大剂旋覆代赭汤

《诊余戺言》介绍《伤寒论》旋覆代赭汤，治疗胃病消化不良、嗳气不已，或支气管扩张大量吐痰，要突出旋覆花、代赭石二味的作用，除降气、化饮尚能通利肠道令大便易于排出，投量可达到每剂 15~30g，方见其功。药性驯良，放胆服之，很少有不适反应。老朽临床，以之授予饭后打嗝、经常口吐涎沫，即开原方，计人参 6g、半夏 15g、代赭石 30g、旋覆花 30g、甘草 3g、生姜 15 片、大枣（擘开）10 枚，加重半夏之量，又添入茯苓 30g，水煎分 3 次饮下，收效甚好。验证多人，均有疗绩。

❖ 小柴胡汤应用广泛

小柴胡汤为《伤寒论》重要方剂之一，应用率占 113 方之首，由人参、柴胡、黄芩、半夏、甘草、生姜、大枣 7 味组成，能解热、消炎、抗菌、抑制病毒、透表、利尿、扶正、祛邪、提高人体免疫力，医少阳胸胁苦满、心烦喜呕、寒热往来、嘿嘿不欲饮食。临床扩大施治范围，可疗胸膜炎、肝炎、胆囊炎、胰腺炎、疟疾、肾盂肾炎、肋间神经痛、自主神经功能紊乱、精神刺激忧郁症，投予恰当，收效显然。老朽运用此汤，重点针对流行性感冒，适于 4 个系列症状，即发热、无汗、寒热往来、胸胁不舒，每剂开柴胡 15~25g、黄芩 15~25g、人参 6~12g、半夏 9~12g、甘草 3~6g、生姜 6~12 片、大枣（擘开）6~15 枚，水煎分 3 次服，5 小时 1 次，日夜不停，4 剂转愈，无任何不良反应，是历验皆效之方。

❖ 寒冷腹痛用桂枝加吴附汤

1975 年老朽之业师耕读山人曾孙来济，谓先人遗物均荡然无存，只有《评伤寒论记》10 余页，乃其祖瑞芝兄所写。书内记有桂枝汤加味治寒邪入里，胃肠功能失调、慢性腹痛。计桂枝 15g、白芍 15g、甘草 15g、生姜 9 片、大枣（擘开）15 枚、熟附子 15g、吴茱萸 9g，每日 1 剂，水煎分 2 次服，一般六剂可愈。将老朽旧诗一首带回以留永念并献悼言：春三祭扫雨纷纷，遥望师墓以断魂，他年我遗一孤冢，薪火常守黄叶村。

❖ 苓桂术甘加龙牡汤有妙用

山东淄川蒲留仙，以写《聊斋志异》名闻天下，不爱渔洋十万钱，爱听秋坟鬼唱诗，孤芳自赏。老朽之友人路大荒为研究、整理"蒲学"的专家，曾说他对《伤寒论》有深刻探讨，撰有歌诀，给人疗病积留了不少经验，也属岐黄名宿。地方曾流传：一老妇求诊，心慌、头眩、便溏、双手震颤，已2年余，切其脉沉而无力，路氏投苓桂术甘汤加龙骨、牡蛎，半个月治愈，成为佳话。老朽运用该方调理神经衰弱、慢性肠炎、梅尼埃病、帕金森病，皆可见效，所定之量茯苓20g、桂枝10g、白术15g、甘草6g、龙骨50g、牡蛎50g，水煎分3次服，每日1剂，连用10~30天。

❖ 汗多亡阳开桂枝加附子汤应添入龙骨、牡蛎

《伤寒论》谓：发汗过多，阳气外越，导致亡阳，投桂枝加附子汤，后世遵循遣用已成准则。经验证明虽有疗效，回阳明显，对心慌出汗未止，作用甚微。若在方内加入龙骨、牡蛎各20~40g，会立竿见影。既固阴敛汗，亦镇静护阳，一举两得，比单纯给予桂枝加附子汤收效理想。据云诗坛才子袁枚80岁时大汗亡阳，吃过本汤，可惜其中无有龙、牡二药。经验证明，调治补阳还要考虑保阴，以免燥热再伤津液，双方兼顾乃为上策，不可让一种矛盾掩盖着另外的矛盾，视瞻蒙纱，遮住望眼。

❖ 心悸忐忑不安可用炙甘草汤

心悸、恐惧、感觉胸内震颤，忐忑不安，属心痹兼怔忡证，临床所见较少。1957年老朽遇一男性，年50余，西医诊为神经衰弱、房颤、精神抑郁型、自主神经紊乱。开始由刘惠民医家调理，继转同学兄冯鸣九施治。3个月后委老朽诊治，脉细无力，心电图正常，反复考虑，应补气、养阴、强心配合摄纳潜阳。《伤寒论》炙甘草汤为首选之方，遂开炙甘草9g、人参9g、生地黄9g、桂枝9g、麦冬9g、阿胶9g、生姜9片、大枣（擘开）30枚，减去麻仁，加酸枣仁30g、龙骨30g，每日1剂，水煎分3次服，共用7天，很见功效，方未更改，继饮20剂，病情消失，已正式恢复工作了。通过此案可以了解对于精神状态疾患，投予中药效果占绝对优势；炙甘草汤应用范围广泛，不要局限于心脏

期前收缩，即脉结代、心动悸 6 个字上。

❖ 懒痹宜服防己黄芪汤

患者感受湿邪，或活动量少，水湿停聚，形体肥胖，重量增加，全身沉重，"如带五千钱"，无力、酸痛，民间谓之懒痹，常见于白领阶层。应补气健脾、化湿利水，老朽习投《金匮要略》防己黄芪汤，用黄芪 30g、白术 15g、汉防己 15g、甘草 3g、生姜 9 片、大枣（擘开）100 枚，加薏苡仁 30g，水煎分 3 次服，每日 1 剂，连饮 10~15 天，功效明显。本方加老鹳草 20g、鬼箭羽 20g、两头尖 15g，可治疗风湿、类风湿、痛风性关节炎，20 剂便见效果。

❖ 竹皮大丸加味治内热呕吐

经方派元戎尹宏声，喜投麻黄、小柴胡、麦门冬、半夏泻心、大承气汤，人称五魁首。以量大闻名，就诊者心颤。1950 年见其治一哺乳期妇女，烦躁、呕吐，胸内闷热如同火燎，口渴饮水即出，他说须"安中益气"凉内降火，将《金匮要略》竹皮大丸改为汤剂，3 天能愈。遂开竹茹 90g、石膏 60g、桂枝 6g、白薇 6g、甘草 3g，加人参 6g、黄连 15g、大黄 6g，每日 1 剂，水煎分 4 次服。果如其言，病况好转，四日便瘥。由此可以看出，其用药胆大心细，巧妙处在配伍，竹茹、石膏之量已达高度饱和，而白薇、大黄很少，且添人参护身保本，步步为营，人邪兼顾，考虑周到，非一般者。观后既开眼界，也获得智慧。

❖ 大建中汤兼治胃病

《金匮要略》大建中汤，存在争议，实乃良方。原治肠道蛔虫出没腹内绞痛，蜀椒麻醉，不仅止痛，且能抑制虫体活动，发挥缓解作用。老朽经验，对急性胃炎、溃疡亦可适合口服，表现症状以脉弦、舌苔白腻、呕吐、剧痛为主。由于疼痛关系，患者往往面色苍白、手足发凉。切勿按阴寒亡阳论治，强投附子、乌头、天雄。除蛔虫开大量蜀椒，给予胃病则要减少。老朽的处方含量，计人参 9g、干姜 9g、蜀椒 3g、胶饴 60ml，加砂仁 9g、丁香 6g，每日 1 剂，水煎分 3 次服，收效颇佳，命名止痛益胃汤。

❖ 调胃承气汤施治对象

《伤寒论》调胃承气汤，为四承气汤之一，治口渴、心烦、胃热、腹胀、便干，属缓下方，适于伤食、口臭、头面烘热、牙龈肿痛、腹内胀满、肠道秘结。因无枳壳、厚朴，加入甘草，起轻泻作用，若增重大黄、元明粉之量，也可大下不已。老朽处理肠梗阻，燥屎堵塞，加炒莱菔子，很见功效。计甘草10g、大黄9g、元明粉15g、炒香莱菔子60g，水煎分3次服，6小时1次，一般3剂即可，或云能下死胎，解除过期妊娠，老朽无这方面经验，借此写出供参考。

❖ 脏躁与甘麦大枣汤

癔症又名歇斯底里，中医谓之脏躁。常见于性格内向、心胸狭窄、有创伤史的女子，发作时叫喊、呼号、哭笑、唱歌，有特殊"表演"，出现幼稚、幻听、幻觉多种情况，甚至打骂亲人、四肢强直，能持续数小时。或曰由失恋造成，习称"花痴""色狂"，实际并不相同，乃两类疾患。老朽遇到此症，即给予《金匮要略》甘麦大枣汤加味，收效较好。计甘草30g、小麦100g、大枣（去核）30枚，加百合20g、合欢花20g、郁金15g、石菖蒲10g、半夏曲10g、龙骨30g、天麻10g、茯苓15g，每日1剂，水煎分3次服。病发频繁，须连续应用，30天为度，可彻底治愈。

❖ 中气心阳亏虚饮桂枝甘草汤

凡发汗或泻下后，患者心慌，感觉动悸不安，双手按压胸部则舒，乃心阳亏虚、中气不足，宜投《伤寒论》桂枝甘草汤，用桂枝25g、甘草15g，加人参10g，水煎分3次服，饮后症状不减，加附子10g，便可解除。老朽经验，似此情况，临床时有所见，桂枝通阳活血，人参、甘草补中益气，综合治疗，共奏疗效。若盲目开大量附子，反会伤阴，宜养正护阴，鼓舞阳气，其他方法并非上策，有的医家主张加入葱白3段，强化药力，恰中肯綮，甚有意义。

❖ 芍药甘草附子汤适于胃寒腹痛

老朽的父亲医胃寒腹痛，常投《伤寒论》芍药甘草附子汤，老朽以之给予胃酸减少、嘈杂、上腹内隐隐作痛之萎缩性胃炎，亦见功效。计白芍30g、甘草 10g、附子 10g，加生姜 9 片、大枣（擘开）10 枚，每日 1 剂，水煎分 3 次服，连用 5~9 天。纳呆加炒山楂 10g、炒神曲 10g；疼痛较重加制乳香 7g、炒没药 7g、丁香 6g。如出现灼心、泛酸，将白芍减去一半，已有溃疡，把乳香、没药二味之量升至各 9g，坚持应用，令人满意。

❖ 桂枝人参汤适应证为痰饮吐涎沫

脾虚胃寒，症见食欲不振，四肢乏力，口吐涎沫，无疼痛感者，老朽承父亲经验，常投《伤寒论》桂枝人参汤。计桂枝 15g、白术 9g、干姜 9g、人参 9g、甘草 9g，泛酸加吴茱萸 6g，腹泻加猪苓 9g，嗳气加代赭石 20g，涎沫多加旋覆花 9g、茯苓 15g。本方亦可给予素有寒湿之人，以身胖、体重超标、腰腿酸痛为主，将白术增至 30g，加汉防己 15g、薏苡仁 30g、泽泻 15g，每日 1 剂，水煎分 3 次服，忌肥腻、烟酒、干硬食物，少吃盐和糖类，普遍见效。

❖ 柴胡桂枝干姜汤治郁结胁下痞硬

《伤寒论》柴胡桂枝干姜汤，调理少阳汗下后口渴、胸胁满闷、往来寒热，施治对象与小柴胡汤有所不同，历代医家独立应用者很少。吴七先生以之投予妇女因精神刺激致肝气横逆，症见呕恶、口干、烦躁、叹气、胁下痞硬、寒热往来，习称郁结，开量较大，功效良好。计柴胡 20g、桂枝 9g、干姜 6g、黄芩 9g、天花粉 20g、牡蛎 30g、甘草 6g，每日 1 剂，水煎分 2 次服，连用 10 天为 1 个疗程。气滞重升柴胡至 30g；头面烘热把黄芩提到 40g；桂枝辛温、活血、通络，和天花粉同用，可改变热性，多开无妨；牡蛎软坚潜阳，开 30~60g，最为适宜；干姜燥烈伤阴，切勿超过 6g，否则口舌干燥、大便秘结、火邪上扬，使病情加剧，欲明反晦。

❖ 黄连汤加减治感冒吐泻

老朽医外感腹痛，俗名感冒性胃肠炎，症见胸闷、呕吐、低热、大便日泻五六次者，开始即给予《伤寒论》黄连汤，很快就会解决。拖延时间，易成赘病。此方对肠道功能紊乱、痢疾、慢性腹泻也有作用，临床不套原汤，根据病况加减，能提高其效。一般是黄连 10g、干姜 10g、桂枝 6g、人参 6g、半夏 9g、甘草 3g、大枣（擘开）10 枚，每剂水煎分 3 次服，6 小时 1 次，日夜不停，4

剂转愈。里急后重加木香 9g；体温上升加黄芩 15g，减去干姜换生姜 9 片；无汗恶寒加麻黄 9g；腹胀加厚朴 15g；疼痛严重加白芍 20g，增甘草为 9g；水泻频繁加猪苓 15g；排出脓血加秦皮 9g、白头翁 15g；厌食加神曲 10g、鸡内金 9g；恶心不止加灶心土 30g、代赭石 15g。

❖ 小陷胸汤宜扩大运用

《伤寒论》小陷胸汤原治结胸，历代不少医家喜投此方，如缪仲淳、喻嘉言、叶天士、王孟英、张山雷，且在应用上有所发展。凡呕恶、胸闷、腹满、疼痛、纳呆、便秘广泛予之，重点治疗消化系统胃肠疾患，成效显著，尤其先贤王孟英应用最多，被誉为开胸家。老朽临床以之调理气郁、停食、痰邪结聚、肠道阻塞，均见功效，宜于胃炎、十二指肠炎、胸膜炎、食管反流、胃柿石，缓解胃癌，降上中焦积热。一般是半夏 9~12g、黄连 9~15g、瓜蒌 12~50g，每日 1 剂，水煎分 3 次服。若胸腔堵闷、痞塞严重，加枳壳 9~30g、大黄 1~3g，即能解决。也可加郁金 9~15g、丹参 15~40g，给予冠状动脉粥样硬化供血不足者。

❖ 柴胡桂枝汤亦治精神疾患

大瓢先生医妇女烦躁、往来寒热、手足心发热、阵发性出汗，喜投《伤寒论》柴胡桂枝汤：桂枝 9g、黄芩 12g、柴胡 12g、人参 6g、半夏 9g、白芍 12g、甘草 3g、生姜 9 片、大枣（擘开）10 枚，每日 1 剂，水煎分 2 次服，9~15 天为 1 个疗程。老朽仿照应用，给予内分泌失调、自主神经功能紊乱、围绝经期综合征，尤其尼僧、寡妇易于见效。嗳气加神曲 9g，打嗝加代赭石 30g，胸闷加枳壳 9g，时吐痰涎加旋覆花 15g，腹胀便秘加瓜蒌 30g，胁下痞硬加牡蛎 30g，头痛加川芎 12g，失眠梦多加夜交藤 30g，心悸加龙骨 15g，悲伤啼哭加甘草 10g、浮小麦 60g、大枣（擘开）30 枚，精神恍惚加百合 15g、炙小草（远志苗）15g。

❖ 小量大承气汤可以常用

经方派常说，应用《伤寒论》大承气汤（枳壳、厚朴、大黄、元明粉），要具备痞、满、燥、实、坚，一句话，皆大实证。然临床实践，并非完全如此。经验证明，除阳明入腑，腹痛拒按、潮热、谵语、燥屎停留、热结旁流，还可扩大投予范围，如实热型便秘、肠道梗阻、阑尾炎，促进胃肠蠕动，改善消化吸收功能，排放气体，清理有害物质，去掉垃圾，保护人体健康。老朽诊治热性病，在高热阶段，嘱患者家人购枳壳 6g、厚朴 6g、大黄 2g、元明粉 2g，水煎加冰糖 30g，分 6 次服，24 小时 1 剂，能开胃、消满、化积、通利肠道，增强食欲，促进主攻药物发挥作用，绝不影响正常的医疗，乃一举两得之法。

❖ 三陷胸汤的适应证

民国初期中医考试命题之一，要求答出《伤寒论》五数十五方，应试者目瞪口呆，只有两人交卷。所谓十五方，是指一文蛤、二青龙、三陷胸、四承气、五泻心汤。三陷胸乃小陷胸汤（半夏、黄连、瓜蒌）、大陷胸汤（大黄、甘遂、元明粉）、大陷胸丸（大黄、杏仁、葶苈子、元明粉、蜜丸），在调制方面，均疗结胸，而针对性不同。小陷胸以清热、降气、消食为主；大陷胸以峻泻行水为主，攻破猛悍；大陷胸丸以祛痰饮、治疗项强如柔痉为主，三者症状应有心下硬满，按之疼痛，甚至手不可近。老朽临床遇见痰、水、气、食停于上焦，呼吸不畅、哮喘、胸内阻塞、脖子强直、不能俯卧、饮食难进，即投大陷胸丸，每次 6~9g，日服 2~3 次，大便转溏 1 天 2 次，即可缓解，逐渐获愈。

❖ 五苓散的应用

《伤寒论》有四个大小，谓大小柴胡、大小青龙汤、大小陷胸汤（或大陷胸丸）、大小承气汤。二四一五十，谓四逆散、四逆汤、五苓散、十枣汤。老朽临床开经方，大都加减应用，死搬硬套较少，因病情不一，化裁者多。以五苓散为例，调治蓄水证，无发热、脉浮数，减去桂枝，呕吐加半夏，胀满加大腹皮、口燥渴、小便不利，乃阴虚内热，不投此方，防止重伤津液，造成雪上加霜，导致落井下石。给予肝硬化水肿，要突出白术之量，每剂 20~50g，其他茯苓 20~30g、猪苓 10~20g、泽泻 10~15g、桂枝 9~10g；如有口干可添入麦冬 5~7g、花粉 7~9g、石斛 5~9g、玉竹 7~9g，助津生液，保阴护正，不会影响排水利尿的作用。

❖ 黄连汤的二用

《伤寒论》处方药名统计，漏掉二黄（黄连汤、黄连阿胶鸡子黄汤），一治胃病，一疗心烦失眠，均属临床要方。以黄连汤为论，攻补、寒热同施，对胸闷、痞满、嘈杂、恶心、腹内胀痛、口干、气虚乏力，起理想作用。老朽常授予胃炎、十二指肠炎和溃疡病；其次为逆气上冲，表现寒热错杂的呕吐不止证，取干姜、黄连、半夏、人参为君，每日1剂，水煎分3次服，3天便可见效。所定之量，黄连10g、干姜9g、半夏9g、人参9g、桂枝6g、甘草3g、大枣（擘开）10枚，一般来说，连续用之，无有不效者。马来西亚华人医院喜开本方，称作胃炎助消化汤。

❖ 投附子泻心汤抓住十个字

附子泻心汤，乃五泻心汤之一，临床运用较少，和其他泻心汤相比，处于"低价位"，但亦有适应证。老朽通过实践，认为须掌握十个字"胸痞、腹满、灼热、便秘、出汗"，否则不宜盲开。投量一般定位附子9g、黄芩10g、黄连10g、大黄6g，水煎分3次服。加枳壳15g、山楂30g，治结胸、硬痛；加薤白10g、郁金10g、丹参30g，疗心痹；加小茴香3g、吴茱萸6g，医胃病灼心、泛酸、嘈杂、发胀、更衣不爽。汤中附子助阳，针对汗多而用，仿照了桂枝加附子汤法，因内有邪热未添干姜，打破同黄连开痞的规律，是一种灵活组方。经验证明，适于消化系统疾患，如胃炎、十二指肠炎及溃疡病。加白头翁，加大黄2/3，也可给予传染性赤痢，改善里急后重，很见效果，属地道左右逢源方。

❖ 茯苓四逆汤突破扶正祛邪界限

《伤寒论》茯苓四逆汤，由茯苓40g、人参10g、干姜10g、附子10g、甘草10g组成，原治汗下引起的气阴两虚，烦躁不安，未有提及积水。老朽临床师法所遣药物，投予水肿病，防止虚脱，护气保阳，有良好作用，如在心室衰竭、肝硬化腹水、慢性肾炎、营养缺乏性水肿，均有不同程度的疗效，和真武汤（茯苓、白芍、白术、附子、生姜）、附子汤（附子、茯苓、人参、白术、白芍）比较，毫无逊色，且因少白芍，强心助阳之力十分明显，突出了"扶正祛邪"。若在方内加入白术10g，则医疗成绩还可上升一步。

❖ 橘皮竹茹汤治疗三症

《经方求验》提出凡体弱之人或久病之后，胃有虚热易发生恶心、干哕、呕吐，应在益气补正的治则下，加降逆和中药物，半夏、代赭石皆不宜用，大半夏汤、大黄甘草汤、旋覆代赭汤列为禁品，只有《金匮要略》橘皮竹茹汤可以应选。投予之量：竹茹 15~30g，陈皮 9~15g，人参 6~9g，甘草 6~9g，生姜 15片、大枣（擘开）20 枚，每日 1 剂，水煎分 3 次服，6~10 天则愈。老朽调理胃炎、胃神经官能症、妇科怀孕二三月恶阻，经常呕吐、干哕、口涌涎沫，即以本方授之，平淡无奇，效果甚好，确属"千金要方"。

❖ 大小承气汤的应用区别

《伤寒论》大承气汤和小承气汤的区别是，大承气汤不仅有元明粉，而且枳壳、厚朴之量亦超过小承气汤的 1~3 倍，因而气雄味重，攻下力强，软坚化燥作用也为小承气汤所无，临床应用时要着眼于此。老朽辨证论治，身体强实，大便燥结，干硬难下，均投以大承气汤；通利胃肠，排泄热邪，或消积导滞，均开以小承气汤；若阳明腑实证，高热不退，即用大承气汤，以涤热为主，便秘与否，不占主位，这叫急须先治，缓可后图。

❖ 风水越婢汤加茯苓

《金匮要略》医风水汗出身肿、无大热，投以越婢汤，突出麻黄之量，越过石膏 5 倍，有解表祛风、通利小便、兼清热退热作用，重点治"一身悉肿"。老朽常于方内加茯苓，能提高功效，计麻黄 12g、石膏 4g、甘草 6g、生姜 9 片、大枣（擘开）15 枚，茯苓 15g。吴七先生调理此症，认为多属阳虚不易化水，如无发热现象，可予防己茯苓、甘草麻黄、麻黄附子合在一起，去掉石膏，十分有效，名风水汤：麻黄 15g、桂枝 9g、黄芪 15g、茯苓 30g、汉防己 15g、附子 6g、甘草 6g、生姜 10 片、大枣（擘开）20 枚，加白术 15g，每日 1 剂，水煎分 3 次服，7~15 天便会治愈。老朽仿照用之，患者称善。

❖ 厚朴麻黄汤治风热咳嗽、哮喘

医外感风热咳嗽、哮喘，陈伯坛先生喜开《金匮要略》厚朴麻黄汤，宣肺利气，降痰清火，对素有内热又感受寒邪者，最为适宜，老朽常给予肺炎、支气管扩张、支气管炎、间质性肺炎，都有理想作用。所定之量，厚朴 15g、麻黄 12g、石膏 30g 为君，次则半夏 9g、杏仁 9g、干姜 6g、细辛 6g、五味子 9g、小麦 30g，每日 1 剂，水煎分 3 次服。痰多加茯苓 15g，喘不能卧加葶苈子 15g，胸闷加枇杷叶 15g，纳呆加神曲 10g，大便不爽加瓜蒌 30g，口干加竹沥 30ml，烦躁不宁把石膏升至 60g。

❖ 理中汤加味可广泛应用

《桐荫闲话》谓《伤寒论》理中丸，有多项用途，改作汤剂，又名人参汤，能提高实用价值，对脾胃虚弱中气不足、纳呆、消化不良、上吐下泻、遇寒腹痛，均有功效，宜于胃炎、胃下垂、肠炎、食管反流、胃肠功能紊乱等。投量以白术为君，计人参 9g、干姜 9g、白术 15g、甘草 6g，水煎分 2 次服。恶心加半夏 9g，下利完谷不化加茯苓 30g，腹冷喜按加附子 9g，手足发冷加桂枝 15g，厌食加神曲 9g，疼痛加丁香 6g。老朽临床喜开本方，根据病情，气虚无力加人参至 15g，呕吐加干姜至 15g，泻下不停加白术至 30g、干姜 20g，心悸、感觉胸中空荡加甘草至 15g。若清阳不升，头目眩晕，加升麻 2g、柴胡 2g；精神萎靡，大便难以自控，乃中气下陷，加黄芪 15g，人参升至 30g，血压即行回升。

❖ 气阳两脱饮轮回汤

友人孟繁芳，工文、医、刻印，有绝技，号三善小叟。药少量大，喜开《伤寒论》方，常疗急症，又称追命翁。年龄长老朽 45 岁，以兄弟叙齿牙。对老朽说，从四逆汤化裁一首处方，名轮回汤，由人参 30g、黑附子（先煎 1 小时）30g、生姜 9 片，水煎分 3 次服，专治亡阳、气阳两脱。只要体温低下、出汗、畏寒、呼吸微弱，无论何病均可应用，饮药时加红糖 30g，兑入汤内，也分 3 次喝下。老朽照法投向临床，确有效果。

❖ 热证久病便秘可饮人参增液承气汤

凡热性病、大病、久病阴亏，津液受损，大便燥结，不要开猛药攻下，宜壮水制火，濡润肠道，掌握"稳通"二字。老朽常用人参增液承气汤，有人参 9g、生地黄 30g、麦冬 30g、玄参 30g、枳壳 6g、厚朴 6g、大黄 3g、元明粉 6g，水煎分 3 次服，燥屎排出即停。方内人参保本，可提高三力（免疫、抵抗、修复），防止大黄、元明粉伤及元气，切勿削减，西洋参养阴，无护正之功，不能代替，此乃临床总结。经验证明，西洋参的益气作用和人参相比，功效渺小。

❖ 阑尾炎吃下痈汤

急性阑尾炎，即肠痈，多发于男子。开始腹部疼痛，伴有恶心呕吐，尔后转为右侧下腹，有固定压痛点，轻者二三天自行消退，严重时能溃破穿孔，宜手术解决。中医临床除给予《金匮要略》大黄牡丹皮汤、薏苡附子败酱散，重点清热解毒，利肠通下，亦可投蒲公英 30g、紫花地丁 30g、红藤 30g、败酱草 30g、板蓝根 30g、银花 30g、冬瓜子 30g、大黄 6g，水煎分 3 次服，名下痈汤。老朽验证，功效可观。既往本症在急性期，大都进行手术，恐延误施治时间发生不测。张锡纯先辈于沈阳为一军阀之妾诊疗是病，吃药未愈，转入日办南满医院切掉阑尾，被诬事故，逮捕入狱，幸亏张作霖出面保释，不然性命堪忧。

❖ 师授汤的适应证

老朽之业师耕读山人经验，风寒感冒饮麻黄汤发汗后，患者疲劳、身体酸软，常投《伤寒论》桂枝加附子汤，突出白芍之量。计桂枝 10g、白芍 30g、甘草 10g、生姜 9 片、大枣（擘开）15 枚、附子 10g，加独活 10g，每日 1 剂，水煎分 2 次服，一般 3 剂便愈。老朽遵守老人之言，若见效较慢，可放大用量。临床发现在此基础上将桂枝增至 15~20g，收效更佳，遂改名师授汤。

❖ 妊娠恶阻开五味汤

老朽之父对霍乱、胃肠道疾病所致上吐下泻，继承《伤寒论》辛开苦降法，专投干姜与黄连，各用 9~15g，不加任何药物，水煎分 3 次服，除胃肠炎症吐泻不止，并给予孕妇恶阻（妊娠早期中毒）、胃内逆气上冲（胃神经官能症），亦十分有效，命名二味汤。为了保护胚胎，可添入黄芩 9~12g，白术 7~10g。老朽诊治恶阻，常增加砂仁 7~9g，能提高疗效，又称五味汤。

❖ 栀子承气汤医郁火烦躁症

《伤寒论》懊憹证，指郁闷、烦恼、精神不舒、胸内壅阻感。若虚烦不得眠，投栀子豉汤；肠道有燥屎，则用大承气汤，乃其区别。鞠传孟《桐荫闲话》谓热性病在调治过程中，因津液匮乏大便较干，烦躁不安，失眠多梦，或稍睡即醒，可将二方合于一起，重新定量，颇有效果，名栀子承气汤。投栀子 10g、豆豉 6g、大黄 2g、枳壳 3g、厚朴 3g、元明粉 2g，水煎分 2 次服，每日 1 剂，3~6 天便愈。大黄、元明粉切勿用多，少则有利，多即转害，要恰到好处。老朽曾仿习此法，的确有益，但应据实际需求而斟酌予之，不可盲开。

❖ 顺脉汤调治心律不齐

《伤寒论》共载有 397 法、113 方，但由于分列不一，已非此数，宋本 398 法、112 方（缺禹余粮丸）。《金匮要略》25 篇，包括 40 多种疾病，收入 260 多首处方。二书合在一起，就是流行热证与杂病的汇编。伤寒以感染而称，金匮以珍藏命名。老朽取《医宗金鉴》为蓝本，进行校注，因政治运动反对学术研究，半途而废。同道祝光怀古喜开名方，曾起用二书所载复脉汤，调理心动过缓、过速，或期前收缩，重新组织顺脉汤。计人参 9g、桂枝 9g、麦冬 9g、甘草 9g、大枣（擘开）15 枚，每日 1 剂，水煎分 2 次服，30 天为 1 个疗程，有远期疗效，且能巩固，防止再发。

❖ 调理呼吸疾患六方

老朽调理呼吸系统疾病，凡肺热哮喘，常开麻杏石甘汤（麻黄、杏仁、石膏、甘草），以麻黄、石膏为主；风寒感冒咳嗽、哮喘，开小青龙汤（麻黄、白芍、细辛、干姜、五味子、半夏、桂枝、甘草），以麻黄、细辛、五味子为主；痰饮咳嗽，开苓甘姜味辛夏仁汤（茯苓、甘草、干姜、五味子、细辛、半夏、杏仁），以茯苓、半夏、五味子为主；肺痈喘息吐脓，开葶苈大枣泻肺汤（葶苈子、大枣）加桔梗，以葶苈子、桔梗为主；气逆上冲口干、咳嗽无痰，开麦门冬汤（麦冬、半夏、人参、甘草、大枣、粳米）加五味子，以麦冬、半夏为主；咳嗽严重、喉中痰鸣，开射干麻黄汤（射干、麻黄、细辛、生姜、五味子、紫菀、款冬花、半夏、大枣），以射干、半夏、紫菀为主，浊痰阻塞加皂荚。这些都是师法《伤寒论》《金匮要略》，宜于支气管炎、支气管扩张、支气管哮喘、肺脓肿、间质性肺炎、肺气肿，一般性肺炎也有效果。

❖ 真假寒热的辨证和治法

真寒假热，舌淡苔白、黑滑，颧部色红、周围发青，虽有烦躁，精神萎靡，呼吸微弱，口不渴或喜热饮，身热反欲穿衣，脉搏无力、微细似厥；真热假寒，舌红质糙、干裂芒刺，谵语扬手踯足，发音壮厉，口内秽浊，喜冷饮，高热厌恶衣被，脉实洪大，肠道燥结，便秘难下或热结旁流，四肢虽冷，胸腹则热。治疗还要配合客观检查，真寒假热宜白通汤（附子、干姜、葱白）、通脉四逆汤（附子、干姜、甘草，超过四逆汤之量）；真热假寒可服用白虎汤（石膏、知母、甘草、粳米）、大承气汤（厚朴、枳壳、大黄、元明粉）。

❖ 中暑以白虎、生脉组方一箭三雕

夏季中暑身热烦躁，根据《金匮要略》一般皆投白虎汤，或白虎加人参汤。由于出汗较多伤津，阴液亏耗，有的医家加入生脉散，给以双向调理，确具卓见。因而引申，凡高热有汗开白虎或白虎加人参汤时，即添加生脉散，清热、滋阴、补充津液，一箭三雕，取全面疗法。老朽将其量定位在石膏 15g、知母 9g、甘草 6g、麦冬 9g、人参 9g、五味子 9g、粳米 30g，每日 1 剂，水煎分 3 次服。体温升至 38.5℃，增石膏 30~60g、知母 15~30g、麦冬 15~25g；便秘，加生地黄 15~30g、大黄 2~5g；胸闷，加瓜蒌 20~40g、枳壳 9~15g；口舌咽干，加石斛 10~15g、玄参 10~15g；肠积燥屎多日不下，加元明粉 6~10g。佛门大丰禅师执业岐黄数十春秋，精于内科，他说张锡纯前辈善用石膏，常加山药混合，殊不知水变黏稠影响石膏溶出，降低疗效；其次，石膏与知母组方，能提升水解度，二者应达到 3:2，寿甫翁所投不足此数，且有时只开石膏，无有知母，防止腹泻反加山药，就把石膏作用抵消了，实乃智者之失，若不配入阿司匹林，则老朽的处方难寻助力。学术研究，可供参考。

❖ 乌头汤治历节风可观

《金匮要略》医历节风，指关节剧痛，不能屈伸，甚至脚肿如脱，投乌头汤。老朽少时曾见一民间老医，约 80 岁，调理本症照原方应用。计麻黄 15g、白芍 30g、黄芪 60g、乌头（先煎 2 小时）60g、甘草 30g，水煎，另兑入蜂蜜 30ml，1 日量，分 4 次服。闻者咋舌而退，感觉骇人。然疗效很好，10 余剂便可下床行走。老朽曾冒险将量减半，给予风湿、类风湿、痛风性关节炎，亦有功效，但大刀阔斧迅速改善症状，则显得渺小。若添入老鹳草 30g，即会提高作用，总而言之，逊于老医处方。此外，他还常开千金三黄汤：麻黄 15g、独活 30g、细辛 15g、黄芩 15g、黄芪 60g，也是水煎分 4 次服，众皆称善。

❖ 口渴、内火、肠燥开调胃承气汤

吴七先生医胃热、发热、烦躁、便秘，凡身上有汗，都按里证处理，投《伤寒论》调胃承气汤，强调抓口渴、内火、肠燥三要点，一般不开大承气汤。计甘草 15~30g、大黄 6~12g、元明粉 5~9g，以甘草为主，采取缓下法，降火居次，润燥软结第三。他说应在益气基础上给予慢泻，既不伤正又不留余热，还可净化大腑，把燥屎驱出。遣用本方能施展稳、准、狠三招，对恐惧枳壳、厚朴破气的患者，十分适宜，而且也躲开了大承气汤的"大"字，令人心安。老朽遵循此义，不断观察其效，的确如是。

❖ 清除肠中气体用厚朴七物汤

老朽临床调理胸闷、腹内胀满、矢气多，以通利胃肠、行气消积、排出气体为主，投《金匮要略》厚朴七物汤：厚朴 30g、枳壳 20g、桂枝 10g、大黄 6g、甘草 3g、生姜 15 片、大枣（擘开）10 枚，每日 1 剂，水煎分 3 次服，连用 3~7 剂。宜于消化道气滞、淤积、阻塞、粪便停留、鼓胀、气体排不出来，有很好的功效。

❖ 杜氏遗留二方

老朽少时谒见杏林前辈杜石松，见其调理早泄、遗精投《金匮要略》天雄散：天雄 100g、白术 250g、桂枝 200g、龙骨 100g，碾为粗末，每次 60g 纱布包之，水煎分 2 次服，下午、晚上各 1 次。其治妇女产后伤风，头痛顽固，气喘出汗，有恶寒现象，民间谓之产后风，开《金匮要略》竹叶汤：竹叶 10g、葛根 10g、防风 6g、桔梗 6g、人参 6g、桂枝 9g、炮附子 9g、甘草 6g、生姜 15 片、大枣（擘开）15 枚，每日 1 剂，水煎分 2 次服，连用 3 天，收效较好。他虽非经方派，却善化裁、巧用仲景先师方，乃一代名家。

❖ 痰多吐涎沫可服茯苓橘皮二合汤

封冬岩老人对老朽说，医痰多呼吸不利，或胸闷、吐涎沫，凡支气管炎、支气管扩张，宜投《金匮要略》茯苓杏仁甘草汤与橘皮枳实生姜汤合方，计茯苓 30g、杏仁 12g、枳壳 15g、陈皮 30g、甘草 6g、生姜 15 片，每日 1 剂，水

煎分 2 次服，7~12 天则见显效。老朽在此基础上又加入半夏 10g、旋覆花 10g，立名封氏经验汤，临床应用数十年，能收验、便、廉三佳。

❖ 调胃承气汤治疗实证

《伤寒论》辨证规律，凡无汗恶寒为表邪未解，投麻黄汤；汗出恶寒乃阳虚现象，应温里助阳，须加附子，如桂枝加附子汤、芍药甘草附子汤。若汗出表解不恶寒反发热，乃阴亏热已入里，实际已转成"胃家实"，按理说宜用白虎汤，不需要泻药。书中却开调胃承气汤，谓之"和胃气"，脱离药、症结合客观情况，漏掉了腹内胀满、大便干燥，否则给予大黄、元明粉是一种误治，属于差错，编次者的责任，应当纠正。吴七先生对上焦火热、恶心、胃脘停积、肠道秘结，喜予此汤加味，特色突出甘草益气、缓泻、护本，防止破气损害人体功能，很少见到枳壳、厚朴，是一大亮点。计甘草 15g、大黄 6g、元明粉 9g，加山楂 9g、神曲 9g，每日 1 剂，水煎分 2 次服，疗效极佳。

❖ 理中汤随药量改变功效多项

门生李延玉君，调理脾胃喜投温补，建树颇多。曾对老朽说，凡胸内有寒，胃阳不振，常唾涎沫，与痰饮相似，给予《伤寒论》理中汤，收效较佳。以之施治胃炎、胃溃疡，食欲低下，频吐唾液，感觉头眩，消化不良，皆可应用。老朽经验，本方 4 味组成，尚要依据病情考虑损益，如中气匮乏的以人参为主，每剂开 9~20g；脾虚失于运化，白术为主，15~30g；温里祛寒干姜为主，15~20g；甘草适量，3~9g，重点放在中焦。这样不仅针对性强，功效明显，且能缩短疗程，迅速得到治愈。《金桂轩医案》谓理中汤加川芎 15g、当归 30g、肉桂 5g，从脾主四肢研究，还可促进末梢血液循环，改善供血不足，兼医手足发冷，甚至冰凉。

❖ 身痒寒热如疟用桂枝麻黄各半汤

外感发热恶寒，无汗，热多寒少，阵发性出现，一日数次，如疟状，身痒，《伤寒论》投麻黄汤一半、桂枝汤一半，名桂枝麻黄各半汤：桂枝 6g、麻黄 6g、白芍 6g、杏仁 6g、甘草 3g、生姜 6 片、大枣（擘开）6 枚，每日 1 剂，水煎分 2 次服。老朽应用本方投予虚弱人伤风感冒低热、身痒、汗不得出或微汗不爽，确见功效。加入人参6g、当归6g，可提高药力。人参、当归虽补，但并不影响解表开腠理排汗，相反还有催化作用。

❖ 陷胸承气汤降气、火、痰、水、食

日本汉医推崇《伤寒论》《金匮要略》二书，常将其中处方二三首汇集一起投向临床，称合剂。民国石海珠老人悬壶时，喜把《伤寒论》四大（大陷胸、大青龙、大承气、大柴胡）、四小（小陷胸、小青龙、小承气、小柴胡）诸汤，分别组织成方，疗效斐然。对气、火、痰、水、食停于上中下三焦，胸闷、痞满、腹胀、便秘，重点为胃肠消化系统，投予陷胸承气汤，即小陷胸和小承气的合方，有半夏9g、黄连9g、瓜蒌30g、枳壳9g、厚朴9g、大黄6g，每日1剂，水煎分2次服，4~7天便可治愈。老朽曾在此汤内加入香附9g、神曲9g，增强行气、消食之力，更名三焦开积汤，病例统计，见效很佳。

❖ 炙甘草汤加减应用

《伤寒论》炙甘草汤，益气养阴，常投阴虚阳不盛疾患，并不限于脉结代、心动悸之心脏期前收缩。太师杜公经验宏富，学究天人，指出气阴两虚心悸、怔忡、震颤不安，有恐惧死亡感，切勿盲投附子，可补气生津、育血，以人参、地黄、麦冬打先锋，加桂枝活络通脉，用本方。计甘草9g、人参12g、生地黄15g、桂枝9g、麦冬12g、阿胶15g、麻仁6g、生姜9片、大枣（擘开）30枚，加黄酒15ml，每日1剂，水煎分3次服，连用不停，10天便见疗效。老朽临床将麻仁、桂枝去掉，调理夏季中暑，口渴，汗多，乏力，精神不振，感觉疲劳，很见疗效，比保元汤、生脉散占据绝对的优势。

❖ 水肿用猪苓汤

刀圭界老手史建宇，处理水肿证不投《伤寒论》五苓散，专开猪苓汤，认为利尿或出汗过多伤阴，大量消耗津液不仅脱水，且导致阳旺，口渴，皮肤干燥，肌肉变枯，小便出血，是竭泽而渔，水去人亦终了，并非上策。给予猪苓汤可以防止此弊，其中阿胶护正保本，养阴，补充蛋白丢失；滑石行水而不伤血，二药必须应用，乃经验总结。所遣之量，茯苓15~30g、猪苓10~30g、泽泻10~20g、阿胶15~30g、滑石10~20g，每日1剂，水煎分2次服，功效可观。

❖ 泌尿感染用猪苓汤

史料记载，清初三大思想家之一浙江黄梨洲患热淋，钱塘老医投《伤寒论》猪苓汤调治，10剂便愈。老朽亦采取本方给予泌尿系统感染，凡尿频、尿急、尿热、尿痛、尿血，甚则腰痛，即尿道炎、膀胱炎、肾盂肾炎导致，再加入清热解毒广谱抗生素，收效更好。计猪苓10g、茯苓10g、泽泻10g、阿胶10g、滑石10g、蒲公英30g、穿心莲10g、银花10g、紫花地丁30g，每日1剂，水煎分3次服，连用7~12天，均可饮后病除。穿心莲极苦，入口难下，但起支柱作用，并非纸上谈兵。

❖ 痛经以当归四逆加吴茱萸生姜汤加行气活血药

妇女痛经，起于多种因素，常见者有子宫颈口狭窄、子宫内膜异位、内膜脱落障碍、内膜发育不良、盆腔炎影响等，都能发生少腹部疼痛。中医调治以后三项为主，虽分类型，仍将活血放在首位，温里祛寒居于第二，止痛第三。老朽临床喜投《伤寒论》当归四逆加吴茱萸生姜汤，计当归15g、桂枝15g、细辛6g、吴茱萸9g、甘草9g、通草6g、生姜15片、大枣（擘开）20枚，加香附9g、没药9g、延胡索（醋炒）9g、益母草9g、丹参9g，每日1剂，水煎分3次服。周期来潮前开始应用，见血后停止，凡7天，连饮3~5个行经周期，坚持不辍，可得显效。

❖ 精神失控用大黄黄连泻心汤

烦躁、焦虑、失眠、坐卧不安，属神经系统疾患，严重者能转向精神分裂。山东一骆姓医家善疗此症，老朽见其处方，一按痰治，投十枣汤、滚痰丸；二按瘀血治，投抵当汤、下瘀血汤；三按火热治，投大黄黄连泻心汤。他用《伤寒论》大黄黄连泻心汤时，不据书内原文，只要出现上述症状，虽大便不结，同样给予，仅大黄量少而已。所写医案十余字，冯右（女），躁扰不宁，夜难入睡，说话甚多，病况欲狂，试饮大黄9g、黄芩15g、黄连15g，加郁金30g。每日1剂，水煎分2次服，连用7天，患者反馈，其效良好，开始更衣数次，尔后逐渐减少，信息传播，就诊之人到处赞颂，称"大救星"。

❖ 葛根汤加味疗颈椎病

单开旭老人调理颈椎病，由于颈椎管狭窄、变形，导致供血不足，颈强、头眩、耳鸣、头痛、手麻、脖子活动受限，喜投《伤寒论》葛根汤，功效较好，有长期疗效，计葛根 20g、麻黄 6g、桂枝 15g、白芍 15g、甘草 6g、生姜 10 片、大枣（擘开）15 枚，加茯苓 30g、天麻 10g、羌活 15g，每日 1 剂，水煎分 2 次服，连用 10 天，改为 2 日 1 剂，即 1 天吃半剂，虽乏根治，却有缓解作用，患者称善。通过养血、祛风、活络，扩张颈动脉血管，改善临床症状，也是其独到之处。

❖ 葛根芩连汤治热泻、痢疾

老朽强调热泻或痢疾，不论夏天、秋季，只要口渴、发热，均损予之，对急性肠炎最有效果，此方即《伤寒论》葛根芩连汤。临床数十年，比较欣赏者首推本汤。所开之量吸收了刘民叔先生的经验，突出黄芩、黄连，葛根处于臣、佐地位，重点接触炎症，水泻次数过多，加泽泻 10~15g。计葛根 10g、黄芩 15g、黄连 15g、甘草 6g，每日 1 剂，水煎分 3 次服，一般 4 天可愈，如属暴发性赤痢，再加白头翁 15~20g。

❖ 黄芩汤加味治围绝经期综合征

妇女围绝经期内分泌失调，自主神经功能紊乱，常出现烦躁、焦虑、易惹、失眠、发热、阵发性出汗、月经先后无定期多种症状，甚至精神分裂，狂闹不已。民国初期医家蒯云涛分析本病阴虚身热，手足心烧灼，但体温正常，并不升高，认为是阴分亏损的特点，宜清火养血，投《伤寒论》黄芩汤比较适当，因而喜开此汤，计黄芩 15g、白芍 30g、甘草 6g、大枣（擘开）10 枚，加生地黄 15g、牡丹皮 9g，每日 1 剂，水煎分 2 次服，连用 7~15 天。老朽亦选取试之，颇有效果，如再添入地骨皮 9g、胡黄连 9g，功效更佳。

❖ 寒邪腹痛开附子粳米汤

老朽的业师及老朽的父亲受佛教影响，主张剑胆、琴心、冷眼、热肠，淡泊名利，以爱心对待大千世界，广种福田，功德无量，所以把济世活人放在第一位。老朽少时见到大佛庙高僧为患者诊病，凡腹有寒邪疼痛不止，均投《金匮要略》附子粳米汤，去掉半夏，加白芷，疗效甚好，尔后遇此症便以该药授之。计炮附子 10g、白芷 15g、甘草 9g、粳米 60g、大枣（擘开）15 枚，每日 1 剂，水煎分 3 次服。恶心呕吐加砂仁 10g、陈皮 15g；胀满加厚朴 15g、大腹皮 10g；食欲不振加炒神曲 15g。亦适于胃炎、十二指肠炎和溃疡病，3~5 天完全缓解。

❖ 大瓢应用方药经验

大瓢先生经验，凡阳明或其他热性病，若身体高热、谵语、手足漐漐汗出，投白虎汤无效，不论便秘与否，皆宜用大承气汤；无有谵语，必须大便燥结，始可给予，否则腹泻人脱转为危证。出汗、蜷卧、四肢发凉，速服四逆汤或白通汤，如无汗切勿开附子、干姜，造成误治，扇风助火。寒热往来的疟状，单用柴胡有效，不一定吃小柴胡汤。伤风出汗投桂枝汤，要掌握"微微"二字，见了大汗则加附子，变成亡阳证。麻黄配桂枝易汗，同白芍为伍即止汗，独开一味利尿。附子镇痛作用不大，其力逊于乌头，和白芍组方能超过乌头。黄芪祛风湿应与白术、麻黄、汉防己同行，最小量也得 30g，因有固表作用，离开麻黄反成障碍，药后温覆取汗，方见疗效。

❖ 小柴胡加石膏汤四要领

王子吟精研古方，能背诵《素问》《灵枢》大部重要篇章，人称工夫医、慈航半仙。常投《伤寒论》小柴胡汤加石膏，治时令病高热，不问有汗与否，均行给予，效果显著。老朽幼年见其门前求诊者络绎于途。他言开此汤掌握四要点：其一，流行性热证感冒、伤寒、温病；其二，患者额头灼手，体温升至 38℃；其三，开始恶寒转为发热；其四，头痛、身重、流涕。所定之量，柴胡 15~25g、黄芩 15~20g、人参 6~9g、半夏 9~12g、甘草 3~6g、石膏 30~60g、生姜 6~9g、大枣（擘开）6~10 枚，咽喉疼痛加射干 9~15g、牛蒡子 15~20g，水煎分 3 次服，6 小时 1 次，日夜不停，3~5 剂则愈。老朽仿照应用，确能药到病除。经验证明，如加入青蒿 10~20g，更会锦上添花。

❖ 调治阳明病用白虎麦门冬合方

王子吟先生乡试落第，退而攻医，东吴大学高薪聘之，拒绝邀请，以寒素终身。他治《伤寒论》所载阳明病，不单纯投白虎汤，认为高热伤阴，津液亏乏，应打开伤寒、温病分疗禁位，加壮水制火药物，标本同医，热去体凉，阴液易复，双向合于一方，简中得益，有利患者。因而将白虎汤与《金匮要略》麦门冬汤汇成一剂，计石膏50g、知母15g、甘草3g、粳米80g、麦冬30g、半夏9g、人参9g、大枣（擘开）10枚。大便不爽加大黄3g，肠有燥屎加元明粉9g，轻者每天1剂，水煎分3次服，病情严重者6小时1次，日夜不停，见效迅速，可以粟豆并收。

❖ 四将汤的扩大运用

吴七先生善于化裁经方，将《伤寒论》真武汤改为四将汤，调治心悸、头眩、手足麻木、四肢沉重、小便不利、身体浮肿，投人参10g、茯苓30g、白术30g、制附子10g、生姜10片、大枣（擘开）15枚，指出茯苓、白术为主，人参、制附子相佐，不宜多用；麻木不仁加川芎15g，血压升高加黄芪30g。老朽临床常给予多种患者，如习惯性便溏、心力衰竭、神经性眩晕、梅尼埃病、营养不良性水肿、肠道易惹综合征，都见效果。在桂林讲学时，曾介绍广西同道，根据他们的信息反馈，功效确好。

❖ 小四开胸汤的适应证

杂方派名流徐山农，精于深思精研，主张探本寻源，批评人云亦云、浮光掠影者非真才实学之辈，认为《伤寒论》小陷胸汤属胃病药物，对气郁内结功效不佳，加入四磨汤就能提高疗效，单纯迷信这一经方，则会失足落崖。他将二者合在一起，改称小四开胸汤，有半夏10g、黄连10g、瓜蒌30g、人参10g、乌药15g、槟榔5g、沉香10g，每日1剂，水煎分3次服。可给予气、痰、热、食停聚胸腹，气逆上冲、厌食、痞满、堵闷、精神抑郁、上中焦气机障碍、神经官能症，其中人参调节心脑，提高免疫力，防止攻邪伤身，具多方面作用，如果减去反会降低处方价值。

❖ 腹内冷痛用当归生姜羊肉汤加白芍

山东抄本《蒙山医话》指出腹内寒邪疼痛或经常性、阵发性隐痛，应温里散寒加柔肝药，防止木乘克土，最好投《金匮要略》当归生姜羊肉汤加白芍，对胃炎、十二指肠炎、肠系膜淋巴结炎、慢性盆腔炎、肠蠕动频繁，都有功效。尤其给予胃、十二指肠溃疡夜间疼痛，能很快缓解。老朽将用量定为当归 15g、生姜 15 片、瘦羊肉 100g、白芍 30g，加丁香 6g，每日 1 剂，水煎分 3 次服，连用 6~15 天。若药力不显，再加吴茱萸 9g，令人满意。

❖ 桂枝茯苓与下瘀血汤合用治子宫肌瘤

老朽调治妇产科，发现以桂枝茯苓丸医疗子宫肌瘤，有点功效不显，若同《金匮要略》下瘀血汤合用则比较理想，改成汤剂则效果低下，还是吃丸为好。所开之量桂枝 300g、茯苓 100g、牡丹皮 300g、桃仁 200g、白芍 200g、䗪虫 200g、大黄 30g，碾末，水泛为丸，每次 6~9g，日 3 服，连用 2~4 个月，逐渐缩小，继续不停，可以获愈。时间缓慢，久服很少副作用，乃其优点。以持久战代替手术，利大于弊，但限于瘤体之小者。

❖ 热痉挛试服芍甘附加参味救急汤

凡在高热环境下工作，劳动量大，出汗过多，血液浓缩，小便短少，易导致精神恍惚，脉象微弱，腹痛，四肢呈对称性抽搐，剧烈疼痛，特别是小腿转筋最为明显，谓之热痉挛。除补充盐水增加氯化钠外，宜吃中药。老朽调理这一症候，以《伤寒论》芍药甘草作基础添入附子，进行阴阳双医，功效甚好。计白芍 30g、甘草 20g、附子（先煎 45 分钟）30g、人参 10g、五味子 30g，水煎分 3 次服，6 小时 1 次，日夜不休，一般不超过 4 剂，症状即可解除，命名芍药甘草附子加参味救急汤。

❖ 麻连赤汤加白芥子治痰饮哮喘

《伤寒论》麻黄连轺赤小豆汤，医身热无汗发黄、荨麻疹、急性肾炎水肿、过敏性皮肤瘙痒。时冬寒医家以之加白芥子调理痰饮哮喘，超过麻杏石甘汤，对支气管炎气短、咳嗽、痰涎上涌均有显著作用，列入呼吸系统选择方。开量为麻黄 10g、白芥子 10g、连轺（连翘之根）10g、梓白皮（或桑白皮）10g、杏仁 10g、赤小豆 15g、甘草 6g、生姜 3 片、大枣（擘开）3 枚，每日 1 剂，水煎分 3 次服。既往老朽只取本汤攻表退黄，其次给予皮肤瘙痒，很少联想扩大治疗范围，现受到启发也用诸哮喘，无论炎变或过敏性，都可饮之，无不良反应，是一首效方。

❖ 心悸、惊吓宜桂枝去芍药加人参茯苓汤

河北一老医来山东会诊，身着朴素，善开《伤寒论》方，医理渊博，对神经衰弱、体虚心悸、恐惧不宁，认为元气低下，心阳不足，应通补兼疗，投桂枝去芍药加人参茯苓汤，其量为桂枝 15g、人参 10g、茯苓 15g、甘草 10g、生姜 9 片、大枣（擘开）10 枚，每日 1 剂，水煎分 2 次服，连用 10 天，很见功效。老朽以之调治神经性心悸、惊吓症、心脏期前收缩脉呈间歇状，均有效果，过去常用的茯苓四逆汤（人参、茯苓、附子、干姜、甘草）不及本方。

❖ 合用古方提高疗效

一公姓医家，为岐黄界元老，喜将古方合在一起，增强疗效，活人甚多。调理胸闷短气、咳嗽、痰涎壅盛，吐出则快，投小陷胸、苓杏甘、橘枳姜汤，计瓜蒌 30g、半夏 10g、枳壳 15g、黄连 10g、茯苓 30g、杏仁 10g、陈皮 15g、甘草 6g、生姜 10 片，每日 1 剂，水煎分 2 次服，连用 7 天，能使病去大半。以上三汤乃《金匮要略》方，老朽亦曾按法授予患者，普遍反映其功效确实可靠。经验证明，最宜于慢性支气管炎。和苏子降气汤比较，在宽胸利痰方面，占绝对优势。

❖ 大青龙汤加味治哮喘

老朽少时奉父亲之命，谒见曾参与康梁变法的医学前辈尹同焕，年九十余，精气神仍如往昔，提及《素问》尚能背诵七篇大论，口若悬河，问道者均起立吓得目瞪口呆，呼先生为奇人。他调理感受风寒化热哮喘，不投麻杏石甘或小青龙汤，只要身上无汗，都开大青龙汤加紫菀、苏子，提升桂枝之量。若津津出汗将桂枝减去，增重石膏之量，乃独家施治规律，堪称绝招。处方遣药是麻黄 9~12g、桂枝 9~12g、杏仁 9~12g、石膏 15~30g、紫菀 9~15g、苏子 9~15g、甘草 3~6g、生姜 9~12 片、大枣（擘开）10~15 枚，每日 1 剂，水煎分 3 次服，功效良好。

❖ 小青龙汤加茯苓治咳嗽

尹同焕老人诊治外感咳嗽，即急性支气管炎或肺炎，习投《伤寒论》小青龙汤，认为麻黄配桂枝发汗、白芍收敛，二者一散一收，有其特殊作用，如不需要解表可以删去，功效并不降低，为节约药物，减掉为宜。麻黄6~9g、半夏9~12g、细辛6~9g、干姜6~9g、五味子15~30g、甘草6~9g，加茯苓9~15g，每日1剂，水煎分3次服。胸闷加枳壳9~15g，口渴加瓜蒌15~30g，实践证明，收效甚佳。老朽临床不断给予患者，发现若再添入白前9~15g，更有速疗意义。

❖ 阴寒腹痛开桂枝加附子汤

1947年遇一走方医，人称林木先生，能言善谈，有丰富经验。其对老朽讲，凡阴寒腹痛排除阑尾炎、肠梗阻、肿瘤，要投酸甘化阴温收药物，最好开《伤寒论》桂枝加附子汤，配伍为桂枝30g、白芍45g、甘草30g、附子10g、生姜15片、大枣（擘开）20枚，水煎分3次服，6小时1次，连用不歇，4剂痊愈。老朽临床给予肠蠕动亢进、肠道痉挛，很有疗效，所起缓解作用十分显著，是一首效方。

❖ 久咳不止吃泽漆汤

久咳多为慢性支气管炎，较难根除，吴七先生投予《金匮要略》泽漆汤：半夏9g、紫参9g、泽漆9g、白前9g、人参6g、桂枝6g、黄芩15g、甘草6g、生姜9片，每日1剂，水煎分2次服，其中黄芩为君，紫参、泽漆、白前居于臣位，突出清热消炎。嘱患者常时应用，无毒副反应，病况好转，把药量减去一半，继续不停，60天为度。老朽开始师法此汤，曾将紫参去掉，换成紫菀，虽也生效，但经过观察功效逊于原方，对提及参乃菀字之误的可以释疑。

❖ 痰饮低热用木防己汤加茯苓

尹同焕老人医一痰饮患者，喉中痰鸣，不能仰卧，胸中痞满，口吐大量涎水，久医不愈，曾诊为肺气肿、肺纤维化。因有低热症状，他即授予《金匮要略》木防己汤，计木防己15g、人参9g、桂枝6g、石膏15g，加茯苓30g，每日1剂，水煎分2次服，3天病情缓解，逐渐平安。桂枝、石膏合用可清热，温化气机，调理呼吸功能，活血助运，热去喘嗽便减；木防己、茯苓利水，饮从尿内排出，痰鸣下降，不治自愈，权衡此方，巧中鹄的。或云未加麻黄，属智者一失，殊不知肺虚痰重妄用该药等于落井下石，反使情况增剧，甚至送入阴山。

❖ 休息痢宜服薏苡附子败酱散加仙鹤草

赵海舟先生调治休息痢或慢性溃疡性结肠炎，经常大便夹有脓血，习投《金匮要略》薏苡附子败酱散，主张打持久战，长期疗效较好，不仅能缓解，且复发时间延长。处方为薏苡仁30g、炮附子10g、败酱草20g，加仙鹤草15g，每日1剂，水煎分2次服，30天作1个疗程。腹痛加附子至15g，大便干结减薏苡仁为15g，脓血多将败酱草增到30g。若转化慢，功效不够理想，可把仙鹤草提升1倍。

❖ 四逆散同瓜蒌薤白半夏汤合用

友人严冬梅《半筒草》谓学习《伤寒论》还应熟悉《金匮要略》，二书不能分割，一是观察同中有异、异内含同；二是时令病六经方在杂证的施治范围；三是从两书条文揣摩比较，能发现错简、脱漏、衍讹，找出疑点进行综合研究，这样才可掌握仲景先师的学说全貌，分析六经变化与杂病的区别。如调理失眠有两首处方，即黄连阿胶汤、酸枣仁汤，都有心烦症状，属共性，然一医少阴热化，一治虚劳阳扰，内在机制不一，遣药各异，目的清其阴亏火变，镇静安神，概念虽易沟通，但不可见义互用。他将《伤寒论》四逆散和《金匮要略》瓜蒌薤白半夏汤合于一起：柴胡10g、白芍10g、枳壳10g、瓜蒌30g、半夏6g、薤白10g、甘草3g，每日1剂，水煎分2次服，专疗肝郁气滞、胸闷、腹胀、胁痛、纳呆、叹气则舒，对胃炎、肝炎、胆囊炎、神经官能症皆有效，乃经验良方。

❖ 大柴胡汤的运用

临床家一般凡遇小柴胡汤证，兼有大便不解满腹疼痛，就投大柴胡汤。严冬梅兄则不然，他调理肝炎、胆囊炎、胰腺炎，只要胁下（即上腹部两侧）发生胀满不舒，有隐痛感，肠道欠通利时，脉搏呈现弦象，便开本方，计柴胡15g、黄芩15g、白芍15g、半夏10g、枳壳15g、大黄6g、生姜9片、大枣（擘开）10 枚，每日 1 剂，水煎分 2 次服。特点是均加茵陈蒿 10g、鸡骨草 15g、橘叶 30g。指出疏肝、利胆、清化胰腺，都需要引经药，提高消炎功效，反之症状解除较慢，疗程延长。老朽体验此说，果如所言，是由经历得来。

❖ 畏寒、手足凉可用桂枝附子汤加当归

凡身体虚弱，经常怕冷，手足发凉，有恶寒现象，是阳气不能温煦所致，宜热补活血，促进命门之火散布，气血循环，便会得到改善，以《伤寒论》桂枝附子汤治疗比较有效，用桂枝 15g、附子（先煎 1 小时）15g、甘草 9g、生姜 9 片、大枣（擘开）10 枚，加当归 30g，每日 1 剂，水煎分 3 次服，连饮 15 天，即见其功。老朽经验，尚可调理四肢麻木、无力、步行酸软，再加牛膝 30g 获益最佳。

❖ 风寒湿身痛经方三首

感受风寒湿全身沉重疼痛，赵海舟先生投麻黄汤加二活，起效很快。邢荫桐老人则开《金匮要略》麻杏薏甘汤加秦艽、木防己，亦有同样功效，计麻黄 10g、杏仁 10g、薏苡仁 30g、甘草 6g、秦艽 30g、木防己 15g，每日 1 剂，水煎分 2 次服，连用 7~15 天。伤寒学派传人陈伯坛另用麻黄加术汤加乌头，方为麻黄 10g、桂枝 10g、杏仁 10g、白术 15g、甘草 3g、乌头（先煎 2 小时）60g，每日 1 剂，水煎分 3 次服，周期 10 天。老朽常运用三家经验，各具所长，以疗关节之痛居先，给麻黄加二活汤；躯干、四肢痛用麻杏薏甘加秦艽木防己汤；汗出酸痛即予麻黄加白术乌头汤。经验证明，乌头治酸痛虽首屈一指，量小不行，须应掌握在 30g 之上。

❖ 麻黄汤应用九禁

清末文豪李荫梧，兼通岐黄之道，认为《伤寒论》麻黄汤应用有九禁，指尺中脉迟、脉微、胃家寒、咽喉干燥、淋家、疮家、衄家、汗家、亡血家，其中尺脉迟、胃家寒不够依据，学者切勿胶柱鼓瑟延误病机。其族兄荫兰由翰林院编修退休后亦研究刀圭术，也是在《伤寒论》上下功夫。他说《伤寒论》大柴胡汤内无大黄，《金匮要略》中有，要从《金匮要略》方。

❖ 水逆投五苓散抓住"吐"症

临床所见口渴、尿少，为阴亏津液缺乏症，然亦有蓄水者，如《伤寒论》五苓散对象，应抓住"吐"症，属于水逆，否则难以区分。1955年遇一男子，口干，喜饮水，身发低热，小便不利，无呕恶现象，认为五苓散证，给予桂枝、白术、泽泻、猪苓、茯苓，三剂后病情未减，依然如故，换了猪苓汤，增入养阴药，也无效果，遂改弦更张。考虑再开《金匮要略》瓜蒌瞿麦丸，但缺乏把握，抱着试用心理，即书山药30g、天花粉20g、瞿麦15g、附子3g、茯苓10g，每日1剂，水煎分3次服，连饮3天，症状逐渐消退，又继续用之，乃获痊愈。本方属冷僻剂，问津者寥若晨星，但却很有疗效，其中瞿麦、天花粉所起作用至关重要，宜深入探讨。1985年与殷品之老友谈及，他说天花粉、瞿麦一升一降，加上附子催化，才能完成这一功效，是否如此，留待研究。

❖ 炙甘草汤加减治心房颤动

心房颤动，属于心律失常，常见于高血压、风湿性心脏病、冠状动脉粥样硬化性心脏病，其次为感染、手术、甲状腺功能亢进者。心悸、气促、心动过速，频率在每分钟120次以上，会伴有心力衰竭，脉象短绌。老朽诊疗此病，给予《伤寒论》炙甘草汤加减，计炙甘草10g、大枣（擘开）10枚、阿胶10g、生姜9片、人参6g、生地黄30g、桂枝6g、麦冬10g、仙鹤草15g、甘松10g、龙眼30g，每日1剂，水煎分3次服，连用15~30天，症状逐渐消失，有较大改善。如脉数持续不减，再加龙骨30g，即可解除。长时应用，能阻止复发，无不良反应。

❖ 麻杏石甘、生脉散归一治肺

《伤寒论》麻杏石甘汤清热利肺，医汗下后突发哮喘，通过加减改为还魂汤、越婢汤、大青龙汤，调理其他风寒湿热之邪，谓之基石药。《秋水医案》将本汤和生脉散合为一方，医风热入肺阴虚咳嗽，气短，无痰，低热，脉数。老朽临床给予亚急性肺炎、支气管炎，均见功效。汗出不多，虽在夏天也可应用。所开之量麻黄3~9g、杏仁6~9g、石膏15~30、甘草3~6g、人参3~9g、麦冬6~9g、五味子9~15g，每日1剂，水煎分3次服，连饮5~10天。麻黄宣通气机，不同桂枝为伍，启腠、解肌力小，切勿谈虎色变，视如猛品，无亡阳闪失，此乃多年经历顺告诸友放心予之。

❖ 慢性支气管炎用华盖一号汤

《伤寒论》泻心汤对象为心下痞满，胸痹则与其不同，感觉胸闷、憋气，如物堵塞，伴有疼痛，往往心电图亦无变化，现代难定相应病名，但《金匮要略》所载之瓜蒌薤白半夏汤能投予心脏冠状动脉粥样硬化供血不足的绞痛症，以之加三七参、桂枝、丹参、川芎易提高效果。同门兄魏献竹将本方用于肺气不舒、慢性支气管炎，以胸痛、咳嗽、气短、呼吸困难为重点，并加入枳壳、桔梗、旋覆花，计瓜蒌 30g、半夏 10g、薤白 10g、枳壳 10g、桔梗 10g、旋覆花 10g，每日 1 剂，水煎分 2 次服，连饮 6~10 天，功效颇佳。老朽临床运用，为了强化止咳，又增入紫菀 15g，命名华盖一号汤。

❖ 肝胃不和投旋覆代赭汤加柴胡、大黄、沉香

邢荫桐先生调理胃病、呕恶、逆气上冲、打嗝、嗳气、呃逆、长出气，认为女性较多，和肝气郁结有关，应疏肝降冲下气，投《伤寒论》旋覆代赭汤，加柴胡散肝条达气机、大黄降逆从肛门排出，人们叹为巧治。处方以代赭石 40g 为君，次则旋覆花 15g、人参 6g、半夏 15g、甘草 3g、生姜 15 片、大枣（擘开）10 枚、柴胡 9g、大黄 3g，每日 1 剂，水煎分 3 次服。重者 6 小时 1 次，日夜不歇，直至痊愈。老朽临床运用，收效可观，加入沉香 3g 引逆气下潜，更为有益。

❖ 精神恍惚用桂甘龙牡汤加百合

商界名流谢云涛，受家庭影响兼通医学，对老朽说，《伤寒论》治火逆惊吓投桂枝甘草龙骨牡蛎汤，烧针、火疗现已少见，然此处方却大有用途，起镇静功能，凡心悸、恐惧、失眠、多梦、精神紧张、疑虑不安、筋惕肉瞤诸症，皆可给予，对于表现恍惚、坐卧欠宁者，疗效最佳。临床开量一般是桂枝 15g、甘草 15g、龙骨 50g、牡蛎 50g，加百合 30g，每日 1 剂，水煎分 3 次服。运用时切勿加茯苓、小麦、大枣，以免打乱方义的独立作用。老朽临床观察，确属经验之谈。

❖ 抵当汤加柴胡治急性盆腔炎

《伤寒论》言热邪、瘀血聚于下焦,表现少腹部硬满、胀痛,精神不宁,甚至发狂,投桃核承气汤(桃仁、桂枝、甘草、大黄、元明粉),通过观察该方不如抵当汤(水蛭、虻虫、桃仁、大黄),临床所见此症甚少,其中类似者则为妇女急性盆腔炎。有人怀疑是热入血室,实际二病不同。1956年老朽诊一患者,产后40天突发高热,腹胀、坠痛,医院认为是产褥感染,注射大量抗生素,无有效果,转老朽调治。由于尿黄存在小便不利,按"热结膀胱"处理,给予桃核承气汤,更衣2次,仍无起色,当时反复考虑,即以抵当汤试之,每日1剂,连用4天,因大黄量少,泻下黑粪不多,体温降至正常,症状逐渐消退,善后未再给药,竟已痊愈。遇到这一案例,可以说明此汤确有用武之地。在治疗过程中,加入柴胡20g。

❖ 桂枝茯苓丸可疗血失故道

《金匮要略》桂枝茯苓丸,可医月经延后、量少,子宫肌瘤、盆腔炎、胎盘不下、产后恶露不止、不孕症。冯四嫂取其调治子宫内膜增生,月经淋漓不绝,或一月双潮,功能性子宫出血。将桂枝改为肉桂,加当归、川芎、香附、益母草。计肉桂100g、茯苓50g、牡丹皮100g、白芍50g、桃仁50g、当归50g、香附50g、川芎50g、益母草(煮水入药)100g,碾末,水泛成丸,每次7~10g,日3服,症状消失为度。老朽临床应用,同《医林改错》少腹逐瘀汤(干姜、小茴香、延胡索、没药、当归、川芎、肉桂、赤芍、蒲黄、五灵脂)相比,各具特色,然其精炼则占鳌头,尚居上风,唯一缺点,镇痛的功能完全处于劣势,力不足言了。

❖ 四逆散加味调治妇女神经官能症

吴七先生治疗妇女因精神刺激或肝郁气滞发生的胸闷、胁胀、腹痛、纳呆、失眠,客观检查无变化,医院诊为神经官能症,即以《伤寒论》四逆散加神曲、百合调之,计柴胡15g、枳壳15g、白芍30g、甘草6g、炒神曲10g、百合30g,每日1剂,水煎分2次服,连用7~15天便愈。老朽曾照法取用,不予加减,颇有疗效,丹药抓住白芍、百合的投量,切勿压缩减少。

❖ 小柴胡汤治身如束缚

气郁身紧，临床少见，1966年春在山东省中医院遇到一例，患者为女性，30余岁，全身外表发紧，如绳索捆绑，屈伸困难，无有痛感，精神正常，客观检查无器质性变化，曾诊断为癔症、神经官能症。老朽当时感到捉襟见肘，缺乏良策，询其自觉似有寒热现象，乃以小柴胡汤予之，量很小，孰知饮后有效，随开柴胡15g、黄芩9g、人参6g、半夏9g、甘草6g、生姜6片、大枣（擘开）10枚，每日1剂，水煎分3次服，病况逐渐缓解。将柴胡加至20g，症状已似有若无，吃了13天，竟告痊愈。一方面说明和肝失条达疏泄障碍有一定关系；次则显示本方对郁而不伸的散发作用，通过调治气机能顺利释除；再次此患虽世间少有，但的确存在。

❖ 心悸不宁服酸枣仁汤

《金匮要略》酸枣仁汤除调理失眠，尚能治疗神经性心悸，若心中志忑不安，缺乏依附，时有恐惧感，便可应用。以酸枣仁为君，茯苓第二，知母投量要少。川芎补、活具有两种作用，能改善血不荣心，应占酸枣仁的1/4。表现惊恐加甘草8~15g。所开比重，一般是酸枣仁30g、茯苓20g、川芎8g、知母4g、甘草6g，每日1剂，水煎分3次服，连用7~15天。经验证明，《伤寒论》黄连阿胶汤医少阴阳化，心阳过扰，此乃阴虚血亏，心乏血养，二者本质不同，突出了"补"字，用途广泛，疗效居领先地位。

❖ 感冒烦躁哮喘用桂枝二越婢一汤

老朽诊治感冒哮喘，有汗，烦躁，舌生黄苔，体温稍高，常投《伤寒论》桂枝二越婢一汤，计桂枝9g、白芍9g、麻黄9g、石膏30g、甘草6g、生姜9片、大枣（擘开）10枚，每日1剂，水煎分3次服，3~5天便愈。咳嗽加细辛6g、五味子15g、紫菀12g、款冬花12g。方内以麻黄为君，不能少于9g，白芍切勿多于9g，石膏之量在20~50g中间比较适宜，否则影响疗效。

❖ 舒情汤适于三症

四逆散为《伤寒论》方，调理肝郁气滞，胸闷胁下胀痛，是逍遥散的原始剂，同道路望遥以之加味，治月经先至、延期时间紊乱；或乳腺小叶增生，经前转重，痛发不已；或精神不畅，忧郁、易怒、烦躁、梦多、悲伤、情绪不稳，甚则不能自我控制。命名舒情汤，有柴胡 12g、枳壳 9g、白芍 9g、甘草 6g、香附 9g、甘松 9g、郁金 9g、川楝子 9g、大黄 3g，每日 1 剂，水煎分 2 次服，连用 7~15 天。老朽临床常取全方启用，对癔症、脏躁、焦虑三症，均获不同程度的疗效，只要朝着"郁"字开刀，就能松结、解缚，乃上乘金砖，非普通处方可比。

❖ 热入阳明白虎合葛根芩连汤

《伤寒论》葛根芩连汤，为针对热泻、痢疾的专方，吴七先生将其同白虎汤组成一方，名芩连白虎汤，调理热入阳明或火邪弥漫三焦，能降温退热，比单纯投予白虎汤功效超倍。若邪已入腑，大便秘结，加大黄、元明粉，不再另开大承气汤了。给予之量，黄芩 10~15g、葛根 10~15g、黄连 10~15g、石膏 30~60g、知母 10~15g、甘草 3~6g、粳米 30~90g，所用大黄 10~15g、元明粉 10~15g。老朽秉业师教导，学习这一方法，在临床上得到验证，具简、捷、便、验四个特色，有推广价值。

❖ 补气护阳汤有广泛用途

老朽临床曾组建一方，名补气护阳汤，以《伤寒论》四逆汤为主，由人参 10g、黄芪 15g、红景天 15g、附子 15g、干姜 10g、肉苁蓉 15g、甘草 6g 合成，每日 1 剂，水煎分 3 次服。调治身体虚弱、先天不足、营养缺乏，阳、气双亏，或久病之后健康未复，神疲、倦怠、乏力、喜热、怕寒、嗜卧、胃呆、易汗、尿多、便溏、消瘦、面色㿠白、肌肉反弹力低、二目无神、语言迟钝、走路飘飘然。宜于神经衰弱、末梢神经炎、尪羸、神经元病、重症肌无力、瘫痪、半身不遂、足痿症、原因不明性四肢麻木，依据实际情况选择应用，皆有疗效，但须长时久服，方可病减回春。

❖ 开胸用半夏泻心汤加枳壳、瓜蒌

房宝珍前辈治胸中气滞，满闷，厌食，有呕恶感，无论胃炎、消化不良、液体停留、神经官能症，都投《伤寒论》半夏泻心汤加枳壳、瓜蒌。开量为半夏 10g、黄芩 10g、干姜 10g、黄连 10g、人参 6g、甘草 3g、大枣（擘开）3 枚、枳壳 15g、瓜蒌 30g，每日 1 剂，水煎分 2 次服，一般 6 天转愈。其中枳壳、瓜蒌为主，干姜、黄连居次，半夏处降下地位，不属重点。老朽常用本方，功效可观。如身体状况较佳，人参应当减去，否则浪费药物，增加了病家的经济负担，十分不宜。

❖ 调整心律开复原汤

房宝珍老人久于临床诊疗，数十年如一日，精研仲景先师学说，强调化古为新切合实用，被尊称经方元戎。对心慌、怔忡、脉象间歇呈结代状，喜投桂枝甘草加味，名心律复原汤，计桂枝 10g、炙甘草 10g、酸枣仁 10g、人参 10g、大枣（擘开）30 枚，每日 1 剂，水煎分 2 次服，以 20 天为度，收效颇好。老朽将本方给予心律失常（时速时缓）、期前收缩、神经性心悸，均有良好作用。加龙骨 30g、牡蛎 30g，还可施治恐惧、夜惊、无故悲伤、啼哭症。

❖ 当归四逆加吴茱萸生姜汤添入独活

牟鹤声同道善调消化、运动系统疾患，富有成就。曾对老朽讲，《伤寒论》当归四逆加吴茱萸生姜汤，宜于四肢发凉、麻木、转筋症。经常发生，每日 1 剂，连用 30 天，均有功效。为了巩固，减量一半，继服 1 个月。计当归 15g、白芍 15g、桂枝 15g、吴茱萸 10g、细辛 6g、通草 10g、甘草 6g、生姜 10 片、大枣（擘开）20 枚，水煎分 2 次饮之。老朽临床投予此方，能如所言，从增强药力起见，加入了独活 15g，疏通经络，祛散风邪，比较得益。

❖《伤寒论》所言温病应投三方

《伤寒论》太阳病包括三种，指伤寒、中风、温病，误汗的风温例外，开始均属经证，无汗用麻黄汤，有汗用桂枝汤，发热口渴不恶寒用白虎汤。邪入膀胱引起蓄水，小便不利，饮水则吐，用五苓散；与血相结，少腹硬满，小便通利，发狂，用桃核承气汤，称为腑证，其余非重点掌握。凡误汗、下、吐、火逆所致者，应随变化情况施治，切勿株守单一模式。同道谢一村认为伤寒、中风、温病三羔鼎立，温病缺少处方，应该补上，发热，口渴，不恶寒，非风寒二邪传入阳明，初起即现如是症状，投予白虎汤殊欠适宜，根据大论所载药物，可给予葛根黄芩黄连汤，或麻黄杏仁石膏甘草汤减麻黄增加石膏之量。此说颇有独到见解，值得探讨研究。

❖ 五泻心汤的应用

《伤寒论》所言痞证，为误下后邪气与热停于心下，由相互凝结而形成，以黄芩、黄连、干姜为主，通过辛开、苦降、利下，解除满闷堵塞的症状，与水、热、痰、食、水盘聚之结胸不同，主要属气的梗阻。若呕恶投半夏泻心汤（半夏、黄芩、黄连、干姜、甘草、人参、大枣），嗳气有食臭味投生姜泻心汤（黄芩、黄连、半夏、人参、甘草、干姜、生姜、大枣），下利清谷投甘草泻心汤（黄芩、黄连、半夏、甘草、干姜、大枣），出汗怕冷投附子泻心汤（黄芩、黄连、附子、大黄），大便不爽投大黄黄连泻心汤（大黄、黄连）。其中附子泻心汤内之大黄，与证相悖，可以减去；生姜、干姜不宜合用，生姜泻心汤中的干姜，也应勾掉，如此处理一线贯珠。

❖ 吴茱萸汤治疗胃寒四症

江公渡老人研究经方，将《伤寒论》《金匮要略》二书烂熟胸中，调治虚寒型胃炎、胃溃疡，喜投吴茱萸汤，计人参10g、吴茱萸15g、生姜10片、大枣（擘开）10枚，温中散寒，消除呕恶，要求掌握泛酸、灼心、疼痛、饮食热物则舒四大症状，每日1剂，水煎分2次服，连用7~15天。戒酒，少吃糖、醋、盐类，保持大便通畅，坚持正常活动量，不宜打球、赛跑，每日少食、多餐，适当吃些小蓟、荠菜，防止出血。

❖ 支气管哮喘试服还魂汤加地龙、牛蒡子

急性支气管哮喘，因素很多，除感染、慢性突发，与接触外源的花粉、灰尘、羽毛、吃鱼虾贝蟹有关，呼吸延长、费力，鼻翼扇动，胸内紧迫，头冒冷汗，喉中发出自鸣音（即水鸡声），能延续数小时或数日不等，干咳无痰。医家戈云浦诊治此症，常投《金匮要略》杂疗方还魂汤加味，收效颇佳。有麻黄10g、杏仁10g、甘草6g，增入地龙10g、牛蒡子15g，水煎分4次服，5小时1次，日夜连用，症情消失为止。老朽临床，不断授予患者，功效可靠，是经验处方。

❖ 桂枝汤可扩大运用

伤寒派许青霄，研究古代文献，功底深厚，精音韵学。其调理胃肠病，常突出《伤寒论》桂枝汤的作用，以之施治炎症、溃疡、功能紊乱，积有大量经验。认为本方除了针对外感中风，投予消化系统则更有特长。所开之量，桂枝 10g、白芍 10g、甘草 6g、生姜 9 片、大枣（擘开）10 枚，每日 1 剂，水煎分 2 次服。腹痛加白芍至 20g，嗜食热物加桂枝至 15g，体虚乏力加甘草至 10g，呕恶加生姜至 15 片，心悸不安加大枣至 30 枚。其次泛酸加吴茱萸 10g，胀满加大腹皮 10g，嘈杂加苍术 10g，纳呆加砂仁 10g，泻下加猪苓 10g，嗳气加代赭石 30g，便秘加麻子仁 20g，粪如羊屎数日一行加元明粉 6g，便血加灶心土 60g。此属桂枝汤的扩大运用，小方良药，短兵相接，不愧为大家风采。

❖ 小青龙汤变化技巧

大瓢先生为教育家，善讲，有重点，画龙点睛，突出关键内容。每次演说，先讲上堂引子，包括开场白、七言诗四句、破题话三部分，约占 5 分钟。聆听其言，娓娓动人，启迪神智，身体飘飘然，如列仙班。结束后大都不愿离席，坐着呆若木鸡，感到无限的艺术享受，10 分钟始知大师已经走去。他用《伤寒论》小青龙汤治外感咳嗽或哮喘，在投量上与众不同，干咳减半夏、干姜一半，痰多去白芍，气喘突显加麻黄、细辛，无汗增桂枝 1/3，嗽而不止加五味子至一倍。若收敛不佳，以疗哮喘为主再添入射干、白芥子，侧重咳嗽加紫菀、款冬花。所定之量，计麻黄 9g、白芍 9g、细辛 6g、干姜 9g、桂枝 9g、五味子 12g、半夏 9g、甘草 6g、射干 9g、白芥子 9g、紫菀 9g、款冬花 12g，每日 1 剂，水煎分 3 次服，连用 4~8 天，一般皆可痊愈。

❖ 桃仁抵当汤用于妇科病

《伤寒论》太阳病蓄血证有两例，一是热结膀胱，投桃核承气汤（桂枝、桃仁、大黄、元明粉、甘草）；二是少腹硬满，小便自利，其人发狂，用抵当汤（桃仁、大黄、水蛭、虻虫）。次则介于二者之间的抵当丸，水蛭、虻虫比抵当汤少 1/3。三方均治瘀血内聚，情况不同，药与量各异。医药前辈巴人将其合在一起，组成桃仁抵当汤，计桃仁 10g、大黄 3g、桂枝 15g、元明粉 3g、水蛭 20

条、虻虫（炒，去翅足）20个，每日1剂，水煎分3次服，调理妇女闭经、慢性盆腔炎输卵管积水、阻塞，连用15~30天，较有效验。若大便溏泻减去元明粉。大黄一味切勿动摇，只能降至2g，若把其删掉，则方义尽失，输了全局。

❖ 小柴胡汤药物加减

同道陈菽田精于化裁古方，去伪存真，巧归今用，独辟蹊径，不落恒蹊，称一代良医。应对适合临床，将《伤寒论》小柴胡汤予以进退，在少阳病往来寒热过程中，发热无汗加柴胡一半，有汗发热加黄芩一半，口渴加人参1/3，胸胁胀满减去甘草、大枣，高热不退添入石膏30~90g。其常规处方为柴胡12g、黄芩12g、人参6g、半夏9g、甘草6g、生姜9片、大枣（擘开）10枚。认为胁下痞硬加牡蛎收效并不理想，宜增入香附12g、厚朴15g行气开郁。曾说本方用途广泛，不应局限外感疾患，内、妇科杂症均能献技，发挥特殊功效，解除多种痛苦，乃济世神药。

❖ 小柴胡汤的应用范围

老朽业医数十年，除少阳表里之间掌握胸胁苦满、寒热往来、心烦喜呕、嘿嘿不欲饮食四症，疟疾、妇女热入血室，投予小柴胡汤。其他消化、神经、泌尿、内分泌系统疾病，也常应用，如肝炎、胃炎、胆囊炎、胰腺炎、神经衰弱、抑郁症、尿路感染，凡胸闷、胁痛、烦躁、梦多、易怒、噫气、情绪不稳、思维紊乱、阵发性出汗、小便热痛，服之都有效果。

❖ 痰水结胸也可用甘遂半夏汤

赵海舟医家，调治痰水结胸，满闷、憋气、阻塞、胀痛、拒绝按压，不投瓜蒌、大黄、元明粉，即大小陷胸汤或大陷胸丸，喜开《金匮要略》甘遂半夏汤，减去白芍、甘草，恐其收敛、相反，以蜂蜜代之，补中益气，保护人体，具有巧思。计半夏10g、甘遂（面煨）1.5g、蜂蜜（冲）30ml，水煎分2次服，通利二便，将痰水从下窍排出，能收良效。老朽实验，患者如胃内不舒、呕恶，加大黄2g可以防止，一般腹泻2次，病情则会解除，虚弱人忌用。

❖ 调理痉病方药

痉病临床少见，与高热痉挛不同，但项背强直，角弓反张则一。《金匮要略》谓其"脉如弦，直上下行"，有汗者为柔痉，投瓜蒌桂枝汤（天花粉、桂枝、白芍、甘草、生姜、大枣）；无汗者称刚痉，用葛根汤（葛根、麻黄、桂枝、白芍、生姜、甘草、大枣）。一突出天花粉，一重视葛根，老朽经验，在调治颈椎病或外感项背强几几时，可以组合在一起，有明显功效，这是经方的扩大应用，打开了书中的局限性，乃异病同证一治。痉的发展，还会转成"胸满口噤，卧不着席，脚挛急，必齘齿"的典型抽风现象，改服大承气汤。经验证明，大黄、枳壳、厚朴、元明粉，非对症药物，应考虑给予天麻、钩藤、全蝎、羚羊角、蜈蚣、僵蚕、石决明、龟甲、阿胶等品，养阴、镇静、息风、定痉，就目前来讲，属于正途。

❖ 当归生姜羊肉汤可广泛应用

《金匮要略》当归生姜羊肉汤，属保健、医疗两用药，对感受寒邪腹内疼痛，很有作用，投予慢性胃炎、肠炎、肠道痉挛、肠蠕动亢进、疝气、妇女月经排出困难，均见其效。一般是当归 30g、生姜 60g、精羊肉 300g，每日 1 剂，水煎分 4 次服，能补血助阳、温中散寒、增强营养、缓和组织紧张。老朽曾给予身体虚弱、病后待复、儿童发育迟缓者，嘱咐吃肉喝汤，长期应用，都可得到不同程度的改善，走向健康。如将羊肉加倍，添入调料，烹制成药膳，称当归烧羊肉，也极有意义。

❖ 黄芪桂枝五物汤加丹参、独活

《金匮要略》所言"血痹"，指身体不仁，四肢麻木，与风寒湿而致者不同，以补气通络，活血逐瘀为主，投黄芪桂枝五物汤。老朽应用虽有一定功效，然疗程较慢，加入丹参、独活二味，则能提升效果。君药黄芪量要大，桂枝、丹参为臣，独活引经报使，属向导、先锋官，组成破敌之军直捣病巢。对气血循环障碍导致的多种疾患，肌肉萎缩、末梢神经炎、瘫痪、半身不遂、神经元病，皆起作用，亦可给予颈椎病、腰椎间盘突出症，坚持口服，比较理想，无不良反应。处方是黄芪 30~90g、桂枝 15~30g、丹参 10~20g、独活 20~30g、生姜

（切片）30~60g、大枣（擘开）10~20 枚，每日 1 剂，水煎分 3 次饮下，情况转佳，将量减去一半，继续不辍，直至痊愈。

❖ 射干麻黄汤有二优点

《金匮要略》调理咳嗽、哮喘之方十余首，其中考虑全面、所组药物具有代表性者，当推射干麻黄汤，如加入茯苓，则功效更能提高。老朽临床喜投小青龙汤、苓甘姜味辛夏仁汤以及本汤，称作"咳嗽、止喘三杰"。射干麻黄汤的优点有二：一是给予肺炎、支气管炎、支气管哮喘，针对性强，兼疗痰鸣；二是除收入镇咳三灵药干姜、细辛、五味子外，又增加了紫菀、款冬花与开喉、利咽、消肿、祛痰的射干，位居上宾，坐头把交椅。老朽所定之量，射干 10g、麻黄 9g、生姜 10 片、细辛 6g、紫菀 10g、款冬花 10g、半夏 9g、五味子 10g、大枣（擘开）10 枚、茯苓 10g，每日 1 剂，水煎分 3 次服，连用不辍，症消为止。一般 7 天即效。

❖ 矢气频出用小承气汤加槟榔

抄本《桂园医笔》，不知何人所著，提出若胃呆消化不良，腹内胀满，肠道积气多，频频放屁，应着重降下浊气，可投《伤寒论》小承气汤加槟榔，其中大黄不要超过 3g，否则伤损正气，大便增多，影响身体健康。计枳壳 15g、厚朴 15g、大黄 2g、槟榔 10g，每日 1 剂，水煎分 2 次服，症消即止。老朽临床应用，效果较好，纯由经验得来。

❖ 旋覆代赭石汤治胃病之五症

民国初期医家路朝甫，善调胃病，因给北洋军阀诊治十二指肠溃疡而闻名，生平喜用《伤寒论》旋覆代赭石汤，无论胃或十二指肠炎症与溃疡，普遍见效。掌握胀满、隐痛、打嗝、灼心、气逆上冲五大症状，其次为泛酸、纳呆、呕恶、久不消化、大便色黑。投量人参 9g、代赭石 15g、旋覆花 15g、半夏 9g、甘草 3g、生姜 10 片、大枣（擘开）6 枚，每日 1 剂，水煎分 2 次服。以胀为主加厚朴 15g、大腹皮 10g，以痛为主加白芷 15g、丁香 6g，以嗝气为主加大黄 2g、枇杷叶 30g，以吐酸烧灼为主加黄连 9g、吴茱萸 6g，粪内夹血加三七参 6g、灶心土 60g。反对给予干姜、细辛、附子、肉桂大热药物，一则伤害消化系统之阴；

二则刺激肠胃，增重炎变，是火上浇油。告诉人们，选择此方，要抓住人参、半夏、代赭石、旋覆花四味，他品皆属点缀，不紧关战局。虽代表一家之言，也是临床经验总结。

❖《金匮要略》十大名方

宋寿康先生为医林前辈，清末科甲考试，连登三捷，因厌恶仕途乃业刀圭。曾对老朽讲，岐黄界所谓经方、时方、杂方派，是人为划分，不应存在，经方家亦投桑菊、银翘，时方派也开陷胸、小柴胡汤，杂方群体常古今同用，并无派系界限，因此要把这些自我限制束缚的论点纠正过来。他说《金匮要略》有十大名方，投向临床均见疗效，如何调理精神恍惚，似神灵所凭，用百合地黄汤；妇女崩漏，用胶艾四物汤；肝脾肿大，用鳖甲煎丸；失眠多梦，用酸枣仁汤；月经停潮，瘀血内结，用大黄䗪虫丸；胸痹心痛，用瓜蒌薤白白酒汤；痰饮咳嗽，用苓甘姜味辛夏仁汤；腹满水肿，用己椒苈黄丸；急性阑尾炎，用大黄牡丹汤；气血两虚，营养不良，下肢水肿，用当归芍药散，运用得当，似影随形。

❖ 祛血饮适应证

唐元瑾医家，为杏林元戎，善调血证，常将《伤寒论》抵当汤与《金匮要略》下瘀血汤合于一起，名祛血饮，计炒水蛭20条、虻虫20个、䗪虫20个、桃仁20枚、大黄6g，水煎分3次服，治疗久病入络四肢刺痛，妇女盆腔炎、输卵管积水，月经延期、量少，乳腺小叶增生，子宫腺肌症。老朽还常给予血栓性脉管炎、心肌梗死、中风后遗症，根据情况需要，选择应用，均有效果。1970年诊一因人工流产而致输卵管发炎粘连不通者，腹内隐痛，7年未有怀孕，曾吃温经汤、桃红四物汤、少腹逐瘀汤、大黄䗪虫丸，皆无效果，即以本方授之，仍照常量，水煎分3次服，每日1剂。后出现恶阻，医院检查已经妊娠。翌年生下女婴，身体健康状况良好，说明也是助孕药。

❖ 调气解郁宜柴胡桂枝干姜汤

成年妇女因精神刺激，情志失调，气机郁结，感觉胸胁硬满，寒热往来，应以疏泄开散为主。同道展兰亭学识渊博，经多见广，告诉老朽，投《伤寒论》

小柴胡汤不够理想，可用柴胡桂枝干姜汤，内含活血、辛散、软坚药物，能起较好的效果。计柴胡 15g、桂枝 10g、干姜 10g、天花粉 10g、黄芩 10g、牡蛎 20g、甘草 6g，每日 1 剂，水煎分 2 次服，连用 5~10 天。老朽临床运用，确如所言，为了再上一级台阶，又加入香附 10g、郁金 10g，通过观察还会把功效升高。

❖ 茯苓泽泻汤加参芪阿胶优于当归芍药散

医家冉梦白，为岐黄界高手，喜投经方，临床遣药与众不同，对久病、贫血、心力衰竭、蛋白缺乏、营养不良性水肿，不取当归芍药散，认为当归、川芎、白芍疗效很小，反起障碍作用，因而常开《金匮要略》茯苓泽泻汤加人参、黄芪、阿胶，突出补气养血兼以行水，收效甚佳。计茯苓 30g、泽泻 15g、白术 15g、桂枝 10g、人参 10g、黄芪 30g、阿胶（烊化）15g、甘草 6g、生姜 9 片，每日 1 剂，水煎分 2 次服，连用不停，病退即止。老朽不断给予患者，最宜于贫血、蛋白缺乏、早期肝硬化、轻度心力衰竭、营养不良性水肿，长期饮之，无不良反应。

❖ 五苓散的应用

《伤寒论》五苓散由猪苓 10g、桂枝 6g、泽泻 10g、白术 10g、茯苓 10g 组成，治水逆，痰饮脐下动悸，口出涎沫，饮水则吐，急性肠炎大便水泻。老朽临床以之加大腹皮、槟榔调理肾炎颜面浮肿、心脏病腿足水肿、肝硬化腹水，皆有功效。若脾虚四肢无力，以白术、茯苓为君，将量增至 20~50g；小便短少以猪苓、泽泻为君，增至 15~30g；防其伤阴亡阳以阿胶、熟附子为君，开 10~20g；腹胀严重，便秘难下以大腹皮、槟榔为君，给予 15~20g，再加炒莱菔子 15~30g。或质疑蓄水、积饮证，添入阿胶一味，令人费解，请参阅猪苓汤的药物配伍，便心领神会了。

❖ 文蛤汤的用途

老朽临床，继承业师经验，对哮喘症见出汗、口渴、低热持续，投《金匮要略》文蛤汤，开文蛤（花蛤）30g、麻黄 10g、石膏 30g、杏仁 10g、甘草 6g、生姜 6 片、大枣（擘开）10 枚，加地龙 10g，每日 1 剂，水煎分 3 次服，连用

3~6 天，普遍生效。本方即《伤寒论》麻黄杏仁石膏甘草汤加生姜、大枣、文蛤组成，易于掌握，可放心应用。

❖ 德仁堂愈嗽汤

《德仁堂方药配本》对坐堂医家提出要求：一是贫寒人投廉价药，能吃 1 剂不购 2 剂，送医上门，不收诊金，由药店代付；二是富商、地霸报酬提高，实行穷者吃药，贵人出钱；三是官僚阶层诊费、药资增加两倍，执业大夫高自位置，以车马代步，非预约概不切脉，受到弱势群体的广泛称赞，乃济世良规。书内将《伤寒论》小青龙汤去桂枝、白芍，加桔梗、白前、紫菀、款冬花，专门治疗咳嗽，就目前而言，调理风寒感冒支气管炎、慢性支气管哮喘，都有功效。老朽把其量改为麻黄 10g、半夏 10g、干姜 10g、细辛 6g、五味子 10g、甘草 6g、白前 10g、桔梗 10g、紫菀 10g、款冬花 10g，每日 1 剂，水煎分 3 次服，连用 6~10 天，命名德仁堂愈嗽汤。

❖ 月经来潮五反应开桃仁承气汤加味

民国时期屈太庸先生，始从文，后业医，擅长调理妇产科，喜投《金匮要略》温经汤、土瓜根散、桂枝茯苓丸、胶艾四物汤、当归散、大黄䗪虫丸。对经前期紧张综合征之乳房发胀、烦躁、腹痛、月经难下、大便不爽，谓之来潮五反应，常开《伤寒论》桃仁承气汤加味，计桃仁 10g、大黄 3g、桂枝 15g、元明粉 3g、甘草 15g，突出桂枝活血、甘草缓急和中的作用，添入柴胡 10g、益母草 15g 疏利气机，促使月经下行，很具巧思。老朽多年来仿照应用，易见功效。

❖ 姜参夏葵苓汤专治呕吐、眩晕

老朽在少时学医过程中，常向诸前辈请教，他们慷慨无私传授许多经验，至今思之，感激万分，不禁怅然。瞿姓师伯曾说，调理顽固性呕吐眩晕，通过客观检查，血压正常，无任何器质病变，统称神经性呕吐，若久治不愈，要按痰饮解决，使上凌饮邪由小便排除，可给《金匮要略》干姜人参半夏丸配合葵子茯苓散降逆利水，计干姜 10g、人参 6g、半夏 10g、冬葵子 20g、茯苓 30g，每日 1 剂，水煎分 2 次服，7 剂见效，连用 15 天症状消失。老朽重点投予梅尼埃病，可 1 个月转安。

❖ 关节炎脚面水肿用桂枝芍药知母汤

光阴荏苒，人生如白驹过隙，老朽步入晚年，既往不常用的《金匮要略》桂枝芍药知母汤，又重启运用，发现对风湿、类风湿、痛风性关节炎，尤其是下肢水肿，脚面虚浮如脱蔓之瓜，都有不同程度的疗效，关键要掌握药物的配伍、投量，否则仍属一般，发挥不了其特殊功能。所开处方为桂枝 20g、白芍 30g、麻黄 15g、白术 30g、知母 15g、防风 15g、炮附子 15g、甘草 10g、生姜 40g，每日 1 剂，水煎分 3 次服，连用不停。症情转佳，将药减去一半之量，直至痊愈。病例统计，有效率可达 80%。如效果不大，加老鹳草 30g、汉防己 15g，即会霍然得安。

❖ 寒痰哮喘喉中有声重用麻黄、附子、细辛

老朽从事医学活动，已 70 余年，除长辈栽培、苦心教育外，诸医家、同道熏陶、提携，均没齿难忘，结草衔环无以为报，罄竹不能写万一，仰望青天，叩胸祈祷，勉赎残身，传道世人。毕丹峰先生告诉，若水饮、寒邪停于胸膈，"心下坚大如盘"，患者哮喘不能仰卧，严重时呼吸困难，喉中有水鸡声，谓之寒痰上逆。可令人窒息而亡，宜投予《金匮要略》桂枝去芍药加麻黄附子细辛汤，注意突出麻黄、细辛、附子的作用，麻黄量小，附子量大，细辛居中，计桂枝 10g、麻黄 6g、附子 15g、细辛 9g、甘草 3g、生姜 12 片、大枣（擘开）10 枚，每日 1 剂，水煎分 3 次服，6 小时 1 次，日夜不歇，两天便见转机。随后减细辛一半、附子 1/3，改为日用 1 剂，症消即止。

❖ 白通汤加人尿、猪胆汁可试用

《伤寒论》少阴病阴盛里寒，阳气外越，颜面反红，为阴极格阳，投白通汤。烦躁、呕恶，加人尿（回龙汤）降冲，猪胆汁开格拒以下行。此时应通知其家属病已入膏肓，若出现"除中"突然大进饮食，转呈佳象，乃回光返照，死亡可迅即发生。老朽之业师制定处方生附子（先煎 1 小时）15g、干姜 10g、葱白 6 段、猪胆汁 1 个、童便 30ml，加东北人参 20g，水煎分 4 次服，4 小时 1 次，日夜急进，有的患者能峰回路转，化凶为安，但命归黄泉者亦屡见不鲜。老朽曾遇到数例，因住院打针、输血、给氧抢救，除一妇女得愈，均无回天。

1968 年于曲阜治一 60 岁男子，开始感冒，逐渐加重，约 1 个月出现这一状态，县医院邀老朽会诊，即以本汤疗之，把人尿去掉，饮了 5 剂，竟显效良好，善后改作小量，凡两周恢复健康，说明该方是从经验而来。

❖ 三方合作一笑汤

老朽临床遣药，除继承业师及父亲的经验外，亦受大瓢、吴七先生较大影响，虽未执弟子礼登堂学艺，但从某种程度而言，也是两家的传人。该二先辈对心烦意乱、虚火内扰之张目难眠，或浅睡易醒，合眼即梦，常将《伤寒论》《金匮要略》栀子豉汤、酸枣仁汤、黄连阿胶汤三方汇集在一起应用，老朽仿此思想，组成一笑汤，投山栀子 15g、酸枣仁 15g、茯苓 10g、白芍 10g、黄连 10g、黄芩 10g、阿胶 10g、知母 10g，加夜交藤 30g，每日 1 剂，水煎分 3 次服，由下午 3 点开始，3 小时 1 次，晚 9 点饮尽，收效很佳，3~10 天便会美觉鼾然。

❖ 麻黄连轺赤小豆汤治湿热身痒

民国《报刊良方辑要》第 2 集医治皮肤瘙痒、荨麻疹、过敏性皮炎，认为和湿热有关。与老年血燥皮肤落屑之瘙痒症不同，应清除致病成因，可投《伤寒论》麻黄连轺赤小豆汤。计麻黄 10g、连翘根 15g、杏仁 6g、赤小豆 30g、梓树白皮 15g、甘草 6g、生姜 6 片、大枣（擘开）10 枚，加徐长卿 15g，夜交藤 30g，每日 1 剂，水煎分 2 次服，外用苦参、穿心莲、萹草煮水淋洗，连续不停，均可见效。肺主皮毛，杏仁开肺不可减去；梓白皮祛瘀热、解毒，桑白皮无力代替，切勿姐妹易嫁影响药力。老朽临床观察，所言信而有征。

❖ 白头翁汤治结肠炎

《伤寒论》调理热性腹泻有三首良方，一为葛根黄芩黄连汤，二为干姜黄芩黄连人参汤，三为白头翁汤。白头翁汤虽属治痢疾专药，然对泻下证亦有很好的作用，老朽所定之量，白头翁 15g、黄连 15g、黄柏 15g、秦皮 15g，每日 1 剂，水煎分 3 次服，一般 3~5 天便愈。同时也可以给予慢性、溃疡性结肠炎，坚持 3~6 个月，能得到喜报。1980 年于莱芜遇一休息痢，腹痛，大便日解三四次，夹有脓白，里急后重，病史两年，医院诊断为阿米巴痢疾（没找到原虫）、慢性溃疡性非特异性结肠炎，屡治不愈，当时即以此予之，先后频饮 50 天，症情大减，属其改为 2 日 1 剂，凡 3 个月，完全恢复健康。

❖ 茵陈蒿汤与胆囊炎

民国初年，山东经方医家调理胆囊炎，常投《伤寒论》茵陈蒿汤加黄芩、枳壳、柴胡，老朽继续此意，加入鸡骨草、蒲公英，收效可观，其量为茵陈蒿30g、山栀子 15g、大黄 6g、鸡骨草 30g、川楝子 15g、蒲公英 50g，每日 1 剂，水煎分 3 次服，连用 7~15 天，炎症逐渐消退，疼痛转轻。若兼有结石，再加金钱草 60g、郁金 20g、元明粉 10~15g，大黄增至 10~20g，即可溶化排石从大便泻出，但时间要长，2 个月为度。

❖ 白虎汤加宣散下夺药

同道魏迟英为临床家，处方选药为一大魁首，认为授予白虎汤时，以石膏、知母养阴清热，还应分离火邪，一从外散，一由内出，要加入凉药宣散、苦寒下夺，才能祛除身体之邪，纵横双扫，不留余羔。曾创制内外中三解汤，针对高热，无汗或汗少，大便不爽，体温持续在 38℃ ~40℃ 之间，按《伤寒论》阳明经、腑合治。石膏取软者，一击即碎，列为君药，知母减半，薄荷居知母1/2，大黄居薄荷 1/2，切勿本末倒置，否则影响疗效。计石膏 60g、知母 30g、薄荷 15g、大黄 7g、甘草 6g、粳米 30g，水煎分 4 次服，5 小时 1 次，日夜不歇，4~6 天转安。多年经验证明，这一思路值得汲取，若把薄荷减半，再加青蒿 15g，力度更强。

❖ 肩周炎验方一首

老朽在执业过程中，常遇到病友介绍一些验方，其中调理肩周炎的祛寒湿汤，由桂枝汤加味组成，计桂枝 30g、白芍 30g、甘草 10g、生姜 10 片、大枣（擘开）10 枚、片姜黄 10g、葛根 15g、老鹳草 30g、独活 30g，每日 1 剂，水煎分 3 次服。量较大，分 3 次用，虽未超重，最好压缩 1/4，方够平妥。老朽曾试之，效果颇佳，宜临床运用。半个月疼痛、颈、肩部不适症状便可消失。

❖ 小柴胡汤扩大治疗范围

《伤寒论》小柴胡汤，由黄芩 9g、柴胡 9g、半夏 9g、人参 3g、甘草 3g、生姜 3 片、大枣（擘开）3 枚组成，除医伤寒少阳、疟疾，尚有广泛用途。加枳壳 9g、神曲 9g、山楂 9g，治胃炎腹内胀满消化不良；加郁金 9g、白芍 9g、甘松 9g，治胸闷、抑郁、胁痛、烦躁不安；加龙胆草 10g、茵陈蒿 15g、田基黄 20g，治肝炎、胆囊炎；加龙骨 20g、牡蛎 20g、夜交藤 30g，治神经衰弱、失眠多梦。老朽临床还投予两种疾患，一是流行性感冒头痛、流涕、高热不退，加苏叶 9g、青蒿 15g，将柴胡、黄芩之量升至 20g，水煎分 3 次服，5 小时 1 次，连用 3 日，溱溱汗出便可；二是男女更年期综合征，自主神经功能紊乱，情绪不稳，表现异常，身上发紧，阵发性出汗，加绿萼梅 10g、合欢花 20g、浮小麦 50g、石决明 20g，水煎分 3 次饮之，15 天为度，收效很佳。

❖ 小陷胸汤加枳壳也可泻心

《种兰山房》谓《伤寒论》六经病，太阳主方为麻黄汤、桂枝汤；少阳为小柴胡汤、大柴胡汤；阳明为白虎汤、三承气汤；三阴为四逆汤、理中汤、吴茱萸汤。其他误治、变证则以此加减，或另立方剂。胸腔证心下痞投泻心汤，结胸开小陷胸汤，二者比较虽各有标准，小陷胸汤的适应范围却更加广泛，除结胸对于气聚、食积、痰凝表现得不舒和心下痞，都有医疗作用，而泻心汤则乏这些功能。因而痞证、结胸均应以此为基础进行加减，给予胸闷、痞满、堵塞、硬痛诸症，方内虽无干姜协助黄连辛散苦降，其中瓜蒌的开通，已代替了该项功能。若再加枳壳，则更上一层楼。所定之量是半夏 10g、黄连 12g、瓜蒌 40g、枳壳 15g，水煎分 2 次服，每日 1 剂，连用 3~6 天。

❖ 病后保健宜用加减炙甘草汤

对大病、久病愈后，在恢复期气血两亏、身体虚弱，老朽常投《伤寒论》炙甘草汤加减，收效较好，计人参 10g、黄芪 10g、生地黄 10g、当归 10g、桂枝 10g、麦冬 10g、阿胶 10g、神曲 10g、炒山楂 10g、甘草 3g、生姜 6 片、大枣（擘开）10 枚，每日 1 剂，水煎分 3 次服，连用 10~20 天。神疲乏力加人参至 15g、黄芪 30g；面色无华加生地黄至 15g、阿胶 15g、当归 15g；手足麻木加桂枝至 15g、黄芪 40g；大便干、消瘦加麦冬至 15g、生地黄 15g、阿胶 30g；胸闷、纳呆加神曲至 15g；腹满、消化不良加炒山楂至 15g；嗜睡、活动困难加人参至 15g、桂枝 15g、当归 15g、黄芪 50g。另外，多吃红糖、木耳、羊肉、蘑菇、松花粉、胡桃、扇贝、大虾、鲋鱼、水果、绿叶菜等，喝少量咖啡、乌龙茶。经验证明，黄芪补中益气，要放开用量，应达到 30~60g；当归超过 20g 滑肠，大便增多；阿胶不宜久服，妇女如无休止盲用，能影响月经来潮，转成延期、闭经。

❖ 善调腹内隐痛的桂枝汤

腹内经常隐痛，已成惯性，客观检查无何病变，大小便比较规律，亦不伴有其他症状，大多属于胃肠功能失调，中医谓之脾阳不足，阴寒趁机而动，实际并不少见，一般都投理中汤或附子理中丸。同道廖继光力主温阳疏肝，通利络脉，喜开《伤寒论》桂枝汤。取桂枝辛热散寒，煦里助阳；白芍制木防克二十，强化止痛；甘草补中益气，缓和拘急，加柴胡宣发去郁陈莝，综合治疗，共奏解除疼痛之功。原方未写剂量，老朽给予弥补，计桂枝 30g、白芍 30g、甘草 10g、柴胡 3g、生姜 10 片、大枣（擘开）10 枚，每日 1 剂，水煎分 3 次服，连用 7~15 天。情况好转，将量减半，继续不停，到痊愈为止。命名桂芍止痛汤。临床观察，有长期疗效。

❖ 外感热证用麻黄汤去桂枝加柴胡、黄芩

抗日战争时期，北方来一游走医家，人称陈先生，精通四书、五经，见闻很广，谈吐不凡，童颜白发，年 60 余，可能为深研岐黄的下海官吏。善于化裁古方，经过加减提高其效。曾将《伤寒论》麻黄汤减去桂枝加柴胡、黄芩，调理外感热证，汗少而热不退。认为超过 4 日邪入少阳，虽无寒热往来，仍应以小柴胡汤内主药治疗，因未到阳明不宜开白虎汤，此乃关键所在，然小柴胡汤之方已过时，不堪再用。柴、芩二味投量要大，突破陈规才易见效，否则以卵击石，绝无反响。计麻黄 6g、杏仁 10g、甘草 3g、柴胡 20g、黄芩 20g，加大黄 1g 降逆止呕，水煎分 4 次服，4 小时 1 次，连吃 3~5 剂，便热随药解。老朽照法授予患者，都言大江东去病退人安。

❖ 调理气机的小承气汤加味

游医陈先生，喜调理人身气机、开郁散结，一般不投泻心汤、陷胸汤、大柴胡汤，常给予小承气汤加味，对胸膈痞满、腹胀，气、血、痰、食停聚，很起作用。宜于食管、胃、十二指肠慢性炎症、淤积、肠道便秘。他说以通导降下为主，兼疏利肝胆，条达气行障碍，加大量柴胡、香附。这是遵循《素问》以邪盛则实为背景，治疗升降、出入的组方，临床效果能占速、验二字。计厚朴 10g、枳壳 10g、大黄 3g、柴胡 15g、香附 15g，每日 1 剂，水煎分 2 次服，连饮 4~10 天。老朽仿照试之，功效颇捷，有的可立竿见影，病情瓦解。

❖ 陆氏散结解郁方

石印本《驼背翁随笔》载，清末甲戌状元陆润庠常给内阁官员诊病，喜遣《伤寒论》方，但投量较大，与其父九芝翁不同。曾见他为宫女调治郁闷、厌食，按气滞、肝失条达、阴虚阳亢处理，开《伤寒论》四逆散、泻心汤、陷胸汤、旋覆代赭汤综合疗法，以散结解郁为主，用半夏 6g、枳壳 6g、柴胡 6g、干姜 3g、黄连 6g、白芍 6g、瓜蒌 9g、代赭石 6g、旋覆花 6g、甘草 3g，每日 1 剂，水煎分 2 次服，3 剂即效，7 日而愈。老朽经验，此方很佳，可命名开结调郁汤。

❖ 三阳合病的治疗

伤寒太阳病失治，发展迅速，很快传入少阳、阳明，形成三阳合病，常出现头痛、项强、口渴、高热、微汗不爽，轻度寒热往来，此时不宜单投葛根汤、小柴胡汤、白虎汤，可三汤加减另组新方。切忌盲目发汗，伤耗津液，引起谵语、肠道燥结。老朽经验，应给予石膏 30~60g、知母 10~20g、葛根 10~15g、柴胡 10~15g、黄芩 10~15g、台参 10~15g，水煎分 4 次服，5 小时 1 次，连用 3~5 天，即能邪退症除。便秘数日不解，加大黄 3~9g、元明粉 4~7g。台参一味，补中益气，健体止渴，有气起阴生的作用，并非点缀之品。

❖ 白虎汤加黄芩、大黄能退阳明高热

老朽从河南看到一册《滕公新录》，内容和田雯所写《黔书》相似，记载

许多地方杂事，有阅读价值。其中收入评价《伤寒论》处方一文，谓感冒风寒，无汗投麻黄汤，伤风有汗予桂枝汤，符合客观，无有疑义。白虎汤退阳明之热，缺乏实践，石膏、知母二味，虽开大量，亦难降下 39℃左右的高热，或偶见减温现象，不能代表真正作用。若汤内增加黄芩 20g、大黄 2~3g，口渴、潮热便会缓解，汗出多少均可服之。惟不宜添入柴胡，恐发散、升阳，过度透表，使阴液亏损，造成引狼入室、开门揖盗，延长施治时间。对此论点，老朽认为，一是说理、举措依据恰切；二是武断乡曲，脱离全面考察，非久于临床家言，尚需慎重研究，不应将石膏、知母的功效，一笔抹杀。

❖ 足跟骨痛用金匮肾气丸加独活

冯梦甫《读史纲要》言，柯韵伯有学识，见解超人，喜写作，文笔流畅，虽注释《伤寒论》，笃信经方，被章太炎推为大家，然临床较少属一大缺憾。传说诊一妇女足跟骨疼痛，久治不愈，他投《伤寒论》桂枝汤加牛膝无效，改为金匮肾气丸，情况依旧如故，患者乃常熟一乡村医家，谓其处方很佳，由于未投加引经报使药，所以病未清除，遂加入独活一味，继续口服，连用 30 天症状大减，又吃半料，已完全获愈。学习本案，可得到两方经验，一是桂附八味丸能调理此症，二是独活搜风、祛湿、通利经络，起特殊作用。民间蕴藏神手，切莫等闲视之。

❖《伤寒论》温病方竹叶石膏汤

民国时期伤寒论名家刘寿南，精组方配伍，虽师承医圣学说，却富个人见解，对大论所言温病无有相应方剂感到诧异，认为给予葛根芩连汤、白虎汤都不适宜。从发热而渴不恶寒研究，说明因体温升高津液已亏，须养阴退热，壮水之主以制阳光，可投竹叶石膏汤。他久战沙场，有超群的治疗经验，将药量改为竹叶 20g、石膏 60g、麦冬 20g、半夏 6g、人参 6g、甘草 6g、粳米 60g，加板蓝根 30g，水煎分 3 次服，6 小时 1 次，连用 4~6 剂，便能药到病解，身体转安。其中竹叶利尿泻火，切勿删去，釜底抽薪，含有奥义。老朽对此思想、主张，举手赞成，谓之学有本，用有旨归。

❖《伤寒论》风温要用时方

刘寿南先生对温病误予发汗，身灼热转为风温，脉浮，自汗，身重，嗜睡，鼻鼾，语言难出，认为不能再施汗、下、火针疗法，"一逆尚引日，再逆促命期"。《伤寒论》未载处方，应给以他药弥补，仍宜引用竹叶石膏汤，加入对证之品。由于火邪伤肺、阴液外泄，呈现神志如昏、说话困难，已处重笃状态，只有抓紧医疗才能挽回危局。所拟急救之方，有玉竹 15g、石菖蒲 10g、枇杷叶 10g、杏仁 10g、桑叶 10g、石膏 30g、竹叶 6g、半夏曲 6g、麦冬 15g、人参 10g、甘草 6g、大青叶 30g、菊花 6g、七叶一枝花 10g、粳米 60g，水煎分 4 次服，5 小时 1 次，连用不停，一般 5~7 剂即可返春。此汤属经方加时药，古今综合，老朽落实用之，有一定功效，虽非单刀直入的灵巧方，犹可为临床服务。

❖ 经方中加时方药

经方派吉自明医家，认为《伤寒论》《金匮要略》方小药少，诊疗局限，应和时方、杂方、验方结合应用，能提高功效，扩大施与范围，一举数得，是发挥先贤经验的最佳途径。如调理风寒感冒投麻黄汤（麻黄、桂枝、杏仁、甘草）加荆芥、防风；咳嗽投苓甘姜味辛夏仁汤（茯苓、甘草、干姜、细辛、五味子、半夏、杏仁）加百部、白屈菜；哮喘投小青龙汤（麻黄、白芍、细辛、干姜、五味子、桂枝、半夏、甘草）加地龙、苏子、佛手草；热证高热投白虎汤（石膏、知母、甘草、粳米）加大青叶、重楼、板蓝根；亡阳心力衰竭投四逆汤（附子、干姜、甘草）加人参、黄芪、红景天；肠炎投葛根芩连汤（葛根、黄芩、黄连）加猪苓、泽泻；痢疾便出脓血投白头翁汤（白头翁、黄连、秦皮、黄柏）加银花、马齿苋；风湿性关节炎投桂枝芍药知母汤（桂枝、白芍、麻黄、甘草、白术、知母、附子、防风、生姜）加两头尖、老鹳草、露蜂房；黄疸型肝炎投茵陈蒿汤（茵陈蒿、山栀子、大黄）加虎杖、田基黄、垂盆草；痰食结胸投小陷胸汤（黄连、半夏、瓜蒌）加枳壳、神曲、大黄；癔症投甘麦大枣汤（甘草、小麦、大枣）加郁金、茯苓；恐惧心悸投桂甘龙牡汤（桂枝、甘草、龙骨、牡蛎）加酸枣仁、珍珠母；失眠易梦投黄连阿胶汤（黄芩、黄连、阿胶、白芍、鸡子黄）加合欢花、何首乌；子宫肌瘤投桂枝茯苓丸（桂枝、白芍、牡丹皮、茯苓、桃仁）加三棱、红花、丹参、䗪虫。老朽支持此说，认为很有意义。

❖ 运用经方加药枚举

1957 年老朽执教山东省中医进修学校讲授《伤寒论》时，曾介绍老朽的父亲、业师应用经方调理多种疾患的经验、特殊遣药方法，疗效不菲。如风寒感冒骨楚身痛开桂枝汤（桂枝、白芍、甘草、生姜、大枣）加麻黄 6~10g、独活 15~20g、生白芍 20~30g；哮喘开麻黄汤（麻黄、桂枝、杏仁、甘草）加厚朴 10~15g、紫菀 10~15g、款冬花 10~15g；咳嗽开小青龙汤（麻黄、白芍、细辛、干姜、半夏、五味子、桂枝、甘草）加白前 10~15g，桔梗 10~15g、茯苓 10~15g；头目眩晕开苓桂术甘汤（茯苓、桂枝、白术、甘草）加葛根 6~10g、泽泻 10~15g、茯苓可用到 20~40g；心悸恐惧，坐卧不安开桂甘龙牡汤（桂枝、甘草、龙骨、牡蛎）生龙骨 20~40g、牡蛎 20~40g；心脏期前收缩开炙甘草汤（炙甘草、人参、生姜、生地黄、桂枝、阿胶、麦冬、麻仁、大枣）加甘松 10~15g、苦参 15~30g、升人参 10~15g、桂枝 10~15g、炙甘草 10~18g；妇女闭经、痛经、产后腹痛开当归四逆汤（当归、桂枝、白芍、细辛、通草、甘草、大枣）加桃仁 6~10g、吴茱萸 6~10g、益母草 10~15g、生当归 12~15g，都易治愈。

❖ 调胃承气汤润化通便

《伤寒论》阳明病，属流行性热病高峰期，因涉及胃肠燥结，故名"胃家实"。友人洪涛君为经方派巨擘，提出由于高热伤阴，津液匮乏，燥邪缠身，自始至终须考虑"润化通便"，解脱热的干扰。小承气汤不宜投用，大承气汤攻下力雄，摧残久困于病者，最佳的施治方法是补泻双取，即扶正祛邪，比较理想的方剂则为调胃承气汤，以甘草、元明粉挂帅，大黄次之，燥去阴复、火下热退、肠道排空，可霍然得愈。所定之量，计炙甘草 10~15g、元明粉 7~10g、大黄 5~8g，水煎分 3 次服，6 小时 1 次，连饮不停，以大便下行 3 次为度，终止吃药。本说很有道理，具创见性，宜深化研究。老朽意见，在清热过程中，还需加入石膏 30~60g，能增强方力。

❖ 泻心汤泻上中下三焦火邪

《金匮要略》泻心汤，即三黄汤，由黄芩 6g、黄连 6g、大黄 12g 组成，通过清热消炎、通利二便，专医三焦火邪弥漫，尤对吐血、鼻衄能起特殊作用，乃一首验方。从所定剂量看来，是以降下为主，大黄占君药成分，人们常言大黄能止血，实导源于此。老朽从事刀圭 70 年，凡上焦积热口鼻溢血，无论胃、肺、口腔、鼻黏膜破裂，都可派上用场，立竿见影，功效极佳，值得广泛介绍，为患者服务。最好 1 剂分 2~3 次饮下，防止肠道滑泻大便过多。

❖ 麻子仁丸功能有三

《伤寒论》麻子仁丸，改成汤剂，又名麻杏承气汤，医习惯性肠燥便秘，数日一行。因肺与大肠相表里，老朽运用调治两项疾患，一是肺阴不足哮喘，大便干结，颇见功效；二是由于便秘影响，肺失肃降，胸闷、逆气上冲，咳嗽无痰，亦起作用。还可投予肝火犯胃，腹内胀满，消化不良，打嗝，肠道缺乏津液濡润，更衣困难，将白芍减掉，加柴胡 6~19g，收效很佳。处方含量，一般为麻仁 15g、白芍 10g、杏仁 10g、枳壳 10g、厚朴 10g、大黄 6~10g，根据情况随证损益，每日 1 剂，水煎分 3 次服。若蝉联久用，应压缩大黄用量，避免产生依赖性，或泻下而妨碍身体健康。其中白芍，属点缀品，存留与否无关大局，司事医家可自行斟酌去取。

❖ 小承气汤加味宜于胃病

民国时代岐黄明星顾熙光，精调胃病，无论浅表性、肥厚性、萎缩性、糜烂性等各种炎症，都开《伤寒论》小承气汤加味，有一定效果。曾说炎变应清化凉下，忌投温补，此事只有叶桂知之，其他医家了解者极少。通过枳壳散滞、厚朴行气消胀、小量大黄降下积聚、就易解除黏膜异常，治愈"炎"的临床症状。所用之量，枳壳 10~15g、厚朴 10~15g、大黄 2~4g，每日 1 剂，水煎分 2 次服，连饮 10~20 天，即可大为改观，纠正别药"减不足言"。如泛酸、灼心加黄连 6~10g、象贝母 6~10g，厌食纳呆加炒神曲 6~12g、鸡内金 10~15g、疼痛较重加制乳香 6~10g、炒没药 6~10g，火邪日久不退口干、舌红、苔黄，加蒲公英 30g、紫花地丁 30g。以上论述，有独到之处，值得参考，惟对"胃寒"一型未有提及，一条腿走路代替不了双足。老朽思想受外界影响，倾向抓住炎的定义"红肿热痛"，包揽一切胃病，实属智者之失。

❖ 经方分用也收良效

同道张雨光，执业数十年，重点探讨《内经》《难经》《伤寒论》《金匮要略》四书，见解独特，为世所称。曾对老朽说，醉心经方不能自拔，然得益匪浅。就以小柴胡汤为例，可以调理外感、内伤多种疾患，将人参、甘草、生姜、大枣减去，只开半夏 6~12g、柴胡 15~25g、黄芩 20~30g，投予感冒头痛，呕恶，骨楚，发热，汗出便解；气郁凝滞，胁下胀痛，给予半夏 6~9g、柴胡 12~20g、黄芩 9~15g，加白芍 12~20g、川楝子 12~18g，给予肝炎、胆囊炎、胰腺炎、肋间神经痛、乳腺小叶增生亦见疗效；内分泌失调、自主神经功能紊乱、围绝经期综合征，胸闷、头痛、烦躁、失眠，表现焦虑、精神异常，投半夏 6~9g、柴胡 12~18g、黄芩 9~15g，加百合 15~20g、珍珠母 20~30g、龙胆草 6~15g，共同组方，功效很佳。老朽汲取其经验，运用到临床上，都收良效。

❖ 巧用四逆汤

同道毕绍尧，善调理疑难重症，巧于温补，提出《伤寒论》四逆汤为临床猛药，投予时要根据病情变化而加减。若四肢厥冷，下利清谷，须温里祛寒，将干姜升至 20~30g，超过附子 1 倍；虚汗频仍，神疲力竭，须壮阳挽脱，将附子升至 20~30g，超过干姜 1 倍；中气大亏把甘草放在第一位，达到 20~30g。这一疗法是按照经验拟定的，原方不动，很有成效。如盲目加入人参、黄芪、肉桂、白术，能影响其力，致徒劳无功。对此老朽深表意向，可学、可法，但不宜困守死局，奉为施治准则。

❖ 小柴胡汤药物加减

《伤寒论》小柴胡汤是一首良方，根据书中所列症状，应采用不同的施治方法，在投量上要有区别。根据老朽经验，按大论遣药规律，往来寒热重用柴胡，开 15~20g；胸胁苦满重用柴胡 10~15g、黄芩 6~10g；心烦喜呕重用半夏 10~15g、生姜 10~15 片；嘿嘿不欲饮食重用人参 6~10g、大枣（擘开）10~15 枚补中益气，加神曲 10~15g，减甘草 3~6g；口渴加天花粉 10~15g；胸闷阻塞加枳壳 10~15g、瓜蒌 15~30g。本汤习惯给量，一般是柴胡 10g、黄芩 6g、人参 6g、半夏 6g、甘草 6g、生姜 6 片、大枣（擘开）10 枚，每日 1 剂，水煎分 2 次服，连用 5~7 天。治途广泛，可医疗肝炎、胆囊炎、胰腺炎、乳腺炎、疟疾、抑郁症、肋间神经痛、妇女围绝经期自主神经功能紊乱、癔症等，被推为风寒感冒开始化热时的有效神药。

❖ 桃核承气汤加龙骨牡蛎治精神分裂

1988 年老朽赴福建开会，在厦门诊一妇女，患精神分裂症，以幻听，烦躁不宁，夜不入睡，每天唱歌以疏郁闷之气为主，久医未愈，病情呈进行性加剧。当时根据症状表现，按气滞、痰火调理，给予蠲饮六神汤（半夏曲、茯神、旋覆花、橘红、石菖蒲、胆南星）加木香、香附，功效不显；改投当归龙荟丸与礞石滚痰丸合方，亦无效验。经过反复考虑，汲取王大刀老生经验，还是应用《伤寒论》法，活血化瘀加镇静潜阳，遂开桃核承气汤，计桂枝 6g、桃仁 12g、大黄 30g、元明粉 10g、甘草 3g，增入龙骨 60g、牡蛎 60g，每日 1 剂，水煎分 3 次服。连用 3 天，大便泻下黏粪硬块甚多，约 10 次，情况稳定，已能酣睡，将药量减去一半，嘱其继用勿停，尔后来信表示感谢，完全治好，未有复发。此案所投药物，大黄、桃仁、元明粉、龙骨、牡蛎起了重要作用，和浮光掠影之剂不同，取诸得宜，可力挽狂澜而扶沉疴。

❖ 呃逆要抓住调气、降逆、通下三法

呃逆是膈肌间歇收缩，空气突然进入呼吸道，同时声带闭合，发出怪音，过去多释为横膈膜痉挛。常见于腹膜、阑尾、胰腺、脑炎、脑出血、脑栓塞形成，或酒精中毒、吃使君子、尿毒症。除此，临床所医以神经性疾患癔症、精神分裂、胃肠扩张充气占多数。老朽重点调气、降逆、通下，将《伤寒论》旋覆代赭汤化裁、加减，创立顺呃汤，有代赭石 30g、丁香 3g、降真香 6g、沉香 6g、旋覆花 9g、桂枝 6g、厚朴 9g、木香 6g、大黄 3g、柿蒂 3 个、刀豆子 6g，水煎分 4 次服，4 小时 1 次，连续不停，3~5 剂即可收效。

❖ 投麻黄不需发汗者不用桂枝

老朽从业师杏坛所得，除做人须知，刀圭应用，还学到讲学风度与写作艺术，于今已 70 年仍赖以糊口维持生计，但师门之道未能火炬接传，深感无限愧疚。在待诊时见老人运用《伤寒论》大青龙汤，将桂枝减去，加入他药，调治

哮喘，日吐黄白之痰半盂，功效很佳，3剂便收疗效。计麻黄10g、杏仁10g、石膏15g、生姜10片、大枣（擘开）10枚、桔梗10g、葶苈子30g、炙甘草15g，每日1剂，水煎分3次服，连饮6~10天，对外感风寒、火邪内盛者十分适宜。曾说，凡投麻黄不需要明显发汗者，一律不开桂枝，防止汗多导致伤阴、亡阳，体虚禁忌。

❖ 神经衰弱、精神不宁用上清汤

神经衰弱，心烦意乱，头昏脑涨，失眠多梦，记忆大减，按精神疾患焦虑症处理，往往药不对病，反增羞情。道家调治有其特色，劝其静心打坐，舌抵上颚，脚分八字，抱着万念俱寂，等于离开人世，配合吃上清汤，颇见效果。该方即《金匮要略》酸枣仁汤加味，由酸枣仁20g、知母10g、茯苓10g、川芎10g、甘草6g、桑椹子30g、桂圆30g、何首乌20g组成，每日1剂，水煎分2次服，下午5点、晚上9点各1次，连用7~15天。老朽经常遣之，患者均称良好。

❖ 月经淋漓不止用胶艾汤加味

妇女月经来潮，持续时间8~12天，淋漓不断，排除子宫内膜增生，常与脾虚、中气不足有关，身体乏力，面色无华，脉象沉弱，宜温养气血，忌饮固涩止血药，可投《金匮要略》胶艾汤加人参、黄芪。计当归10g、川芎10g、白芍10g、熟地黄15g、艾叶3g、阿胶20g、人参10g、黄芪30g，每日1剂，水煎分3次服，连用10~15天，或于来潮前3天开始，共吃7剂，均有效果。若功效不显，将黄芪升至50g，阿胶加至30g，熟地黄改为生地黄，添入仙鹤草15g，即能解决。

❖ 经方加味提高疗效

滕凡民先生，为经方、时方合一应用的名家，据其弟子言，常以《伤寒论》为主，增入后世新兴药物，如调理流行性感冒高热，用白虎汤（石膏、知母、甘草、粳米）去石膏，加寒水石、柴胡、连翘、大青叶；痰、气、食、热结胸，用小陷胸汤（半夏、黄连、瓜蒌）加枳壳、桔梗、神曲；风寒哮喘，用小青龙汤（麻黄、白芍、细辛、干姜、桂枝、五味子、半夏、甘草）加紫菀、厚朴；

厌食、腹内胀满，用小承气汤（枳壳、厚朴、大黄）加山楂、槟榔；上吐下泻，用姜芩连参汤（干姜、黄芩、黄连、人参）加半夏、茯苓；肝旺气郁胁痛、呃逆，用四逆散（枳壳、柴胡、白芍、甘草）加代赭石、川楝子；久痢夹有脓血，用白头翁汤（白头翁、黄连、黄柏、秦皮）加银花、仙鹤草；手足发凉、麻木，用当归四逆汤（当归、桂枝、白芍、细辛、通草、甘草、大枣）加独活、吴茱萸；心悸按之则舒，用茯苓甘草汤（茯苓、桂枝、甘草、生姜）加桂圆、柏子仁；烦躁失眠，用栀子豉汤（山栀子、豆豉）加莲子心、夜交藤；纳呆、便溏、中气不足，用理中丸（人参、白术、干姜、甘草）加范志曲、炒谷芽，对症恰切，投予皆效。

❖ 泽漆汤治肺气肿

陶丈鞠陈，幼年与老朽之父同窗，转习居业，为古方派火炬传人，调理内科杂病喜投《金匮要略》方，他医治肺气肿（即慢性肺源性心脏病），追踪其支气管炎、支气管哮喘、支气管扩张、肺结核史，掌握胸痛、咳嗽、痰多、气喘、呼吸困难五大症状，脉象滑数、沉取无力均属次要。曾运用泽漆汤补气化饮，宣肺降冲，标本双治，疗效颇佳。计泽漆 10g、紫菀 10g、黄芩 10g、人参 15g、桂枝 10g、甘草 6g，加桔梗 10g、茯苓 15g、葶苈子 15g，每日 1 剂，水煎分 2 次服。老朽实践验证，乃一首良方，然此病为重笃疾患，根除较难，应随时观察，防止心力衰竭、呼吸衰竭而发生不测。

❖ 急性胆囊炎投茵陈蒿汤

急性胆囊炎，在右侧上腹部发生阵发性疼痛，拒按，常放射到右肩胛部，恶心呕吐，脉象弦数，既往有消化不良、厌食油腻史。除情况严重需要手术者，一般可采取吃中药保守疗法。谭汉亭医家对内科消化系统病毒有研究，遣药与众不同，有丰富经验。他处理本症，以清热解毒为主，配合轻泻，功效较强，喜投《伤寒论》茵陈蒿汤加味，量大，能直陷黄龙，计大黄 6~15g、山栀子 15~30g、茵陈蒿 20~40g、郁金 15~30g、鸡骨草 20~40g、蒲公英 30~50g，每日 1 剂，水煎分 3 次服，连用 7~10 天。老朽验诸临床，确见疗效，又添入黄芩 15~20g，可助之发挥消炎作用。其特点不开柴胡、白芍，独具一色。

❖ 启脘汤治胃病四症

民间医家欧阳英奎，精通仲景先师学说，常开经方。调理胃炎、十二指肠炎与溃疡病，喜投《伤寒论》五泻心汤、旋覆代赭汤合剂，通过加减，创立启脘汤，专医胀满、灼心、膈气、疼痛等消化不良症状，有干姜10g、黄连10g、旋覆花10g、代赭石30g、附子6g、大黄2g、人参10g、甘草3g，寒热、攻补同用，很具巧思，凡他药乏效者，都见疗效，被称为圣方，每日1剂，水煎分3次服。10~30天划一时度，然后将量减半，继续勿停，两个月中止。老朽给予患者进行观察，长期应用，治愈率高，复发数低，能经得起统计考验。

❖ 八味汤的临床遣用

民国初期吴门谢雨乡前辈来山东业医，为南派经方家，以量小、灵巧、均有来源闻名。他据《伤寒论》遣药规律，口渴加人参，烦躁加石膏，哮喘加麻黄，项背强直加葛根、天花粉，咳嗽加干姜、细辛、五味子，组建一方，称八味汤，计人参3g、天花粉6g、葛根6g、石膏10g、麻黄3g、干姜3g、细辛3g、五味子6g，每日1剂，水煎分2次服。调理老年慢性支气管炎感冒后发作，口渴、低热、心慌、气喘、颈部发硬、干咳无痰、不能仰卧、烦躁不安，功效较好，受到口耳传颂。老朽意见，临床应用，效果可观，葛根一味，能生津、退热、止泻、解痉，非点缀之品，在汤内无害，毋庸置疑。

❖ 越婢汤加大量白术、汉防己治风水

儒医孔昭吾，在药店坐堂，学识、经验堪称一流，因与名利场绝缘，家少积蓄，"樽中无酒空对月"，比较寒酸，然不改其乐，有五柳先生之风。据社会现象曾说，身淡泊，师张（仲景）佛：要觅元（钱）学时方弃《金》《寒》，一个刀圭家若徘徊在敛财致富的路上，就等于市井宵小，不能继承、发扬岐黄事业，反而起了毁灭济世的作用，十足可怕。他对老朽讲，《金匮要略》越婢汤治风水，头面"一身悉肿"，按之凹陷，眼睑难开，功效不够，应加白术、汉防己，超量予之，每日1剂，水煎分3次服，易获佳效。计麻黄15g、石膏20g、甘草6g、生姜10片、大枣（擘开）15枚、白术50g、汉防己15g，连用7天，即病去大半，无异常反应。老朽临床给予患者，均赞为良方。

❖ 心衰水肿试饮苓桂术甘汤加参附葶

《医事杂忆》提及右心室中度衰竭，下肢水肿，脚面膨胀如瓜，甚者无法穿鞋，投《伤寒论》苓桂术甘汤加味有效。老朽读后曾试用该方，给予心悸、气短、尿少、饮食减退、软弱乏力者，将其量定为茯苓 30g、白术 20g、桂枝 15g、甘草 6g、人参 15g、制附子 15g、葶苈子 30g，水煎分 3 次服，每日 1 剂，连用 7~10 天，可以纠正，逐步缓解。但附子临床不宜过多，应局限在 30g 之内，以免阳盛伤阴，加剧利水药物的副作用，导致亏损结果，影响预后。

❖ 麦门冬汤适应证

老朽之父对夏季防暑降温或热性病转愈的恢复健康期，常投《金匮要略》麦门冬汤：麦冬 15g、半夏 6g、人参 10g、甘草 6g、大枣（擘开）10 枚、粳米 60g，加石膏 15g、五味子 10g、冰糖 30g 溶化，每日 1 剂，水煎分 3 次服，能养阴、益气、生津，补充汗源，增助体液，强身免疫，当有保健作用，与《伤寒论》竹叶石膏汤相比，虽称伯仲，悉功效所占则超越该方。老朽调理肺热咳嗽、结核、肺纤维化、慢性支气管炎，木火刑金，口干无痰，常给予患者，功效良好，农村病友冬天围炉取暖时易发生干咳、久咳不已，饮用此汤，皆欢喜接受，乐道不衰。

❖ 气滞腹中隐痛投桂枝加芍药汤添大黄

伤寒派对胃肠功能失调，长时腹中隐隐作痛，喜投桂枝加芍药汤，大便不爽或变硬，加麻子仁、瓜蒌，很少给予大黄。赵叔岩前辈属经方大家，仍按《伤寒论》太阴病处理，认为内在气机不通，应疏利障碍，专开大黄，能见效果。老朽少时曾目睹其治一壮年男子，由脘到腹不断疼痛，已有月余，吃胃肠药无功，反而加剧。他即以此汤予之，计桂枝 15g、白芍 20g、甘草 10g、生姜 10 片、大枣（擘开）15 枚、大黄 5g，每日 1 剂，水煎分 2 次服，连用 4 天，症状消失，而后未再复诊，据云痊愈。老朽临床 70 年，事实证明，大黄并非单纯泻下，攻去病邪，消炎作用也很明显，还要考虑到这一方面，所以除积止痛一石二鸟。

❖ 茯苓四逆汤加神曲治恐惧不安

民国时期杜鹤声先生善医神经系统疾患，以治精神异常闻名，堪称脑病专家。对怀抱恐惧、胆怯、怕见人、不愿说话、从无笑容、日夜惴惴不安、任何事物不感兴奋、愁眉苦脸、怨恨人生、不如一了百了、有厌世情绪，主张温补，按阳虚痰饮处理，投《伤寒论》茯苓四逆汤加味，功效颇佳。方内添入神曲，解郁散滞，突出茯苓利水化饮，附子炮制，干姜量小，令人感奇。计人参 10g、茯苓 30g、熟附子 10g、干姜 6g、甘草 9g、神曲 10g，每日 1 剂，水煎分 2 次服，连用 10 天，即见效果。老朽 1979 年诊一患者，医院定为抑郁性强迫症、静止性精神分裂，久药不愈，且呈进行性发展，反而转剧，当时便书此汤予之，嘱其坚持观察疗效，出乎意料日见起色，共饮 30 余剂，逐渐恢复正常，尔后来济，精神面孔已彻底改变，上班工作了。

❖ 十枣汤二用

历代《伤寒论》注释者数百余家，老朽之业师推崇《医宗金鉴》，认为简明扼要，平允务实，不强作解人，有严谨治学精神，可视为参考读本。同道袁绍先博览群书，择优而取，起家的资本就是《医宗金鉴》。他喜开奇方，走自己的路，很少模仿别人，常以《伤寒论》十枣汤回苏疑难重症，有口皆碑。凡痰饮表现支气管炎、支气管哮喘久治不愈，咳嗽，气喘，痰涎多，喉内发出水鸡声，端坐不能平卧，皆给予本药，每日 0.3g，一昼夜两服；其二，肝硬化腹水，下肢按之亦凹陷如坑，每次 0.4g，一昼夜 2~3 服，均以大枣（擘开）10~20 枚煮汤送下，大便水泻 2~3 次。症情即行大减，虽冒风险，疗效却高，老朽临床应用，将量压缩一半，也有功效，然作用较低，稍有恶心，无异常反应，比较稳妥。汤中甘遂、大戟、芫花三味，必须经过炮制、去毒，方能入选，绝对不可投予生者，否则祸不旋踵。

❖ 麻黄连轺赤小豆汤治眼睑水肿

同道郭荣轩，属古今派风云人物，善调内科杂证，有广泛的临床知识，喜开汉、晋、唐、宋方，对嗜咸，失眠，肾炎，原因不明性眼睑水肿，胀大如卧蚕状，吃药膨隆不消，其认为属水饮上泛，应发汗散邪，兼通利水道，常以麻黄、连翘、赤小豆作重点，投《伤寒论》麻黄连轺（连翘根）赤小豆汤，计麻黄 10g、连翘 15g、赤小豆 30g、杏仁 10g、梓白皮 15g、甘草 3g、生姜 8 片、大枣（擘开）10 枚，每日 1 剂，水煎分 2 次服，连饮 7~12 天便能解除。老朽偶习用之，很有功效。如无梓白皮，可取桑白皮代替，同样产生效果。此证古称胞肿、眼灯笼病。

❖ 清化肺胃蕴热宜竹叶石膏汤

老朽师法香岩翁调理肺胃积热，虚火上炎，口干舌燥，微咳无痰，喜饮水浆，以凉降为主，不投扁豆、玉竹、山药、天花粉、石斛、沙参，开《伤寒论》竹叶石膏汤加味，其力较好。每日 1 剂，水煎分 3 次服，连用 10 天，名清凉煎。亦适于夏季津液耗伤，或老年人口腔唾液分泌减少。所定之量竹叶 3g、石膏 30g、半夏 6g、麦冬 15g、人参 6g、甘草 6g、粳米 30g、白芍 10g、竹沥 30g。喝水较多显示阴亏，加乌梅 10g，便会转愈。友人林雨丰，乃消化系统专家，曾实践若干次，且进行统计，谓功效可靠，值得探讨。

❖ 灯笼病可服清凉荡火汤

民国初期杨羽亭前辈，推崇浙江魏柳洲、王睡乡二家，处方飘逸、小巧，善于化古为新，以养阴、宣散、开结闻名，称医界翘楚。曾将《伤寒论》白虎汤、小陷胸汤同《金匮要略》麦门冬汤合在一起进行加减，组成一方，谓之清凉荡火汤，计知母 6g、石膏 15g、黄连 6g、瓜蒌 15g、人参 3g、麦冬 10g、甘草 3g、粳米 30g，每日 1 剂，水煎分 2 次服，连用 5 天。专门调理老人口干，烦闷，心中郁热，大便不爽，习呼灯笼病，与王清任活血散瘀疗法各异，很见效果。老朽临床试之，能如其言，的确显示功效。

❖ 麻黄汤加味广开疗途

老朽在私塾补习十三经，同窗友夏时霖亦专攻医学，其师为伤寒派元戎，因仕途晦暗辞去翰林院编修而悬壶济世。他说该先辈常将一方变化出许多汤剂，以麻黄汤（麻黄、桂枝、杏仁、甘草）为例，风寒感冒便投本方。痰鸣去桂枝，即三拗汤；内热哮喘去桂枝加石膏，即麻杏石甘汤；咳嗽加干姜、细辛、五味子，即宁肺汤；身痛加秦艽、独活，即祛风寒两治汤；项背强直加白芍、葛根，即葛根汤；风水浮肿加白术、茯苓、汉防己，即双解汤，似此情况，不胜枚举。这是一脉多络的遣药疗法，优点是弄笛多孔易于掌握，通过浮沉、轻重手压，吹出美韵佳声。

❖ 妇女闭经用一笑丸

隋子惠学识渊博，为临床实践家，其父在乡村集市布摊，售卖小儿玩具为主，他不相信宿命论，通过努力奋斗改变了贫困面貌，拜禅院一方丈为师，终成闻名大医。其曾说《伤寒论》有 3 首方剂可用于妇产科，如除调经外，尚投予急性盆腔炎的桃核承气汤（桃仁、桂枝、大黄、元明粉、甘草）；经前腹中隐痛的当归四逆汤（当归、桂枝、白芍、细辛、通草、甘草、大枣）；月事延后、量少、闭而不来的抵当汤（大黄、桃仁、水蛭、虻虫）。且将三方加减，组织一起，称一笑丸。计当归 200g、桃仁 50g、桂枝 100g、细辛 20g、白芍 50g、大黄 30g、水蛭 30g、虻虫 20g（以上 2 味须加工炮制），碾末，水泛成丸，每次 4~7g，日 2~3 服，宜连用不辍，恢复正常为止。专治月经停潮，时间拖长，出血量少，腹胀疼痛，排出困难。

❖ 抵当汤加味调妇女月经

《草簃随笔》谓白云仙精妇产科，喜开《伤寒论》《金匮要略》方，常以抵当汤〔大黄 2~4g、水蛭（炮制）5~8g、虻虫（炮制）5~8 个、桃仁 6~10g，每日 1 剂，水煎分 2 次服〕充作基础，施治内分泌失调、冲任二脉疾患，重点是月经之病。加红花 6~10g、益母草 10~15g，给予月经延期、量少、闭而不潮者。加制乳香 6~10g、炒没药 6~10g，疗行经乳房胀痛，子宫颈口狭窄，膜性、子宫腺肌症腹中疼痛，经水排出前 5 天开始饮药，连用 7 剂，继续 3~5 个周期。老朽也取而授之患者，效果可观。

❖ 竹叶石膏汤损益法

流行病专家沙丘翁告诉老朽，其师临床喜投《伤寒论》二方，一是小柴胡汤，二是竹叶石膏汤。将竹叶石膏汤固定在竹叶 6g、石膏 20g、半夏 6g、麦冬 10g、人参 6g、甘草 3g、粳米 40g，每日 1 剂，水煎分 2 次服。强调乃治疗热性疾患伤阴耗气、身体虚衰应选第一要方。若中暑汗多以人参、麦冬为君，增加

1/3 量；阳明高热以石膏、麦冬为君，增加一倍量；大病、久病恢复期尚有余热以人参、石膏、粳米为君，增加 1/2 量；肺、胃积存燥火呕恶干咳以麦冬、半夏、甘草为君，增加 1/3 量，减少竹叶。老朽不断运用这一经验，确实见效，够得上阅历总结。

❖ 吴茱萸汤加香花调月经

同道沙丘翁之师左公聪明好学，能背诵《伤寒论》《金匮要略》《素问》三书如瓶泻水，以贫民秀才蜚声杏林，常开吴茱萸汤加香花调治妇女痛经，被称独门方术、特技疗法。老朽曾见其遗方一首，由人参 3g、吴茱萸 10g、生姜 10g、大枣（擘开）10 枚、香附 10g、延胡索 10g、玫瑰花 15g、月季花 10g、腊梅花 10g，水煎分 2 次服。对冲任二脉虚寒、气滞血瘀之证，颇有功效。老朽建议沙兄总结大师经验流芳百世，可惜挥笔未竟身先士卒，令人泪下沾襟。悲痛之余写悼词四句：梦里人生事幻然，春色又绿墓头田，喟叹一声都完了，君入涅槃身已安。

❖ 理中汤应定为普及方

《伤寒论》理中汤与《金匮要略》人参汤为一方，因投量不同，作用各异。健脾祛湿以白术为主，益气强身以人参为主，温中纳食以干姜为主，甘草矫味、保护胃阳。老朽将其量定为人参 10g、白术 30g、干姜 15g、甘草 6g，每日 1 剂，水煎分 3 次服，调理虚寒腹泻，完谷不化；或老年慢性肠炎，肠道稍有蠕动就排出稀便，水谷不分，连续用之，15 天即可得愈，堪称圣药，乃患者阳光福音。门人李廷玉力主再加熟附子 10g，借此提高功效，等于附子理中丸的汤料，也有现实意义。

❖ 温经汤助妊娠

《金匮要略》温经汤除医妇女月经周期紊乱先后无定期，对排卵障碍久不受孕亦有较好的作用，和王清任先贤少腹逐瘀汤（延胡索、没药、干姜、小茴香、当归、川芎、肉桂、赤芍、蒲黄、五灵脂）相比，偏于养血、温补，异曲同工。老朽以之治疗冲任二脉失调、阴血不足、下焦虚寒，影响正常发育，嘱连饮 20~30 剂，每日或 2 天 1 剂，身怀六甲者殊不少见，被称良方。临床将其列入纠正内分泌、促进胚胎药中，也很适宜。所开之量，计吴茱萸 10g、当归 10g、川芎 6g、白芍 6g、人参 6g、桂枝 10g、半夏 6g、阿胶 15g、牡丹皮 6g、麦冬 6g、甘草 6g、生姜 10 片，水煎分 2~3 次服。

❖ 朴姜夏草人参汤的运用

虚弱人纳呆，腹内胀满，敲之膨膨然，二便正常，吃理中汤无效，医院诊为非典型胃炎、胃神经官能症、肠道蛋白过多发酵病，不要再吃白术、山药等补脾药，应行气开结。可投《伤寒论》厚朴生姜半夏甘草人参汤，三泻二小补，计厚朴 20g、半夏 10g、生姜 20 片、人参 6g、甘草 3g，每日 1 剂，水煎分 3 次服，连用 7~10 天。老朽临床诊治多例，以厚朴为君，人参辅助，寓补于泻中，见功甚佳。原医发汗后阴液亏损，燥气内动，故加半夏降逆，气即下行，人参扶正生津，共奏补泻之功。所开半夏为清半夏，个别则用露半夏、戈公半夏。

❖ 胸病二方宜区别

友人陈翰章，为临床老将，医术精良。曾对老朽讲，调理结胸、胸痹证，有两首处方，若胸中堵闷、痞塞、胀满，按之不舒，投《伤寒论》小陷胸汤：半夏 10~20g、黄连 10~15g、瓜蒌 15~40g；有自发性疼痛，按之转剧，开《金匮要略》瓜蒌薤白半夏汤：瓜蒌 20~30g、半夏 10~12g、薤白 10~20g，水煎分 3 次服。不论大便通利与否，都可应用，乃家传经验。就目前来说，二方合一，宜于许多疾病，加神曲、砂仁治食管炎、胃炎；加乳香、没药治胸膜炎；加丹参、三七参治冠状动脉粥样硬化性心绞痛。减去薤白、黄连，加杏仁、紫菀、桔梗、白前、泽漆治慢性支气管炎久嗽不止。实践验证，确系阅历之言，惟在瓜蒌薤白半夏汤内不用白酒。

❖ 鹤膝风予木防己汤有效

大瓢前辈调理下肢膝关节红肿粗大如葫芦状，疼痛，屈伸困难，习称鹤膝风。常清热、祛湿、利水，投予《金匮要略》木防己汤加入他药，计人参 10g、桂枝 10g、石膏 30g、木防己 15g、茯苓 15g、独活 15g、薏苡仁 30g，每日 1 剂，水煎分 2 次服，功效颇好。老朽亦师此法，又增加木瓜 15g、牛膝 30g、泽漆 10g，能提高疗效，一般连服 15 天即病减大半。木防己虽属瞑眩物，若开量不超过 20g，其副作用便可避免，能防不良反应。《金匮要略》原书中石膏一剂用鸡蛋大 12 枚，乃编次笔下之误，切勿照抄给予患者。

❖ 桂枝四逆汤用药量经验

老朽所写《诊余偶及》载有山东一医家，擅长温补，喜投《伤寒论》四逆汤加桂枝，改名桂枝四逆汤（附子、桂枝、干姜、甘草）。专门调理阳虚、阴盛里寒，重点放在消化系统胃肠道方面。若纳呆，腹内胀满，消化不良，或便溏，水泻，以干姜为君 20~30g；出汗怕冷，神疲蜷卧，腹痛，下利清谷，脉微而沉，以附子为君 20~30g；手足发凉，颜面苍白，宜疏经活络，调理营卫，以桂枝为君 15~20g；心慌不安，有恐慌感，以甘草为君 10~15g。老朽临床取之应用，能发挥较好的功效，有参考价值。友人孙华堂虽头顶"石膏大王"，向其再次推荐，乐而授予患者。

❖ 游医用经方经验

老朽少时在鲁北见到一 70 岁左右的游医，据云深州人，群呼姜癞爷，携弟子在集市行医卖药，谈吐非凡，可能为知识阶层或清末考场落榜的优秀良才。处方以丸剂为主，很少汤药。诊治妇女经闭、痛经，投《金匮要略》大黄䗪虫丸；子宫肌瘤、卵巢囊肿投鳖甲煎丸；子宫内膜增生，月经淋漓投桂枝茯苓丸。特殊情况下也开峻猛药物，如肝硬化腹水给予制甘遂、大戟、芫花，均用煨、炒去除毒性；肩、身、腰、四肢关节疼痛用油炸、土炒、灭毛炮制的马钱子；肺痈化脓兼吐痰血，用巴豆霜、贝母、桔梗白散，都有近、远期效果。收费低廉，病友津津乐道，送绰号"当代卢扁""天降仙医"。

❖ 开经方加经验药

高僧法云，品学双优，坐禅大悲寺，除弘扬佛法，兼为大众诊病。精通《内经》《难经》，喜开《伤寒论》方加经验用药。治夏季感冒发热，体温过高，投白虎汤：石膏 30g、知母 15g、甘草 6g、粳米 100g，加薄荷 15g、连翘 15g、大青叶 40g，水煎分 3 次服，6 小时 1 次，日夜不停。约 80% 的患者在方中均添入大黄 1~3g。口渴加麦冬 15g、石斛 15g；厌食加山楂 15g、半夏曲 10g；无汗加香薷 10g、浮萍 20g；咽喉红肿加金灯笼 15g、蒲公英 30g；身痛加独活

10g、秦艽 15g；汗多加五味子 15g、牡蛎 60g；便秘加瓜蒌 40g、元明粉 10g；四肢抽搐加僵蚕 15g、天麻 15g、钩藤 20g、全蝎 10g，疗效甚佳。与众不同处，一是给予大黄降火开结，二是选用时方药物。曾得到好评。

❖ 大黄牡丹皮汤用于妇科

《金匮要略》大黄牡丹皮汤，乃医阑尾炎的专方，投予妇科疾患为数不多。近年来老朽参考媒体报道，调理妇女月经来潮腹内不舒，血行不畅，大便干结，有一定功效，将量限制在桃仁 10g、牡丹皮 10g、大黄 3g、元明粉 3g，改冬瓜子为瓜蒌仁 15g，每日 1 剂，水煎分 3 次服。而后给予亚急性盆腔炎，掌握低热、少腹坠胀、疼痛，亦有效果，最好再加入三棱 10g、莪术 10g、炒没药 10g。1980 年诊一输卵管炎、积液，嘱其速饮此汤，1 个月的时间，服用了 21 剂，即症情解除，客观检查已转正常，潴留的水液也完全吸收了。

❖ 枣神龙牡汤治失眠

医林前辈以经方调理失眠多梦，常投两首处方，即《伤寒论》黄连阿胶汤、《金匮要略》酸枣仁汤，都有疗效。老朽之业师耕读山人诊治精神恍惚、心怀恐惧、夜难入睡、烦躁不安，认为乃神经衰弱的特殊现象，主张养阴镇静，给予酸枣仁汤加减，喜开酸枣仁 30g、黄芩 10g、知母 10g、阿胶 10g、茯神 15g、龙骨 20g、牡蛎 20g，每日 1 剂，水煎分 2 次服，名枣神龙牡汤。老朽应用多年，比单纯授予酸枣仁汤，或黄连阿胶汤功效好，疗效位居榜首。其中不用黄连，有两个因素，一是黄连属中、下焦药，固涩肠道，影响大便通畅；二为易致胸腔空空然，加重恐惧感。

❖ 防己黄芪汤应用标准

老朽调理风湿性关节炎，身上有汗，肌肉、关节疼痛，常投《金匮要略》防己黄芪汤：黄芪 30~60g、白术 20~40g、汉防己 20~30g、甘草 3~6g、生姜 6~10 片、大枣（擘开）6~10 枚，加独活 15~30g、白芷 10~15g，每日 1 剂，水煎分 3 次服，连用 10~20 天，更名防己独活汤。尔后以之施治痛风、关节炎、肩周炎，及多种风湿所致的身体疼痛证，都见功效。老朽于《空谷足音录》内介绍本方，提及 3 个应用标准，一是汗出恶风；二是感觉沉重、酸痛、乏力；

三是"一身尽痛"为主要症状，加秦艽 10~15g，或薏苡仁 40~60g。麻黄、桂枝因开鬼门发汗关系，不可增入。

❖ 四逆汤有双向作用

老朽临证多年，认为对《伤寒论》四逆汤的应用，应掌握其双向作用，回阳救脱以生附子为君，投量超过干姜一倍；温里祛寒以干姜当家，用炮附子，二者之量相等；甘草补中益气，随着生附子升、熟附子降，占 2/3~1/2。平常开量，生附子 15g、干姜 8g、甘草 10g，每天 1 剂，水煎分 3 次服。急救回苏，加量，一剂分 4 次用，4 小时 1 次，连续不停，病情稳定，再改为日饮 1 剂，效果较好。干姜辛辣，刺激性强，能令体表出汗，要注意它不利于救阳。

❖ 真武汤施治对象

《伤寒论》真武汤原为玄武汤，与朱雀（桂枝）、青龙、白虎，分别以北、南、东、西四大方位命名之方，由茯苓 15g、白芍 15g、生姜 10 片、白术 10g、炮附子 10g 组成，水煎分 2 次服。调治肾阳虚衰，水邪内停，舌苔白腻，四肢浮肿、沉重、疼痛，头眩，腹泻，肌肉蠕动，振振欲擗地。可给予慢性肾炎、老年前列腺肥大尿路不畅、神经性眩晕、风湿性心脏病心力衰竭、营养不良性水肿、肠道易激综合征。老朽应用，若以头眩为主，突出茯苓 30g；水肿改白术 30g、茯苓 20g；身痛加白芍 30g；纳呆加生姜 15 片；躯体震颤加炮附子 20g；尿少加猪苓 15g、泽泻 15g，有明显的效果。

❖ 抗心力衰竭宜加参附葶苈子

《金匮要略》当归芍药散，调理贫血性水肿，功效显著，近年来以其诊疗心力衰竭心慌，下肢足腿浮肿，按之凹陷如坑，亦能发挥良好作用，要加入参、附，减去当、芍、芎投量，强心利尿重用葶苈子。老朽在临床过程中，和他药相比，能占据优势。因而组建本方，名抗心衰汤，计人参 15g、附子（先煎 1 小时）15g、炒白术 10g、茯苓 20g、泽泻 10g、当归 6g、白芍 6g、川芎 6g、葶苈子 30g，每日 1 剂，水煎分 3 次服，连饮 7~10 天，取人参、附子、葶苈子三味为君，即可得到不同程度的改观，迅速稳定病情。尔后将此量压缩一半，继服 1 周，则化危为安。

❖ 风寒外感投麻黄加时令药

侯云野执业 60 年，阅历丰富，以经方鸣世，驰誉杏林。对外感风寒头痛、鼻塞、流涕、恶寒无汗，认为单独运用《伤寒论》麻黄汤功效不佳，增入疏风散寒药则比较理想。常开麻黄汤加味方，一般 3 剂便愈。指出麻黄启鬼门发汗，桂枝温经，杏仁利肺止咳，缺乏祛邪宣散作用，添加荆芥、紫苏、羌活、藿香，即可弥补这一不足，使患者提前解除痛苦，事半功倍，头上插花。处方计麻黄10g、桂枝 10g、杏仁 10g、甘草 6g、紫苏 10g、藿香 10g、荆芥 10g、生姜 6 片，每日 1 剂，水煎分 2 次服，连用 3 天。老朽曾投诸临床，很有疗效，堪称巧于化裁，推陈出新。

❖ 经方二首合治一病

民国时期报刊记载，翰林王瑚进入政界以廉洁闻名，于南京患上下阻塞证，胸腹胀满，便秘难下，困顿不堪，诸医家言年迈不耐攻伐，以"果子药"予之，身体每况愈下，日渐不支。后改聘夫子庙一名不见经传的老手诊之，认为实证，不宜滥补，应吃开、通、利肠方剂，否则生命危险。王氏风度平民化，对岐黄人员很有礼貌，欣然饮其处方，计瓜蒌 30g、枳壳 10g、黄连 10g、半夏 10g、厚朴 10g、大黄 3g、采云曲 10g，即《伤寒论》小陷胸、小承气的合剂加化食、消积药，日服 1 剂，连用 3 天，更衣数次，气、食、痰、火郁结解除，将量减去一半，继投 5 剂，竟然转愈。这一调理，虽属一般疗法，把二汤组为一起，只增入采云曲，且开量恰到好处，非典型伤寒派不易有此构想，令人推称巧医、妙治。

❖ 白虎汤与竹叶石膏汤

柴木樵为经方、时方、杂方派合一人物，临床数十年积累很多经验，且有创新思想，善于分析研究。他讲经说法，听者折服。谓《伤寒论》之白虎汤（石膏、知母、甘草、粳米）有广阔用途，在调理热性病阴虚液亏发热的过程中，能占据一席，但不如竹叶石膏汤网络原野，易见成绩，春、夏、秋日丽中天，温邪流行，应清热泻火，又要防劫水津，必须人病两顾、一身双疗。此方即起这一作用，指出石膏、麦冬平分秋色，人参扶正位居第二。经验证明把人参改为西洋参比较允切，益气稍差，效果未减。汤内加入黄芩、山栀子、大青叶抗菌解毒，能提高功效，属最佳选择。投予之量，计竹叶 15~20g、麦冬 20~40g、石膏 20~40g、黄芩 10~15g、大青叶 20~30g、山栀子 10~15g、半夏 6~10g、西洋参 10~15g、甘草 3~6g、粳米 30~60g，水煎分 4 次服，5 小时 1 次，症状消退则止。老朽仿用，确同所言。

❖ 处方投量至关重要

老朽曾写有《谈医戏墨》言及调治急性风湿、类风湿关节炎。红肿、疼痛剧烈，脚肿如瓜，行走困难，一般药物均乏效果，投予《金匮要略》桂枝芍药知母汤，亦无反响。伤寒派顾荫桐遣用本方时，却能见功，巧妙处全在量上，他常突出白术 20~40g、白芍 30~50g；麻黄 10~15g、桂枝 15~20g、防风 10~15g，位居第二；附子 10~15g，列为次等；知母最少，不超过 10g。令人惊奇者，生姜开到 30 片。老朽给予病友，长期观察，未发现不良反应。于药店坐堂时获得一笺，计桂枝 20g、白芍 40g、白术 30g、麻黄 15g、甘草 6g、生姜 30 片、知母 6g、防风 10g、生附子（先煎 1 小时）10g，其中加了汉防己 15g。也说明技高还包括灵活运用。

❖ 小青龙汤药物用量

《伤寒论》小青龙汤，医外感风寒内停痰饮，头面浮肿，咳嗽，哮喘，痰白而稀，脉象弦紧。一般定量为麻黄 6g、桂枝 6g、白芍 6g、细辛 3g、干姜 6g、半夏 6g、五味子 6g、甘草 6g，每日 1 剂，水煎分 2 次服，对急慢性支气管炎、哮喘、间质性肺炎都起作用。老朽临床所开，若无汗恶寒加麻黄至 9g、桂枝 9g，减白芍为 3g；气喘不已加麻黄至 9g、细辛 6g；痰多加半夏至 9g、干姜 9g，减甘草为 3g；咳嗽较重加白芍至 9g、干姜 9g、甘草 9g、五味子 15g。胸闷加枳壳 6g、厚朴 6g、瓜蒌 15g，喉中痰鸣有声加射干 9g、茯苓 15g、葶苈子 15g。药后症情依然或减不足言，仿照张锡纯先生法，加龙骨 30g、牡蛎 30g，寓敛于散，即可缓解。

❖ 理中汤论症投量

《伤寒论》理中汤，由人参 10g、白术 8g、干姜 6g、甘草 3g 组成，补中益气，健脾温胃，医中焦虚寒，消化不良，食欲不振，肠鸣腹痛，泻下不止，适于纳呆、肠炎、胃下垂、水液潴留、慢性炎症。临床应用论症投量，身倦乏力，以人参为君，每剂增至15g；小便不利，泻下较重，以白术为君，增至30g；呕恶厌食，祛寒为主，干姜增至15g。老朽经验，本汤根据病情急者饮汤，缓则吃水泛为丸，对多种胃炎、肠炎只要呈现中气不足，内在虚寒，腹中疼痛，饮食减少，大便稀薄，皆可服之，是一首有效的不倒翁方。

❖ 病久干咳无痰麦门冬汤加大量五味子

老朽对于肺阴不足，津液匮乏，干咳无痰，师法《金匮要略》，学习大瓢先生经验，投麦门冬汤加大量五味子，止咳作用显著，且能壮水制火，改善肺痿状况，药味不多，易于掌握。有麦冬30g、人参10g、半夏6g、甘草6g、五味子30g、粳米60g、大枣（擘开）10枚，每日1剂，水煎分3次服，连用7~15天。若效果不够理想，将麦冬增至40g、五味子60g，则立竿见影。

❖ 支气管哮喘以麻黄附子打头阵

《姜园医谈》载有赵氏治痰饮哮喘，乏抵抗力，遇感冒风寒便发，无咳嗽症状，属支气管扩张、支气管哮喘，突出麻黄宣发肺气，附子强身助阳，提高免疫功能，投《金匮要略》桂枝去芍药加麻辛附汤，连续应用，有远期疗效。计麻黄10g、桂枝10g、细辛6g、制附子15g、甘草6g、生姜15片、大枣（擘开）15枚，每日1剂，水煎分2次服。老朽临床又加入白芥子9g、地龙9g、石韦9g，祛痰利水，净化支气管，收效甚佳。并嘱患者避开烟雾、灰尘、花粉、羽毛、异味、废气、秽浊区域，勤换内衣、洗澡，住在乡村。

❖ 泻药加甘草为君可以缓下

《伤寒论》调胃承气汤属缓下剂，因无枳壳、厚朴行气破滞，缺乏犁庭扫穴功能，只对胃燥便秘干结起推动作用，与大承气汤不同。方内甘草益气和中，迁延大黄、元明粉攻下之力，让其慢泻肠道发挥缓解，令热邪、燥屎逐步从肛门排出。老朽治伤食、消化不良、口臭、牙龈肿痛、习惯性便干数日一行，投量较小，以甘草为君，疗效显著。计甘草10g、大黄4g、元明粉5g，每日1剂，水煎分3次服，连续应用，病愈为止。

❖ 麻杏薏甘汤医喘泻联发

调理外感腹泻，发汗回水，谓之逆流挽舟；哮喘而兼下利，发汗固肠，则称飞瀑停舟。广和堂药店《古方配本》，载有谢姓医家施治支气管哮喘，伴有肠炎，大便日行数次，专门借用《金匮要略》疗风湿一身尽痛的麻杏薏甘汤，小方四药，其效居奇。老朽授予患者，果如所言。1970年秋季诊一花甲男性中文老师，素有支气管炎、轻度肺气肿史，哮喘发作1周，大便日行数次，不成形状，气喘转重，无法卧床。曾吃小青龙、麻杏石甘加皂荚茯苓汤，功力未显，因厌恶苦、辣，要求给予易服之品，遂开了麻黄10g、杏仁10g、薏苡仁60g、甘草6g等比较可口的药物，每日1剂，水煎分3次饮下，很快喘休泻止。将量减半，继用4天以资巩固，恢复了健康。本方临床，多快好省，希望钩沉面向明天。

❖ 竹皮大丸医恶、呕、吐、哕

老朽调理胃热干哕，恶心，呕吐，胸中烦闷，舌苔黄厚，食不知味，有时投予《金匮要略》竹皮大丸去桂枝，开竹茹50g、石膏30g、白薇10g、甘草6g，加大黄2g、鲜芦根100g，每日1剂，水煎分3次服。白薇能治上焦火邪，利气散结，非习用之品，确有功力。大黄引热下行，对恶、呕、吐、哕之症，起关键作用。芦根属于专题药物，是时方派临床的金瓜、大斧。1982年医一厨师，半月来只能饮水，吃饭则呕，舌面上浮淡黄色浓苔，体重骤降，面容憔悴，身发低热，烦躁不宁，即以此汤授之，1剂吐止，连用3天，霍然而愈。说明煮汤超过枣肉合丸，也验证了本方的真切疗效。

❖ 小半夏加茯苓汤治眩晕

凡精神性眩晕、梅尼埃病，若头眩、痰多，宜投《金匮要略》小半夏加茯苓汤。属于水饮上泛，与热相结，化为痰邪，冲及巅顶，发生呕恶，感觉天旋地转，甚则耳鸣如蝉叫声，和阴虚火旺之六味地黄丸对象不同，吃滋腻药物令病情加重，缠绵难愈。除给予苓桂术甘汤，则应用本方。如夜卧不安，恐惧，失眠，加龙骨、牡蛎，便可解除。一般来说，无必要添入天麻、钩藤、羚羊角。老朽处方经验用药，开半夏15g、生姜15片、茯苓30g、龙骨30g、牡蛎

30g，每日 1 剂，水煎分 3 次服，连用 10 天均见疗效。1970 年一患者求诊，头晕、呕吐 9 个月，无耳鸣、手麻现象，医院诊为颈椎病，久治未效，又增加项强一症，当时就以此汤加葛根 15g 予之，仅饮 13 剂，即行获疗。方虽小，却有功力。

❖ 麻杏石甘汤的灵活运用

《铁山医案》认为《伤寒论》麻杏石甘汤冰清玉洁，投予肺热哮喘最为适宜。若口渴，烦躁，咯出黄色黏痰，以石膏为主，麻黄次之，杏仁居中。痰火内蕴，又感风寒，身体拘紧无汗，开麻黄 10g、石膏 30g，皆列为君药，解表、清里同时并举。杏仁称臣，不能掌印挂帅。兼挟湿邪，在方中加大量薏苡仁即可。切勿暗流涌动，滥添杂品，影响功效。此说很有道理，值得参考。1984 年治一支气管炎，脉象滑数，咳嗽较轻，严重哮喘，因患者乃经方医家，曾吃过厚朴、杏仁、细辛、紫菀、款冬花，疗力未显，劝其改用本汤。给予麻黄 15g、石膏 30g、杏仁 10g、甘草 6g，加入半夏 10g、地龙 15g、炒莱菔子 15g、旋覆花 10g，水煎分 3 次服，连饮 6 天，咳止喘停，橘子色舌苔等诸症均平。以麻杏石甘汤为基础，增入他药，易于扩大用途。

❖ 甘麦大枣汤有临床作用

甘草补中益气、缓解急迫、矫味化毒、改善口感，在《伤寒论》《金匮要略》二书配入各方中，约有 130 首，占诸药之冠；小麦入心安神、养胃除烦、凉血生津；大枣美容增颜、温补营血、护正祛邪，仲景先师含有之方，已达 70 首。由此三味组成者，为甘麦大枣汤，专医妇女脏燥，喜悲伤欲哭，数欠伸，如神灵所作，能缓和症情，消除精神异常状态，古花重放，临床机会不少。由于药食两用，易被忽视，受到冷落，十分可惜。1977 年见一子宫切除女子，手术后不断啼哭，逐渐转成忧郁症，思想变安，行动怪异，自言大仙附身，爱打哈欠，频伸懒腰，望空独语，好似口诵佛号。当时老朽就给予本汤，计甘草 60g、浮小麦 100g、大枣（擘开）30 枚，加了郁金 20g，水煎分 3 次饮下，每日 1 剂，连用 10 天，病况大有改观。嘱其丈夫不要加减，继续勿停，期间有时漏服，凡 2 个月彻底治愈。数味小方竟起较大作用，令人欣喜。故经历告诉，前贤遣药大多是从实践中来。

❖ 生脉散的运用

民国时代一单姓老翁，应商家之聘来鲁北业医，精通岐黄经典，善理内科杂症，声望很高。认为生脉散人参、麦冬、五味子，不仅适于夏季伤暑，补充气液两亏，对平素身体虚弱亚健康患者，亦可应用。若精神不振、倦怠乏力、血压偏低，投量以人参居上，开 15~30g；口干舌燥，肠道秘结，尿赤短少，以麦冬居上，开 30~50g；汗出不断，大便溏泻，咳嗽哮喘，以五味子居上，开 20~40g。人参一味，要取东北长白山所产，园参、移山参、野生者均可，但台党参、太子参、西养参不能代替。凡用此方勿加黄芪、白术，防止利水伤阴，抵消生津增液的作用，影响疗效。老朽常注意这些诫语，以免功败垂成，因杂而溃。

❖ 麻黄汤的药量变化

《步云阁随笔》谓古方要加减应用，最忌抄录盲开，量不对证，贻误患者。以《伤寒论》麻黄汤为例，若汗出不畅，加大麻黄，减少甘草之量；恶寒较重，多用桂枝温通血脉，增甘草补中益气，助力抗邪之效；肺开皮毛，与大肠相表里，杏仁行气，外达鬼门，内利肠道，无论有否喘咳，都不可丢。四味小方，出神入化，构思十分巧妙。老朽常取本汤以桂枝为君，投 50g，麻黄 10g、杏仁 10g、甘草 6g，加独活 30g，调理风寒感冒身体肌肉、关节剧痛，往往随着汗出而解，虽然桂枝量大发汗力强，但在麻黄不超过 15g 限度之内，极少导致亡阳病变，每剂水煎分 3 次服，放胆饮下，绝对不会有失。

❖ 哮喘可投三子养亲汤加味

民国初期医家霍华英前辈，曾执教大学，风度倜傥，因病习医，专攻呼吸系统疾患，甚有成就。对肺气肿、支气管扩张、支气管炎、支气管哮喘，凡咳嗽、气喘不能卧床，喉中有水鸡声，痰涎较多，喜投验方三子养亲汤加味。老朽睹其处方，有白芥子 10g、苏子 10g、麻黄 10g、炒莱菔子 10g、葶苈子 15g、姜半夏 10g、款冬花 10g、旋覆花 10g、佛耳草 15g、桑白皮 30g，每日 1 剂，水煎分 2 次服，患者反映显效率高。老朽实践多次，功力确强。汤内以白、苏、莱、葶四子为君，款、旋二花佐之，麻黄居于臣位；佛耳草即鼠曲草，长于疗喘，量小缚住手足影响战斗，可升到 30g。因无方名，乃暂称定喘一号汤。

❖ 茵陈蒿汤的应用

《伤寒论》茵陈蒿汤，由茵陈蒿 20g、山栀子 10g、大黄 6g 组成，专医湿热性黄疸型肝炎，以降胆红素退黄为主，习称"急性阳黄"。老朽临床尚用于胆囊炎，右侧上腹部胀满、疼痛，在此基础上加柴胡 15g、陈皮 10g、香附 10g、鸡骨草 20g；若胆囊、胆管兼有结石，则加郁金 15g、枳壳 15g、厚朴 15g、柴胡 15g、元明粉 6g、金钱草 60g，将茵陈蒿升至 40g，收效很好。为了疏肝利胆，消除炎变，二方内都不应离开柴胡，虽非君药，却起重要作用，每剂投量可达到 30g，因与大黄相伍，不会发生恶心、头眩现象，惟一缺点，易于出汗。月经提前来潮，仅属个别患者。

❖ 大柴胡为小柴胡汤的影子方

《伤寒论》小柴胡汤（人参、黄芩、柴胡、半夏、甘草、生姜、大枣）为少阳表里之间和解剂，针对往来寒热、胸胁苦满、心烦喜呕、嘿嘿不欲饮食四症，主要药物为黄芩、柴胡，半夏、人参属于副品。大柴胡汤（柴胡、枳壳、黄芩、半夏、白芍、大黄、大枣、生姜）乃服小柴胡汤后，呕仍不止且心下痞硬转成郁结，改以攻破为重点，去掉人参、甘草，加了枳壳、白芍、大黄。虽在临床表现上未言及内痛，从增入白芍推测，除护阴养营，就是化解腹中阵痛，为此大论的施治规律。老朽遥承先哲经验，若小柴胡汤已备，又发生痰、食、气、热四邪积聚，胸膈胀满、疼痛，大便不爽，更衣困难，即投用大柴胡汤。事实显示，疼痛与否，非至关重要，白芍砍去，加入瓜蒌，顺理成章，反令本方大显身手，于少阳或少阳阳明并病中夺魁，拔取头筹。有的同道提出大柴胡汤可以给予白虎汤对象的初起阶段，通过内清外散阻止病邪发展，这一想法违背客观需求，《伤寒论》无汗慎开石膏，三阳合病条已明确划定："若自汗出者，白虎汤主之。"

❖ 大小青龙汤的不同运用

《伤寒论》大青龙汤为调理外感风寒兼有内热之方，以无汗恶寒、烦躁、脉象浮紧、身体沉重疼痛、体温升高为适应对象，民间谓之重感冒，是"大闪风"。

须发汗、退热，以麻黄、石膏为主药，一般投麻黄 15g、桂枝 6g、杏仁 10g、石膏 30g、甘草 6g、生姜 10 片、大枣（擘开）10 枚。小青龙汤亦疗风寒感冒，但所治病情不同，专医心下有水气、干呕、咳嗽、哮喘，无汗恶寒居次要地位，和大青龙汤存在一个共性，就是表里双解，祛邪外出，常开麻黄 10g、白芍 6g、细辛 6g、干姜 6g、桂枝 10g、半夏 10g、五味子 10g、甘草 6g，侧重定喘加麻黄，止咳加五味子，宣散、下降水饮加细辛、半夏之量。均每日 1 剂，水煎分 3 次服。从小青龙汤所言"发热不渴"推论，大青龙汤可能有口渴症状，表明了给予石膏的依据，也是大青龙汤无字处着眼的暗箱操作。总起来讲，大、小青龙二要汤，都系含金量高的皇冠名方。

❖ 三承气汤的功能

《伤寒论》除祛瘀血之桃核承气汤，尚有小、大、调胃承气汤，习称三承气汤，组为一方，名三一承气汤。老朽实践从其功能分析研究，小承气汤以枳壳、厚朴行气开滞，大黄泻下，治疗热证腹内硬满，更衣困难。在此基础上，如肠道干涸水液匮乏，停有燥屎，则加元明粉，转为大承气汤，攻坚破积，犁庭扫穴，俗呼大将军汤。仅限于热邪耗伤，气阴两虚，胃肠缺水濡润，大便似羊粪状排出障碍，把枳壳、厚朴减去，只用甘草、大黄、元明粉三味，化为调胃承气汤，即滑肠缓泻汤。三汤的区别，清热利肠投小承气汤；泻火破结，量大，开大承气汤；补气助阴，壮水行舟，通畅大府，缓下燥邪，用调胃承气汤。

❖ 巧用小青龙加石膏汤

吴七先生调理哮喘，张目难卧，烦躁，低热，有汗，呼吸困难，常投《金匮要略》小青龙加石膏汤加减，以清热止喘为主，很见功力。老朽见其处方桂枝 3g、麻黄 10g、白芍 3g、细辛 6g、半夏 10g、干姜 6g、五味子 3g、石膏 30g，每日 1 剂，水煎分 2 次服。精巧处桂枝、白芍、五味子收敛量小，半夏降气下痰量大，重点发挥麻黄、石膏二味作用。他说开小青龙汤须按病情需要定位，量之多少以人体和症状表现为准则，如此才能箭不虚发，获得疗效。在体温超过正常的情况下，桂枝属禁忌之品，虽然细辛也是戒药，因有宣散特长，未列入这一范围。大医处方睁眼观金星，低头看秤砣，体会十分深刻。

❖ 虚弱宜服甘草附子汤

老朽学习族伯父瑞安公经验，对身体虚弱经常畏寒怕冷，四肢酸痛，脉微无力，易于感冒，按脾虚阳衰调治，给予《金匮要略》甘草附子汤。计甘草10g、炮附子15g、白术15g、桂枝30g，每日1剂，水煎分3次服，连用20~30天能明显好转，症状大减。该方温化祛寒，振发阳气，亦可投予熟附子，开到30g；桂枝辛热通行经络，需要大量，不得低于30g，助阳活血大露身手；白术健运补脾，15~30g比较适中；甘草益气，应限20g左右，多则胸闷腹满，影响纳食。本汤虽仅4味药物，却易建功立勋，占领黄龙，改变阴山。1985年曾书杂言数句：甘附桂术护身强，弱不禁风一炷香，日饮一剂中气旺，二竖驱走保元阳。

❖ 柴胡陷胸汤的应用

老朽临床调理内科杂症，凡胸腹闷满、堵塞、呕恶、疼痛、痰涎多、胁下不舒，按之转剧，无论胃炎、支气管炎、胸膜炎、胆囊炎、肋间神经痛，体温不高，有轻度寒热现象，即投予柴胡陷胸汤，计半夏10g、黄连10g、瓜蒌30g、柴胡10g、枳壳10g、桔梗10g、黄芩10g，每日1剂，水煎分3次服，均易见效。其中以瓜蒌为主，柴胡、黄连相辅处于臣位，清热泄滞，祛积散结。病机重点是肝火冲胃、气壅胸膈、痰饮阻遏、食停中宫，影响肺之肃降、胆的疏利助消化作用，通过开字当头，便可排除以上障碍，恢复患者健康。实践显示，柴胡非少阳专利品，施治领域很广。本汤就是例子，要抓住它的20个字，把行气、活血、宣散、疏泄、清热、解郁、通络、截疟、升陷、发汗掌握在手中，则运用自如。

❖ 大陷胸丸有捷效

《伤寒论》大陷胸丸，医痰饮、热邪、水食结胸，以心下痞硬、气短、烦躁、疼痛拒按、小便短少、肠道不通、脉象沉紧有力为主症。将其改成汤剂，投大黄6g、元明粉6g、杏仁10g、葶苈子20g、制甘遂（冲）1g、蜂蜜（冲）60ml，水煎分3次服。对胸腔积液、肝硬化腹水，有较好的作用。因甘遂剧毒，皆敬而远之，不敢问鼎，如同入土长埋，令人惋惜。方内葶苈子，取苦味者，强心利尿，可以加量，甘遂接近上限，必须炮制，切勿久服，病去大半即止，否则伤正，损害人体，祸不旋踵。1955 年老朽于德州诊一肝硬化，脾大，吐血，腹水，小腿浮肿，压之凹陷不起，乃书此汤予之，每日 1 剂，连饮 3 天，症情大减，转用健脾、益气、燥湿、消积、利尿处方，完全获愈，说句呓语，效似桴鼓。

❖ 白头翁汤的另外用途

《伤寒论》白头翁汤，有白头翁、黄连、秦皮、黄柏四味，医痢疾里急后重、下痢脓血，为肠道专科名方，无论细菌性或阿米巴原虫都起作用，且对慢性、溃疡性结肠炎亦见显效。老朽临床还取其两项疗途，一是调理妇女崩漏，投予功能性或排卵型子宫出血，暴下不止，开黄连 15g、秦皮 6g、黄柏 6g、白头翁 20g，每日 1 剂，水煎分 3 次服；二为施治滴虫与霉菌性阴道炎，白带频仍，阴道瘙痒，以此汤加三倍量煮水坐浴，功力可观。

❖ 麻杏石甘汤应用一则

大瓢先生为运用经方的旗手，常一方多途或数方汇一，被称"巧夺天工"。老朽聆听投《伤寒论》麻杏石甘汤，曾分两种对象，外感兼内热患者，以石膏坐君主之位，用 30~60g；麻黄为臣，用 6~10g；风热哮喘，以麻黄、杏仁加厚朴居主，皆 10~12g，三味同量，石膏不超过 30g。遵着大论所定，先煎麻黄，掠去上沫，再放他品；石膏以纱布包之，防止沉淀糊锅，影响药物分化溶解，其次就是易于倾出渣滓，想法周全。老朽见其医案，一马姓男子发热有汗，咽喉肿痛，外籍医院诊为重感冒并发肺炎。另一岐黄家谓温邪入里，伏气晚发，打针吃药均无效果。他即以本汤疗之，计石膏 40g、麻黄 3g、杏仁 10g、甘草 6g，加桔梗 15g、射干 15g、大黄 2g，水煎分 3 次服，4 剂便愈。技巧处麻黄量小，突出石膏；咽喉痛，不开时方牛蒡子、锦灯笼、金莲花，而用规律药桔梗、射干；加大黄 2g，引火下行，清利肠道，减轻上部压力，还可抑制汗多伤阴，消除炎变幕后的催化因素。结合实践，进行全面分析，极具师法性，蔚为大观。

❖ 越婢汤可治肾炎

感受风水头面浮肿，眼睑凸胀，常见于肾炎，民间谓之百会"积水阳山"。

一般表现为上部出汗，下肢无汗，身发低热，烦躁尿少。据《金匮要略》调理，应清热散邪，通利小便，投越婢汤表里双解，即可消除这一水肿现象。给予麻黄 15g、石膏 20g、甘草 3g、生姜 10 片、大枣（擘开）15 枚，加泽泻 15g，每日 1 剂，水煎分 3 次服。因有石膏制约，放开麻黄之量，不致引起亡阳；麻黄行水，无桂枝相配，发汗作用很小，重点洁净府，促进州都之官发挥特长，气化利尿，降下浊邪。老朽运用此方，抓住三个要点，一眼胞肿胀，二烦躁低热，三小便不利。其次麻黄量大，石膏相对较少；甘草不超 6g，恐加剧病情，水肿难消；多开大枣益气养血，能补正抗邪，易于恢复健康。还须注意石膏催眠，过服久用，会增加睡神降临，合目迅速转入梦乡。

❖ 要青睐苓甘姜味辛夏仁黄汤

老朽临床对非外感所致之哮喘、咳嗽，一般不投《伤寒论》小青龙汤，开《金匮要略》苓甘姜味辛夏仁汤，伴有呕恶现象加大黄 1~3g，降其上冲逆气，即苓甘姜味辛夏仁黄汤。祛痰、涤饮、降冲，超过小青龙汤。因无麻黄，有的医家怀疑治咳嗽有效，疗哮喘不足，通过实践观察，方内应用杏仁和大量祛饮的茯苓，水去则哮喘可止，比小青龙汤毫无逊色。老朽多年经验，放心给予患者，能够药到病减。应用之量在比重上要以茯苓为君；杏仁、细辛、五味子次之；降逆下痰依赖大黄、半夏；甘草亦非点缀之物，缓解支气管痉挛、止咳作用，也占一定席位，不宜白眼相看，等闲视之。计茯苓 30g、甘草 10g、干姜 10g、五味子 15g、细辛 6g、半夏 10g、杏仁 12g、大黄 2g，每日 1 剂，水煎分 3 次服。功力较慢，加炙皂荚 6g，连饮 7~10 天。

❖ 气结与半夏厚朴汤

《金匮要略》半夏厚朴汤，专医妇女咽中如有一块烤肉梗阻，有灼热感，吞之不入，吐之不出，习称梅核气，和现代所云慢性咽炎相似，投之有效。北方医家取其调理妇女气郁不伸，表现嗳气、打嗝、胸闷、厌食、胁痛、背胀，用木锤击之则舒，俗名气结，给予本汤加味，有较好的成果。老朽 1968 年"文化大革命"随山东中医学院（现为山东中医药大学）被赶至莱芜乡村，于巡回医疗中，诊治若干患者，都开此汤加味。计半夏 10g、厚朴 10g、苏叶 10g、茯苓 10g、生姜 10 片，加甘松 10g、柴胡 10g、香附 10g、砂仁 10g，每日 1 剂，水煎分 3 次服，连饮不停，症消而止，相互传说，地道良方，值得发扬，转化率高，应深入探讨推广其用。

❖ 胃病与吴茱萸汤

伤寒派巨擘吴七先生调理胃病，凡灼心、泛酸、疼痛，断为寒邪入胃，经肝的疏泄冲化形成曲直变酸，应助力温养，令寒邪内消，乃祛热攻寒法，是孔明火烧藤甲军的战术，喜投《伤寒论》吴茱萸汤。言方中人参益气生津，大枣入营滋润增液，有此互补，大量给予吴茱萸就不会导致辛烈伤目、口腔出现刺激感。处方独闯新路，不落恒蹊。计吴茱萸 20g、人参 10g、生姜 6 片、大枣（擘开）15 枚，每日 1 剂，水煎分 2 次服，20 天为 1 个疗程，稳定停止。老朽常师其意，授予慢性胃炎、十二指肠炎和溃疡病，均见良效，重点解除了灼心、泛酸、疼痛三大症候，古方今用，堪称典型。大师弟子告诉，若纳呆加神曲 10g，腹胀加槟榔 15g，便秘更衣困难加麻子仁 30g。

❖ 葛根芩连汤的二用

老朽应用经方较多，主要载于《伤寒论》《金匮要略》二书，凡热性病、阳明证便溏，持续高热，汗出不退，常投葛根芩连汤。计葛根 15g、黄芩 15g、黄连 15g，加大青叶 30g、石膏 60g，水煎分 4 次服，4 小时 1 次，日夜不停，连饮 3 天便愈，比单纯开白虎汤收功快，兼医项背强直，无滑肠的副作用。其次施治痢疾、急性肠炎，下利脓血、里急后重、更衣如水，日行七八次，加白头翁 15g、秦皮 10g、泽泻 15g，每日 1 剂，水煎分 3 次服，5 天即止。实践示知，葛根有升发特性，兴奋汗腺、扩张血管、降低血压，与升麻、柴胡不同，有黄芩、黄连相佐，能在中下焦发挥作用，因葛根、黄连厚肠胃的说法，是叶桂先贤恐惧耗胃液的来源。黄芩临床超过黄连范围，为广谱抗生素，在《伤寒论》中二味组合，称并蒂莲花，如附子泻心汤、半夏泻心汤、生姜泻心汤、甘草泻心汤，就是典型例子。本方短小精悍，授予得当，疗力超群，添入他药时，不宜过多，以免影响元戎攻敌破阵。大论遣药少而精，主次分明，大都系单刀直入者，复方极少，忽视这一点，便将名剂转成杂烩菜了。业师耕读山人曾训告老朽，师法古方要掌握取精用宏，注意升华，严格配伍，慎选杂品，宁缺毋滥，乃金玉良言。

❖ 真武汤治肠炎、水肿

老朽调理慢性肠炎，腹痛，便溏，日下数次，以扶阳健脾为主，利水居次，且护阴止痛，缓解肠道痉挛，常投《伤寒论》真武汤，计白术 30g、炮附子 15g、白芍 15g、茯苓 40g、生姜 10 片，每日 1 剂，水煎分 3 次服，连用 10~20 天。同时加泽泻 10g、葶苈子 30g，还可给予多种水肿症，如慢性肾炎、营养不良性水肿、肝硬化腹水、风湿性心脏病心力衰竭，无论颜面、腹腔、下肢皮下虚浮、肿胀、凸起，按之凹陷成坑状，均可应用，日饮 1 剂，均有疗效。本方重点温补，附子取熟者，不开生品；导尿依赖茯苓，量要大，不得低于 30g，否则成果难显。专医虚寒型水肿，湿热所致切勿误服。1957 年青岛徐仞千学兄告诉老朽，他又加了椒目 10g，功力更佳。

❖ 茵陈蒿汤的应用

《伤寒论》茵陈蒿汤，乃调理阳性黄疸的首选，堪称第一，因而成为专科用方。业师取其施治胆囊炎，壁厚、毛糙，加柴胡、蒲公英、金钱草、莪术，很有疗效。常开茵陈蒿 15g、山栀子 15g、柴胡 15g、蒲公英 30g、大黄 3g、莪术 10g、金钱草 30g，每日 1 剂，水煎分 2 次服，连用 7~10 天。老朽在此基础上投予胆囊、胆管结石症，将金钱草升至 80g，又添入苍术 10g、厚朴 10g、元明粉 3g，授予亚健康身体比较虚弱的患者，分 3 次饮下，功力甚佳。诊治本病，一般不加补剂，人参、黄芪要敬而远之，恐怕捉盗擎肘，影响战局。西洋参、冬虫夏草无大补作用，未入这一范围。

❖ 小承气汤加味治胃肠病

《居仁堂医药录》记载有一秦姓名家，常以《伤寒论》小承气汤（厚朴、枳壳、大黄）调理胃肠疾患，通过加味，解除了许多痛苦症状。若灼心加黄连、吴茱萸；泛酸加小茴香、浙贝母、煅瓦楞子；噫气加沉香、代赭石、旋覆花；胸中闷满加佛手、瓜蒌、桔梗；腹胀加木香、大腹皮；疼痛加乳香、没药、延胡索、丁香、九香虫、香附、檀香；便秘加麻子仁、元胡粉；肠道干枯、缺乏津液、蠕动无力，加当归、麦冬、肉苁蓉；痢疾下利脓血、里急后重，加秦皮、白头翁、诃黎勒；溃疡性结肠炎反复发作，脓、血、黏液不停，加三七参、白头翁、仙鹤草。老朽曾临床应用，均富效果。

❖ 半夏泻心汤治胃病

半夏泻心汤为《伤寒论》五泻心汤之一，由半夏 10g、黄芩 6g、黄连 6g、干姜 6g、人参 6g、甘草 3g、大枣（擘开）3 枚组成，调理心下痞满、寒热聚结、呕恶不已、厌进饮食。老朽以其治疗胃炎消化不良，水液滞留，腹中膨胀，胁下、后背均感不舒，适应范围较广，对胃和十二指肠溃疡、反流，都有明显作用。根据传统遣药规律，伤食加神曲 10g、炒山楂 10g；泛酸加小茴香 4g、煅乌贼骨 15g；灼心加吴茱萸 5g、山栀子 10g；腹胀严重加厚朴 10g、大腹皮 10g；精神抑郁加甘松 10g、柴胡 10g；胁肋苦满加香附 10g、木香 10g、瓜蒌 30g；疼痛不断加延胡索 10g、川楝子 15g、荔枝核 30g；打嗝、嗳气加大黄 2g、代赭石 20g；逆气上冲，口吐涎沫加苍术 10g、陈皮 15g、紫降香 10g、旋覆花 10g，坚持服之效果甚佳。

❖ 二加龙骨牡蛎汤治虚损

《小品方》二加龙骨牡蛎汤，为《金匮要略》桂枝加龙骨牡蛎汤去桂枝、加白薇、附子，调理身体虚弱、低热、出汗，在固阴潜阳的基础上加入凉血、少量补助阳气药，亦属经方特色。老朽取其调理阴阳双亏，外感兼有汗出，皮肤灼热，体温不超过 37.5℃，投予本方，成分较杂，却见功力。曾同老友裘沛然谈及此事，亦认为经方难释，临床居奇，类似不胜枚举，有效就好。1990 年遇一 40 岁男子，梦遗滑精，三四日一次，疲劳，不断出汗，低热持续不退，精神不振，心猿意马，无法控制自己，口干，脉象沉取稍数，神经内科会诊为严重神经衰弱。委老朽接手，按民间所言"弱症"施治，给予是汤，计白芍 15g、龙骨 15g、牡蛎 20g、白薇 10g、附子 6g、甘草 6g、生姜 6 片、大枣（擘开）15 枚，每日 1 剂，水煎分 3 次服，连用 15 天，病况大减，嘱其继饮 10 剂以巩固之，电话告诉老朽已经获愈。

❖ 枳术汤的应用

《金匮要略》枳术汤，调治水饮停聚胸中，以闷、堵、胀、形如盘为主症，健脾运化水邪，白术当君，投 15~30g；破气开结，枳壳称王，投 15~20g。若便秘难下，肠道淤积，加瓜蒌 40g；气逆上冲，恶心呕吐，加半夏 10g、代赭石 30g、大黄 2g；肌肉、关节疼痛，加汉防已 15g、制乳香 10g、炒没药 10g；头面、四肢、少腹部浮肿，加茯苓 30g、泽泻 15g、椒目 10g、大腹皮 10g、桑白皮 30g。老朽经验，白术利水功力较低，大量入药，水到渠成，最多达到 100g；枳壳行气攻坚，不要超过 40g，易发生心慌、乏力、卧起不安。一般是二味组方各居一半，或白术占 2/3。白术虽有渗湿、利尿作用，但会引发胸闷影响食欲，和小量枳壳同用，则可防止这一弊端。社会上流传的谚语，曾说："一术一枳，攻补兼施；单破不补，正随邪走；只补不破，吃喝荒落。"老朽认为很有道理。

❖ 麻杏薏甘汤的应用

《金匮要略》麻杏薏甘汤，原医感染风湿肌肉、关节一身尽痛，老朽将其调理胃肠型风寒感冒哮喘、咳嗽、大便滑溏，得力甚佳。既开腠解表，亦利水渗湿止泻，一举双收。定量为麻黄 6~10g、杏仁 6~10g、薏苡仁 20~40g、甘草 3~6g，加干姜 6~10g、五味子 6~10g，每日 1 剂，水煎分 3 次服，5 天均见功效。1990 年在济南铁路医院诊一职工，有哮喘病史，缘外受风寒旧患复发，兼有咳嗽、大便日行五六次，已卧床不起，即以本方予之，吃了 4 剂，减不足言。后把五味子增至 30g，嘱咐继续勿停，9 天后症状全部解除，即恢复健康。汤内薏苡仁投量要大，可开到 70g，少则势单力薄，难见作用，故能促进子宫收缩，导致早期妊娠流产，孕妇忌服。

❖ 四君子汤分析应用

四君子汤内人参、甘草补中益气，白术、茯苓健脾利水，虽列为重点补气处方，四味药物却非异曲同工，实际作用有别。合于一起，对右心衰竭、营养不良性水肿，加入黄芪、葶苈子，能发挥明显功力。老朽临床验证，突出参、术二药，收效最好，须要达到人参 15g、白术 30g、茯苓 30g、甘草 10g、黄芪 60g、葶苈子 20g，纳呆再添砂仁 10g，每日 1 剂，水煎分 3 次服，连用 15~30 天，即可症去肿消大半，逐渐转愈。对肾炎、肝硬化腹水也可运用，但要配入大量利尿药。

❖ 乌头赤石脂汤医胃痛急性发作

《伤寒论》《金匮要略》虽为兄弟本，却有不少出入，如《伤寒论》理中汤，《金匮要略》名人参汤就是例子。一般说乌头、附子分用，两味组为一方者少见，《金匮要略》乌头赤石脂丸开了先河，后世谓之滥觞。老朽将其改成汤剂，先煎乌头、附子 60 分钟，再入他药，计乌头 15g、附子 15g、赤石脂 10g、干姜 10g、蜀椒 10g，每日 1 剂，水煎分 3 次服。调理胃寒急性发作，"心痛彻背，背痛彻心"，颇有功力。仅限于胃炎、十二指肠炎与溃疡病，对心脏缺血的心绞痛，无明显疗效。1978 于山东枣庄诊一妇女，曾患浅表性胃炎，泛酸、突然呕吐剧痛，开始怀疑阑尾炎、胆囊炎、心肌梗死，打针、吃药而痛不止，邀老朽医治，即以此汤授之，2 剂逐渐缓解，又饮 3 天，已上班工作了。

❖ 大黄附子细辛汤的妙用

中医临床除辨证论治，尚有六大特色：一是整体观念，上病下取、左病右取，与"头痛医头，脚痛医脚"不同，由全身疗局部，局部通全身；二是预防为主，"上工治未病"，小疾速除，阻止发展；三是重视起居、养生、锻炼、愉悦精神，增强体魄，保持健康，"病安从来"；四是强调和大自然一体，谓之"天人合一"，用自然界天然药物治疗；五是急治标、缓治本、标本合治，祛邪不伤正，扶正亦能祛邪，正邪双调，以人为主，不因逐邪伤及身体；六是治热以寒，治寒以热，寒热同疗，攻补并投，如桂枝配石膏、大黄配附子、散敛双施，细辛配五味子。老朽学医曾见崔姓前辈，给阴寒内结便秘患者开火散之剂，突出综合方法，授予《金匮要略》大黄附子细辛汤。计熟附子 20g、细辛 6g、大黄 3g、五味子 10g、肉苁蓉 30g，每日 1 剂，水煎分 2 次服。其中五味子涩肠，含义难解，他说取义有二：一为固阴和阳，防止热药伤及津液，壮水抗燥，避免下后阴随屎脱，起缓泻作用；二为肺和大肠相表里，恐肺气下行导致上虚哮喘、咳嗽。不加人参者，躲开升发，影响药力走下，反而举药上行，排便困难。真乃妙意横生，使后生大开眼界。

❖ 泽泻汤的四用

友人马晓池讲，曾见一 80 岁医家，喜研究古方，投药与众不同，有伤寒派特色。常以《金匮要略》泽泻汤调理多种疾病，知者津津乐道。一治痰饮，水邪上泛，日吐大量口涎，小便短少，开白术 15g、泽泻 20g，加半夏 15g、橘红 15g；二治头眩，站立不稳，如坐小舟，属血压波动性、神经性眩晕，梅尼埃病，开白术 15g、泽泻 30g，加天麻 15g、茯苓 30g；三治下焦湿邪，蕴热互结，前列腺发炎，阴囊潮湿、坠胀，向外渗液，开白术 15g、泽泻 20g，加黄柏 10g、海金沙 10g；四治身体沉重，肌肉、关节疼痛，活动困难，见于风湿、类风湿、痛风性关节炎，开白术 20g、泽泻 15g，加独活 20g、制乌头 15g、老鹳草 30g。老朽按法应用，皆有功效。因方义决定以疗湿为主，即所谓解除水气，轻装精兵搞奇袭战术，固然很好，但过度简易影响获愈时间，延长病程，走向另外一面，也是须要考虑的损失。

❖ 调理肠炎用四逆汤加山药

不悉撰人写本《货药记》，谓清代南皮状元张步青通晓医术，因患肠炎腹泻不止，自开《伤寒论》理中汤（人参、干姜、白术、甘草）、桃花汤（赤石脂、干姜、粳米）疗之，病况不减，且下利清谷。邀邻县交河一民间医家诊治，谓外感失于解表，风寒传入少阴，应温里振阳，白术、赤石脂健脾涩肠，无转化阴盛阳衰功力，非附子莫属。张氏因惧此药，谈虎色变，且又缺少良方，求投小量试之。该人用四逆汤加味，计附子 30g、干姜 15g、甘草 10g、山药 100g，每日 1 剂，水煎分 4 次服，连饮 3 天，症状大减，转危为安。并说给予附子有两个含义，一则温里回阳；二则泻久体虚，寒邪较盛，阳气亏损，促其阴得热化，从根本上解决，故而获愈，尚可调控后阻止复发，和扬汤止沸有质的区别，突出了岐黄之妙。山药补中益气，代替了白术。

❖ 汉方失眠症第三首

仲景先师调理失眠有三方，指黄连阿胶汤、酸枣仁汤、栀子豉汤。栀子豉汤人多忽略，常被边缘化，排除在安神之外，殊为遗憾。本方所疗，含有"虚烦"二字，即烦躁，剧者反复颠倒，心中懊恼，表示不宁，和高热烦躁的石膏证不同，切勿混为一谈。老朽经验乃虚热引起，只可小泻火邪才会得安，单纯给予镇静不易解除。因此遇到是病，不开黄连阿胶汤、酸枣仁汤，均投山栀子 20g、香豆豉（布包）20g，加夜交藤 30g，水煎，每日 1 剂，下午 5 点 1 次，睡前 1 次，分 2 次服，收效甚佳。方小药少、很有作用。家父曾言，其中香豆豉和中脘苦，滋养仓廪，且能施治胃不和则卧不安。

❖ 四物汤调治月经

四物汤养阴补血，堪称一流，对身体虚衰、消瘦、皮肤干枯、额头起皱、面无华色，呈现贫血倾向，很有作用。同时在妇产科方面亦广泛应用，呼为"圣母方"。老朽临床数十年，调理月经病将其一分为二，凡超前、量多，以生地黄 15~20g、白芍 10~15g 为主；延后、量少，以当归 10~15g、川芎 10~15g 领先，也可加入他药综合施治。如来潮先后无定期，即投原方，突出生地黄、当归两味，计生地黄 10~15g、当归 10~15g、白芍 6~10g、川芎 6~10g，每日 1 剂，水煎分 3 次服。坚持不停，都能纠正过来，恢复生理周期。

❖ 桃核承气汤治盆腔炎

急性盆腔炎，主要局限在输卵管，由感染而致，常发生高热，少腹部一侧或两侧剧烈疼痛，属于急症。1956 年春诊一患者，体温升高，腹痛难忍，大声呼叫，已住院治疗，打针吃药投过清热解毒剂，功力不佳，委老朽调理，当时进退维谷，感到束手无策，蓦然想起《伤寒论》调胃承气汤加桂枝、桃仁，即桃核承气汤，若热结膀胱，其人如狂，可以试之，乃给予桃仁 10g、桂枝 10g、大黄 6g、元明粉 6g、甘草 6g，加入活血化瘀药丹参 15g、三棱 10g、莪术 10g，水煎分 4 次服，4 小时 1 次，日夜兼进，出乎预料，饮了 3 天发热减退，疼痛缓解，把原量压缩一半，继用两剂，竟霍然而愈。事实证明，银花、连翘、柴胡、黄芩、大青叶、香附、石膏、乳香、没药皆非对症之品，泻火和逐瘀之推陈出新法，才会转危为安。桃核承气汤尽管不是专题用方，但临床疗效应予肯定。

❖ 真武汤护阴回阳

发汗过多，一般是先伤阴而后亡阳，属规律性，伤阴时清热补液生津，转为亡阳则益气温阳，防止暴脱，改吃人参、附子，"必先岁气，毋伐天和"，在严寒冬天更应如此调理。如果汗出畏寒怕冷、筋惕肉瞤、脉象微弱，速投《伤寒论》加大量附子的真武汤。1956 年 12 月遇一风寒感冒，饮麻、桂、荆、防、羌、苏超量，汗出淋漓，除发生上述症状，还倦卧嗜睡，大便日行二三次，家属以为病入膏肓，准备后事。经过反复考虑，即授予真武汤：附子（先煎1小时）30g、白芍15g、白术20g、茯苓10g、生姜10片，加人参30g，每日1剂，水煎分3次服，连用4天，病情大减，将量压缩一半，继续1周，彻底治愈。

❖ 假热真寒投理中汤加味

清代苏州静香楼为尤怡居所，耄学庵乃徐大椿书斋，二家时常往来，过从较密，同叶桂、薛雪、缪宜亭很少会面，学术观点有异，"道不同不相为谋"，亦和距离不便有关。据大瓢先生讲，李中梓、喻昌学生马俶亦系叶桂之师，叶、尤二氏属一门兄弟，然乏文献论治。马元仪、柯韵伯素有交往，柯氏为叶桂之师，因而天士事马氏存在这种可能。核心人物马俶经验丰富，于《印机草》记述一则医案，患者外感，发热烦躁，面赤如化妆，脉迟微弱，诊为假热真寒，阴盛格阳证，给予理中汤加扶阳的附子，比用四逆汤施治全面，是临床特色。老朽若遇该病亦遵此法，投量上突出人参、附子，减少干姜，添入肉桂，能提高功力，获得理想的效果。计人参20g、附子（先煎45分钟）40g、肉桂10g、干姜10g、白术20g、甘草6g，每日1剂，水煎分3次服，阴平阳秘，转危回安即止。

❖ 柏叶汤的应用

老朽所写《伤寒论评议》，"文化大革命"时已佚失，其中记有陆彭年、谭次仲研究经方的片断。谭次仲医一胃病吐血，投《金匮要略》柏叶汤（艾叶、干姜、马通、侧柏叶），开始有效，3剂后仍吐不止，10日身卒，提出功力质疑。老朽认为如参考孙思邈《千金方》加阿胶，将马通改易童便，可能救死挽苏。干姜辛热，有刺激性，应去掉。1957年于济南诊一男子，40余岁，因胃溃疡灼心、疼痛、吐血、大便色黑，久治未愈，授以清热凉血药物，患者明言吃过，要求另开新方，当时搜索枯肠，即取此汤化裁予之。计侧柏叶20g、代赭石15g、艾叶10g、生地黄10g、阿胶15g、大黄2g、灶心土60g，每日1剂，水煎分3次服，连用7天，血出停止，大便亦转黄色。嘱其继续饮之，共20剂，症消而安。

❖ 小青龙汤加味治急性哮喘

鲁北经方家调理哮喘，喜投《伤寒论》小青龙汤，据柯韵伯先贤所言专治太阳，兼疗少阳半里之水气。有时仿照《医宗必读》李中梓给其兄念山，因降职发怒气高而喘，用枳壳法，均有不同程度的功力。老朽将二方合在一起，又加厚朴，命名小青龙加枳朴汤，计麻黄 10g、枳壳 20g、厚朴 15g、白芍 10g、细辛 6g、干姜 10g、桂枝 10g、半夏 10g、五味子 15g、甘草 6g，每日 1 剂，水煎分 3 次服，连用 5~8 天，宜于急性、亚急性支气管哮喘，瞪目呼吸，坐不能卧，痰鸣如水鸡声。若起效较慢，加白芥子 10g、佛耳草 15g、皂荚 3g。临床统计凸显达 70%。

❖ 侯氏黑散临床经验

《金匮要略》处方，有冷藏三首，指风引汤、侯氏黑散、薯蓣丸，鳖甲煎、大黄䗪虫丸不在此列。风引汤、侯氏黑散，恐非书内原有，疑为后人杂入。所谓冷藏含义，乃不常用药。老朽临床数十年，极少遇到相应疾患，冷落了经方三友。同道辜紫东医理鸿博，经验丰富，遣药广泛，告诉老朽，曾开侯氏黑散调治风湿病，腰酸腿软，身体沉重，步行如负米袋，无疼痛感，诸药寡效，就授予该方，桔梗 6g、牡蛎 10g、干姜 6g、当归 6g、黄芩 6g、川芎 6g、桂枝 10g，减去皂矾，每日 1 剂，水煎分 2 次服，连用 15 天，已见改善，嘱其勿停，继饮 20 剂，病情陆续消失，既没损益，亦未中辍，霍然而愈，说明功力可观。因此"冷方"不宜束之高阁，经过实践，光前裕后，便会转成热点。

❖ 大黄䗪虫丸适应对象

老朽传承《金匮要略》大黄䗪虫丸加减，调理妇科疾患和许多杂症，重点活血化瘀，消积破结，解散炎块，回缩肝脾，抑制肿瘤，改变皮肤甲错，淡化色素、黑斑。计大黄 30g、䗪虫 30g、白芍 30g、干漆 10g、虻虫 10g、水蛭 10g、生地黄 50g、蛴螬 10g、桃仁 30g、肉桂 10g、红花 30g、当归 20g、川芎 30g、三棱 30g、莪术 30g、丹参 50g、柴胡 50g、王不留行 30g、延胡索 30g，碾末，水泛成丸，每次 5~10g，日 2~3 服，连用 20~80 天。可投予月经量少、延后，闭经，不孕，子宫肌瘤，卵巢囊肿，慢性盆腔炎，输卵管积液，子宫腺肌症，皮肤色素沉积，黄褐斑，黑眼圈，额头发暗如条状，鱼鳞病，坚持不停，均有较好的效果。近年来给予乳腺小叶增生、甲状腺结节、恶性肿瘤，也起到不同程度的作用，但对黑痣、雀斑、老人冻梨斑，无根治之功。

❖ 大青龙汤治风水

《金匮要略》溢饮，言水邪流行归于四肢，身体沉重疼痛，尚应伴有气喘、咳嗽、水肿现象，不予清肺利尿而投发汗解表，用大青龙汤驱逐水邪，使之由体表玄府排出，实际等于又一逆流挽舟，虽名溢饮，与风水无异，治法未分道扬镳。家父调理此症，常开加味方，有麻黄10g、桂枝10g、杏仁10g、石膏20g、甘草3g、生姜10片、大枣（擘开）10枚、白术15g、茯苓15g、椒目6g、汉防己10g，每日1剂，水煎分3次服，连用7~10天。1965年在山东省经同学兄冯鸣九介绍接诊四川油田干部，症见气喘，痰多，四肢疼痛，如负重物，脉沉，无汗，大便日行2次，吃药30余剂，收效不大，即以上方予之，命名新青龙汤。其中增加人参10g，因哮喘发作减去，用12剂，所有症状消失，返回西蜀。

❖ 调理馨气

《金匮要略》所言馨气一症，见之甚少。1981年于曲阜诊一农民，数月来两侧胁下不断隐痛，生气、饭后加剧，以手按之则舒，痛亦停止，曾吃小柴胡汤、丹栀逍遥散不显功力，继饮芳香化浊、理气祛痰药，也石沉大海，虽非重病，却缠绵不已。医院委老朽调治，当时感到兵困垓下，实无良法，乃以《伤寒论》四逆散加味试之，权做脱身之计，开枳壳15g、柴胡15g、白芍15g、甘草10g，加香附10g、神曲10g、槟榔10g，每日1剂，水煎分3次服，连用7天，未再发作。方义是醒脾健胃，疏泄肝气，促进运化，按食郁处理，尽管获愈，确切原因仍藏小谜。

❖ 小柴胡汤随症加减

清末经方派乡村医家段云楼大师，善于化裁医圣仲景遗方，妙处令人洗涤心灵，赞叹无双。以应用小柴胡汤为例，便能窥见半豹，往来寒热，热重加黄芩；无汗或汗少加大柴胡；心烦加山栀子；恶心加半夏、生姜；气虚乏力加人参、甘草。反之，呕吐不止加大柴胡；胸胁苦满加枳壳、瓜蒌；不思饮食去甘草、大枣，加神曲、山楂（生炒各半）；嗳气、打嗝加代赭石、旋覆花；吐后伤正，不减人参。饮之仍然无汗加麻黄；汗多怕风加桂枝、白芍；躁扰不宁，不问汗出多少，加黄连、石膏；咳嗽加细辛、五味子；祛痰加大量茯苓，少则寡效；哮喘加麻黄、紫菀。认为厚朴、杏仁不堪重任；汗多亡阳加生附子，久煎毒已消除，无必要炮制，以免影响作用。这些经验，宜发扬推广。他对《伤寒论》《金匮要略》二书的研究，属于一流人物，被称为杏林仙草。

❖ 枳实芍药散加味治气滞

枳壳、厚朴为调理人体气机运行障碍的泻药，常与大黄配伍，单用无有通利二便的明显作用，偏破气消滞品。老朽师法《金匮要略》枳实芍药散用于胃肠病，腹内胀满、疼痛，以之针对，不舒服症状很容易消除。计枳壳 15g、厚朴 15g、白芍 20g，再加大腹皮 15g，每日 1 剂，连用 7~15 天。适于胃炎、胃潴留、肠道积气、肠功能蠕动迟缓，都有较好的效果，命名下气止痛汤，也可给予肠系膜淋巴结发炎隐痛不已病。

❖ 吐涎沫用小青龙汤

圣来禅师据《金匮要略》妇女杂病认为肺胃积有寒邪，水饮不化易随气上，涌出大量痰涎，屡吐不止，应投发散、温化祛饮法，开小青龙汤比较适宜，男女老少均可予之，和半夏干姜散（半夏、干姜）、吴茱萸汤（人参、吴茱萸、生姜、大枣），共称三大涎沫方。小青龙汤原医风寒外袭咳嗽、哮喘之剂，属于借用者，在用量上要予以化裁，不照搬抄录。临床实验突出麻黄、半夏、干姜三味，获效较佳。计麻黄 10g、白芍 6g、细辛 9g、干姜 20g、桂枝 10g、半夏 15g、五味子 10g、甘草 3g，加茯苓 15g，每日 1 剂，水煎分 3 次服，连用 5 天。1979 年老朽于菏泽诊一病人，吐痰水小瓷盆半盅，昼重夜轻，医院检查胃液多、支气管扩张，已 8 个月，体胖，脉弦滑，健康状况尚可，便以此方劝服，开始疗力不显，继饮 7 剂，身上见汗，尿亦增多，涎沫大减，凡两周症消而安。

❖ 射朴联合超过小青龙汤

老朽临床对外感入肺，哮喘，咳嗽，习投《金匮要略》两首处方，风寒开射干麻黄汤（射干、麻黄、生姜、细辛、五味子、大枣、紫菀、款冬花、半夏），风热用厚朴麻黄汤（厚朴、麻黄、石膏、杏仁、半夏、干姜、细辛、小麦、五味子），尔后将其组于一起，减去石膏、生姜、大枣，命名射朴联合汤，提高了功力。定量为麻黄 10g、射干 10g、细辛 6g、紫菀 10g、款冬花 10g、半夏 10g、五味子 10g、厚朴 10g、杏仁 10g、干姜 10g、小麦 30g，每日 1 剂，水煎分 3 次服，统治各种哮喘、咳嗽，都见良效。痰多加泽漆 10g、葶苈子 20g。1989 年一支气管咳嗽男子来诊，并发哮喘，吃小青龙汤无功，困顿不起，剧时张口抬肩，端坐呼吸，肠燥便秘，把紫菀升至 20g，加瓜蒌 30g，出乎预料，两剂药下，咳喘即止，患者呼为灵草。实践告诉，一般均于 7 天之中获得所报平安。因此通知海内外同道，要关注这个古方。

❖ 薯蓣丸的应用

《金匮要略》谈虚劳不足"风气百疾"之薯蓣丸，组方颇杂，运用者少。家父言其中药物以补养益气生血为主，加入少量柴、防宣散，杏、桔、白通郁利气，无伤大雅。薯蓣（山药）为君，量大，温化脾胃，起保健作用。对形体羸弱、易于感冒、小恙不断之人，能提高免疫、抵抗、修复三力。给予亚健康患者，属扶正祛邪的双向两用方。投量补居首位，通散品勿过 15%，比较适宜。计薯蓣 300g、当归 100g、桂枝 100g、神曲 100g、生地黄 100g、大豆黄卷 100g、甘草 250g、人参 70g、川芎 60g、白芍 60g、麦冬 60g、白术 60g、杏仁 60g、柴胡 50g、桔梗 50g、茯苓 50g、阿胶 70g、干姜 30g、白蔹 20g、防风 60g、大枣（去核）100 枚，碾末，水泛成丸，每次 6~10g，每日 3 服，30 天为 1 个疗程。1952 年老朽在药店坐堂时，配有自制药，根据病情，馈送同道，大都反应见效良好，可改善体质，康复状况增强。

❖ 越婢麻翘合剂退风水

急性肾炎，开始颜面浮肿，眼胞凸起如卧蚕状，逐渐发展为全身性水肿，头痛、腰痛、尿少、血压上升，常见于儿童与青年，宜按风水调理，依据客观情况，有两首处方可以选用，一是《金匮要略》越婢加术汤（麻黄、石膏、白术、甘草、生姜、大枣）；二为《伤寒论》麻黄连轺赤小豆汤（麻黄、连翘、杏仁、梓白皮、赤小豆、甘草、生姜、大枣）。老朽曾将二汤合于一起投向临床，计麻黄 10g、石膏 15g、白术 30g、甘草 3g、生姜 10 片、大枣（擘开）10

枚、连翘 10g、杏仁 6g、梓白皮 15g、赤小豆 30g，加益母草 10g 利水降血压，抵消麻黄的升压不良作用，每日 1 剂，水煎分 3 次服，儿童减半，功力甚佳。1955 年诊一 20 岁男子，风水，颜面水肿，二目难张，十分严重，身上次之，吃药打针不见好转，口苦、恶心、无汗，小便短赤，授予此方，名越婢麻翘汤，凡 6 剂，病情大减，水肿全退，药量压缩一半，又饮 4 天，宣告治愈。

❖ 惊悸不宁投苓桂甘枣汤加味

老朽调理精神疾患，心悸，惊恐，常投二方，一为桂枝甘草汤，二是桂枝甘草龙骨牡蛎汤。因各有利弊，不宜互补，乃组建另一新方，即苓桂甘枣汤加味，对心慌、惊恐、怕大声呼喊，喜按压"叉手自冒心"，颇有功效。适于神经性心悸，夜惊，感觉忐忑不安。计茯苓 30g、桂枝 15g、甘草 10g、大枣（擘开）15 枚，加酸枣仁 15g、龙眼 30g、龙骨 15g，每日 1 剂，水煎分 3 次服，连用 15~30 天。1979 年诊一 40 岁女子，心悸，阵发性出汗，发作时抱着被子压迫心区，听到喧哗藏入暗室，已有年余，吃药无任何转化，即以本汤予之，2 个月共饮 32 剂，药物未予加减更易，彻底治愈。其中茯苓、桂枝、甘草、龙骨、酸枣仁、龙眼，都属关键之品，切勿随意减去。

❖ 四逆汤加固阴止亡阳大汗

1969 年老朽于济南接手一感冒发汗过多导致的亡阳妇女，全身汗出淋漓，卧具尽湿，头面如洗，曾吃补中益气、桂枝汤加麻黄根、龙骨、牡蛎、大量黄芪，虽见小效，仍未停止。当时考虑投《伤寒论》四逆汤，因伤阴口渴症状，知和高热不同，恐引发他症，或被误治，遭受谴责，乃趑趄不前，进退维谷。最后选择陈咏亭先生法，开熟附子再加固阴药，比较两全其美。授予熟附子 30g、干姜 6g、甘草 6g、肉桂 6g、山茱萸 15g、五味子 30g，水煎分 4 次服，5 小时 1 次，3 天汗止病消，危险转愈。

❖ 呃逆一方

《沉香亭拾遗》言叶桂翁一弟子，满腹经纶，性格怪异，乞讨为生，人称丐医。豪门大户概不应诊，因云游各地，求见甚难。曾为太仓一道士调理呃逆，开始嗝气，继之呃呃连声，大作数十次，空腹重，饭后轻，屡医不愈。他断为下焦气逆上行，与肝火横冲无关。食物入胃压下，则呃声转少，反之再行发作，应将积气降至肠中，从肛门排出。运用其师经验润化法，投《伤寒论》旋覆代赭石汤加减，开代赭石 10g、丁香 3g、炙旋覆花 6g、半夏 10g、扁豆叶10g、大黄 6g、乌药 6g、麦冬 10g、槟榔 6g、枇杷叶 10g，每日 1 剂，水煎分 2次服，连饮 10 日，病情大减，月余即止。量小灵巧，能吻合此症，均属良方。老朽临床加倍给予患者，皆曰有效。

❖ 芍药甘草附子汤适应证

民国时期老朽在天津市场，买到一卷手抄本《菊仙医案》，仿欧阳体小楷，字秀工整，读之忍俊不禁。谓《伤寒论》属流行病学，重点论述风寒感冒，在发展过程中出现了六经病情，与实质性经络关系不大，虽有针足阳明字样，六经学说并不代表人体循行的经络。指出发汗表邪解除，"反恶寒者"是阳虚阴亏两兼现象，宜投芍药甘草附子汤，不能开桂枝汤加附子，由于桂枝助阳温通血脉，可使阴伤加重，一味桂枝之差，都含有妙意，阅览该书要从无字处着眼，取得真谛。曾把此方改为新量给予四肢肌肉瞤动、震颤、疼痛、腓肠肌痉挛，作用甚好。计白芍 30g、附子（先煎 1 小时）30g、甘草 30g，每日 1 剂，水煎分 3 次服，连用 10~15 天，即会纠正过来。

❖ 茯苓泽泻汤治水肿

《金匮要略》茯苓泽泻汤，大剂应用，宜于心力衰竭、营养不良性下肢水肿、肝硬化腹水。友人陆象松将量定为茯苓 50g、白术 30g、泽泻 20g、桂枝15g、甘草 3g、生姜 20g。平和稳妥，久服有效。老朽又加入人参 10g、大腹皮10g，能健身提高药力。1961 年诊一营养不良蛋白缺乏性腿足虚浮，压之凹陷成坑，脚面肿大如瓜，外向渗水，小便短少，颜面消瘦，卧床不起，家中已准备后事。当时即以本方予之，加了黄芪 100g，每日 1 剂，水煎分 5 次饮下，嘱其配合吃瘦肉、鸡蛋。5 天后复查，尿量大增，精神转佳，水肿减退，处方未变，继续不停，凡两周，健康开始恢复，肿症大消，没再回潮。老朽从事临床工作数十年，经验告诉相当一部分水肿患者属于阳虚，应在温补的基础上给予保护性药物，其次逐积利尿，通畅二便。勇猛泻药最好勿服，孤注一掷虽见小功，但摧残元阳，损气伤血，令人体免疫、抵抗、修复力下降，得不偿失。

1958 年一赤脚医生，遍身水肿，二目难张，医院按骨炎处理，中医诊为风水，吃越婢加术汤感觉太慢，改服大戟、芫花、甘遂、续随子，水粪齐下，很快肿消，两月后复发似初，更加严重，全力抢救仍归死亡。这一教训，值得记取，速则不达，需深入思考，防止事件的重演。

❖ 平喘药三子养亲汤加味

老朽调理哮喘，喉中痰鸣，坐不能卧，呼吸困难，并不固守经方小青龙、麻杏石甘、葶苈大枣泻肺汤，亦授三子养亲汤加味，理想反而超越。1958 年于山东省中医进修学校通过大量临床观察，效果稳定，损益自如，无毒副作用。计炒苏子 10g、炒白芥子 10g、炒莱菔子 10g、加厚朴 10g、杏仁 10g、桔梗 10g、葶苈子 15g、生姜 10 片，每日 1 剂，水煎分 3 次服，连用 6~10 天。当时校址设在风景区四大名刹之一灵岩寺，一返俗老僧哮喘发作，吃宣通理肺、苏子降气汤无效，乃取本方予之，5 天症状解除，又饮了 3 剂完全平息。

❖ 三陷胸合一治腹水

吴七先生诊治肝硬化腹水，脾大，腿足赤肿，胸闷，气短，胀满难忍，除投五苓散（茯苓、白术、桂枝、猪苓、泽泻）、己椒苈黄丸（汉防己、椒目、大黄、葶苈子）合方，亦将三陷胸汤丸汇于一起应用。计半夏 10g、黄连 6g、瓜蒌 15g、大黄 3g、元明粉 3g、杏仁 10g、葶苈子 30g、制甘遂（冲）1g，加泽泻 20g，每日 1 剂，水煎分 3 次服，名大小陷胸同一丸。老朽选择给予患者，很见功效。汤中药物通利三焦，杏仁宣肺外达皮毛，开启上源；甘遂量小、制过，不产生损害；大黄、元明粉消积，导水下行由二便排除，奇思构想，考虑全面，乃一首有效之方。1955 年遇一农友，酒精中毒而致，肚子凸出胀裂求死，即以全药相授，饮了 8 天，水去 2/3，减半继用，终于获愈。

❖ 小柴胡汤加石膏退高热

吴七先生调理外感发热，或热性病有寒热现象，体温升高，仿照《金匮要略》小青龙汤加石膏法，喜投小柴胡汤加石膏，核心药物突出三味，重点为柴胡、黄芩，开量相等。若汗少加柴胡，体温不降加黄芩。热势超过 39℃，把石膏增至 40~60g，属于掌握之秘。老朽同其弟子聊天，无意中得到这一妙招，堪称绝活。老朽临床治疗此类疾患，也曾按图索骥，确见效果。倘热邪顽抗，体温居高不下，家传经验，加青蒿 30g，便可解决。1955 年诊一温病，邪在气分留连，吃药高热不退，即以此方授之，给予人参 6g、半夏 6g、柴胡 20g、黄芩 20g、青蒿 20g、石膏 40g、甘草 6g、生姜 3 片、大枣（擘开）6 枚，水煎分 4 次服，4 小时 1 次，连用 4 剂，即热去而安。实践证明，吴门所用的经验方疗法，很富科学性。

❖ 孙氏家传麻黄汤加附子

民国时期医家孙文彬，喜研究古方，博大精深，推崇徐灵胎、尤在泾、陆九芝三贤，投药以《伤寒论》《金匮要略》为主，方小、量大，功效明显，被人称道不已。指出《伤寒论》调理六经疾患，温、散当头，谓其贵阳贱阴，纯属曲解。不只麻黄、桂枝归于温、散，附子、干姜亦非大补。退阴药物是扭转邪气刺激出现偏颇，矫正人体动态平衡，辅助阳的相对虚衰。不应缺乏分析乱扣帽子，沐猴而冠，武断"贵阳贱阴论"。此说若能成立，则膏、知、硝、黄就得逊位，白虎、承气汤就难以存在了。曾言风寒感冒给予麻黄汤（麻黄、桂枝、杏仁、甘草）加少量附子，温化寒邪，振兴阳气，促使麻、桂解表，发汗而不伤正，防止腠理大开，导致亡阳，一药三用，乃家传疗法。这个观点，值得钩沉，特别是麻黄汤内加附子，为独门的宝贵经验。

❖ 十枣汤治痰饮

甘遂、大戟苦寒，芫花辛温，炮制碾末，大枣煮汤送下，《伤寒论》名十枣汤，《外台秘要》为深师朱雀汤。逐饮泻水，医痰邪疾患呕逆气短、胸膈硬满、胁肋疼痛、躁狂型精神分裂；或胸腔积液、肝硬化腹水及他种水肿证。属峻泻药，仅在通利肠道方面，亦超过大黄多倍。治痰饮 0.5~1.5g，祛水 1~3g。因损伤脾胃、摧残元气，虽树竿见影、效果立见，大都拒而不用，敬其伟力而远之。与甘草相反说，不太可靠，需要进一步研究。1954 年诊一妇女，60 岁，患支气管扩张，胸闷、咳嗽，吐大量稀痰，白黄不一，呼吸困难，胁下隐痛，即《金匮要略》所言悬饮。由于一般药物未起作用，要求给予"猛"剂，遂开了十枣汤，甘遂、大戟、芫花各等份，调匀，每次 0.5g，日服 2 次，第 2 天便能卧床，痰涎减半，沉睡 5 小时，继以半夏、橘红、茯苓、竹沥、泽漆、细辛、海浮石组方，善后处理而愈。为了保护人体，避免造成伤害，皆用大枣配合，含有补正妙义，被称恰到好处。

❖ 白虎汤的遣用标准

《伤寒论》白虎汤对象，既少烦躁，亦未提及大汗、大渴、大热、大脉，五症均无，反而列出表有热、里有寒，令人生疑。在此情况下投予石膏，就好似盲人骑瞎马、夜半临深池，步入险境。准斯以观，白虎汤的应用，缺乏确切标准。家父曾言，只有照后世所定汗、渴、热、脉四大，给予患者，不然就无针对性症状，良方一首，寻不到适应证，十足感叹。调理热性病而方向、目的不明，绝不能以"胃家实"三字了之。老朽认为石膏临床，要学习清代医家的经验，补充大论的欠缺，方可完璧归赵，掌握汗、脉、热、渴，突出舌红苔黄、体温持续不降，肠道尚未燥结。若发生谵语、大便不下，就应停用，已转成大承气汤对象了。1982年于济南诊一高校学生，外感风寒传入阳明，咽喉红肿，口干而渴，出汗高热不退，脉搏洪滑，喜冷饮，欲吃冰糕，注射大量抗生素功力不显，要求改换中药，即以白虎汤加味予之，有石膏60g、知母30g、甘草6g、粳米30g、大青叶30g、青蒿15g、板蓝根30g、黄芩15g、金荞麦30g、山豆根10g、牛蒡子15g，水煎分4次服，4小时1次，日夜不歇，连用3剂，体温下降，症状递减，又饮2天，起床而愈。白虎汤临床，是看石膏的戏，必须找到主症，则箭不虚发，易于中"的"。

❖ 麻黄汤加防风

防风性味辛温，疏风散寒，祛湿止痛，缓解痉挛，医风寒感冒头痛项强、肌肉关节疼痛、四肢抽搐、过敏性瘙痒。与麻黄、桂枝、紫苏配伍，发汗解表；同附子、细辛、独活结合，调理痹证、鹤膝风、关节炎。时方派治疗外感风寒重用本品，常和苏叶、荆芥、白芷、羌活、葱白组方，易于汗出邪退。大瓢先生说，他曾遇到一位名不见经传的乡村医家，善用防风投予伤寒初起，每剂开15g，同苏叶15g、生姜10片，水煎分2次服，不过3天汗出而解。老朽临床，将其置于《伤寒论》麻黄汤中，启腠祛邪，效果最佳。1966年诊一太阳病，头痛、恶寒、骨楚、无汗，当时就给予麻黄汤，计麻黄10g、桂枝10g、杏仁10g、甘草3g。药后微汗，骨楚减轻，头痛如故，四肢之痛仍然，乃于方内添入防风

15g，又饮 2 剂，证候消失。防风的作用，不可轻视，麻黄，鬼迫不能代替，解表处方吸取此药，锦上添花，则功力增强。

❖ 四逆汤加味麻桂解表

阴盛阳虚之体感受风寒，身痛无汗，经方派常投《伤寒论》麻黄附子细辛汤（麻黄、附子、细辛）、麻黄附子甘草汤（麻黄、附子、甘草）。吴七先生则否，喜开四逆汤（附子、干姜、甘草）加麻黄、桂枝，解表保护元阳，防止汗出而衰，导致亡阳之变。他说荆芥、苏叶亦可应用，功力较逊，难同麻黄、桂枝匹敌。老朽临床汲取此说，能得心应手，效果显然。1969 年于兖州诊一干部，禀赋虚弱，动辄易汗，喜热怕冷，手足发凉，因天气变化感冒风寒，头痛，蜷卧，骨楚，给予荆、防、羌、苏、葱、姜宣散，仍然无汗，乃转用本汤。计麻黄 10g、桂枝 10g、附子（先煎 1 小时）20g、干姜 15g、甘草 10g，水煎分 3 次服，药到事成，4 小时便溱溱见汗，连吃 2 剂，症状逐渐消除。善后改为桂枝汤（桂枝、白芍、甘草、生姜、大枣）加附子，保阴护阳，继饮 3 天而愈。这一经验值得重视、传承。

❖ 伤暑开麦门冬汤

《金匮要略》医肺痿火逆上气，咽喉不利，止逆下气，开麦门冬汤。老朽将其扩大应用给予夏季伤暑，汗出淋漓，口渴心烦，精神不振，疲乏无力，脉象微弱，加入五味子，比生脉散能提高一筹，伴有低热，增添石膏，可同《伤寒论》竹叶石膏汤平分秋色。所投之量为人参 10g、麦冬 15g、半夏 6g、五味子 10g、甘草 6g、粳米 60g、大枣（擘开）10 枚，每日 1 剂，水煎分 3 次服，功力显著。就现代药理学来讲，人参、麦冬强心，五味子升提血压，通过补中益气，生津育液，收敛汗源，阻止亡阴，来起到重要保健、治疗作用，可称季节性暑药。如汗珠似油，手足厥冷，体温、血压下降，有亡阳症状，方内要加附子（先煎 1 小时）15~30g，把人参改为 20g。若惧半夏和附子相反，则去掉半夏。干姜耗阴损液，切勿混入。

❖ 泽泻汤尚能减肥

《金匮要略》泽泻汤调理痰饮上冲发生"冒眩"，老朽临床取其一医神经性眩晕、梅尼埃病，投白术 15g、泽泻 20g，加茯苓 30g；二疗急性肠炎，便下如水，日行七八次，投白术 20g、泽泻 15g，加猪苓 15g；三给予高血压头痛，感觉上重下轻，走路不稳，投白术 10g、泽泻 20g，加川芎 15g、夏枯草 20g、牛膝 15g，均每日 1 剂，水煎分 3 次服。白术、泽泻利尿、降脂肪，有减肥作用，瘦削人不宜久饮，否则体重下降，能雪上加霜，特别是泽泻能使人"行于水上"，变得骨瘦如柴。

❖ 白虎汤用法

《伤寒论》依据方位命名，列出前朱雀（桂枝）、后玄武（真武）、左青龙、右白虎四大名汤。白虎汤为西方金神，医热入阳明。外感时邪伤寒、温病发热不退，都可应用。老朽经验，体温上升至 38℃，石膏投量要达到 40g，超过 39℃ 则升至 60g，知母居 1/3。若持续不降，加清火解毒药，用大青叶 20~30g、连翘 10~15g、重楼 10~15g、银花 10~15g、板蓝根 20~30g，无汗加浮萍 10~15g、青蒿 20~30g，水煎分 4 次服，4 小时 1 次，连饮 3 天，便会转愈。搬取南派治法，石膏局限 20g 诊疗北方"大汉"，杯水车薪灭不了火山喷发，须因地、因人而异。所受之邪虽一，调理分道扬镳，如同畏惧麻黄，以桑叶、菊花、豆豉发表，等于拿羽毛代替扫帚驱除灰尘，无济于事。

❖ 桂枝汤主药的用途

《伤寒论》桂枝汤针对中风，在 112 方中与其加减方占 1/5，堪称重点。老朽应用本汤范围较小，但对桂枝、白芍、甘草三味同开，却不断投向临床。一医腹内经常隐痛，如胃、十二指肠炎、溃疡，肠系膜淋巴结炎，投桂枝 10~15g、白芍 15~20g、甘草 6~10g；二治感冒易于出汗，或稍有活动便毛孔开张，身上淋漓，投桂枝 10~15g、白芍 20~30g、甘草 6~10g；三疗小腿肚转筋，即腓肠肌痉挛，疼痛难忍，投桂枝 15~20g、白芍 30~40g、甘草 20~30g，都有功效。河北前辈张锡纯重视清凉，突出石膏，虽也研究白芍作用，遗憾的是丢掉了桂枝、白芍、甘草组成的其他治途。所列三项，皆每日 1 剂，水煎分 3 次服，依据实际情况，可连续饮之，病消撤停。

❖ 麻黄汤的运用

《伤寒论》第二类经典处方麻黄汤，调理风寒感冒恶寒无汗，临床应用常投麻黄 6~10g、桂枝 6~10g、杏仁 6~10g、甘草 3~6g。伴有哮喘加麻黄至 12g，咳嗽加杏仁至 12g，汗少加桂枝至 15g，心悸加甘草至 10g。还要考虑兼症只增开大量往往功效不佳，须添入其他药物，才能提高成绩，如哮喘加白芥子 6~10g、地龙 6~10g、细辛 3~6g；咳嗽加紫菀 6~10g、款冬花 6~10g、五味子（打碎）10~15g；汗出不畅加荆芥 6~10g、紫苏 6~10g，体温便会下降。若烦躁不安，仿大青龙汤例，加石膏 20~40g，或师法栀子豉汤加山栀子 10~20g；身体肌肉、关节疼痛，再加秦艽 10~15g、独活 15~20g，即可解除。老朽继续吴七先生的经验，凡尿多、血压上升，减少麻黄；口燥咽干、月经来潮减少桂枝；大便溏泻减少杏仁；胸闷、纳呆减少甘草。凡汗多淋漓，患者怕冷，手足发凉，按亡阳治疗，改服桂枝汤（桂枝、白芍、甘草、生姜、大枣）加附子 15~30g，强化人体生活力，补命门火衰。

❖ 黄连阿胶汤的蝶变

《伤寒论》黄连阿胶汤，乃少阴热化立方，调理阴虚火邪内扰，心烦失眠，有泻南补北、壮水泻火的作用，和医㦬㦬反复颠倒的栀子豉汤、补血养阴镇静的酸枣仁汤不同，是三个系统三种疗法。除此，老朽把握其两点功能施治另外疾患，一是水亏火旺，津液被耗，口舌生疮，转成复发性溃疡，加清凉解毒药蒲公英 30g、败酱草 20g、紫花地丁 30g；二疗流行性热症，高热已退，余热犹存，身热消瘦，咽喉干燥，大便难下，手足心仍有灼感，加生地黄 15g、玄参 15g、麦冬 15g、牡丹皮 10g、青蒿 10g，均每日 1 剂，水煎分 3 次服，连饮 7~10 天，病况即可逐渐消失。所投之量，计黄芩 6~12g、黄连 6~12g、白芍 10~15g、阿胶 10~15g、鸡子黄 1~2 枚，最后搅入。

❖ 酸枣仁汤不单治失眠

《金匮要略》酸枣仁汤原医虚劳入睡困难，为公认的封帝催眠方，临床功力确切有效。老朽在此基础上加当归、熟地黄调理亚健康体质，羸弱，有贫血倾向，表现为体重下降、面容憔悴、疲乏、心悸、精神萎靡、脉沉无力，便能投予。计酸枣仁 30g、熟地黄 15g、当归 10g、川芎 10g、知母 6g、茯苓 6g、甘草 6g，每日 1 剂，水煎分 3 次服，15~30 天为 1 个疗程，这是根据明代王肯堂、缪仲淳二家对酸枣仁汤的评价、研究而组建的，不属专科镇静药。家父指出，亦可给予神经衰弱，但从中医观点看，乃系补血养阴提高免疫、抵抗、修复三力的保健汤。若患者食欲不振，则加砂仁 10g，既开胃助消化，又防熟地黄腻膈，影响中州，导致纳呆、厌食的不良现象。

❖ 处方寒热并用可法

《伤寒论》《金匮要略》二书，缘于时代限制，遣药较为原始，如桂枝白虎汤有桂枝，大青龙汤有石膏，附子泻心汤有大黄，附子粳米汤有半夏，攻补、寒热相克制约，时方派认为杂乱无章，非长天一色，因当时无此禁忌，故敢开心扉随症组方，积淀日久则成惯例，从临床疗效看，均有实际作用，并未发现互相掣肘与不良反应，至今仍被视为经典名剂。老朽对胸中痞满、胃内嘈杂、消化障碍、食欲低下，常投泻心汤，重点授予干姜、黄连，虽然被讥为将僧、道两门合成一教，然通过辛开苦降、寒热、攻补并行，却能利滞去结，消除症状，改变不适的感觉，无可厚非，起了治疗作用。若否认这一配伍，就是掩盖真相、抹杀事实、有意挑战了。

❖ 当归四逆汤多项应用

老朽调理手足发凉、麻木、红紫，内有寒邪，血行郁阻，出现障碍，喜开《伤寒论》当归四逆汤加味，突出当归、川芎、细辛、桂枝、鸡血藤，通过温经活血、畅利络脉、驱散寒邪，对四肢厥冷、冻伤、血栓性脉管炎、雷诺病，很起作用。计当归 50g、桂枝 20g、川芎 15g、白芍 15g、细辛 6g、通草 10g、鸡血藤 50g、甘草 6g、大枣（擘开）30 枚，每日 1 剂，水煎分 3 次服，根据病情，30~100 天为 1 个疗程。也可施治妇女痛经、月事延期量少，亦试用于红斑狼疮。1956 年在山东省中医院诊一患者，双手肿胀、红紫，稍有麻木感，病史 2 年，未有确定何症，吃西药无效，乃来求治，脉象弦涩，即以此方予之，尔后情况不明。过了 11 个月携其子疗癫痫到济，始知饮了 150 余剂，甚见好转，已基本获愈。

❖ 大建中汤重用川椒

刘文荟前辈，学识渊博，会试一甲第七，一举成名，看破大千世界，激流勇退，改攻岐黄，子、孙三代均执刀圭，声噪医林。因善弹古筝、琵琶，被尊为三重奏。他说《金匮要略》方，80% 宜于临床，其余非来自经验，应用价值甚微。书内大建中汤由人参 10g、干姜 20g、川椒 15g、胶饴 30ml 组成，治胸腹寒痛，呕不能食，且似有物向外攻冲，投之甚效，实践观察，给予蛔虫活动或胃肠道痉挛十分适合。川椒宣散，杀虫，温中止呕，解郁开结，下气镇痛，是一味要药。老朽对本汤遣用较少，心得体会不多，借此提出，供作参考，广集病历深入研究。胶饴即麦芽糖液，滋养缓急，起祛痛作用，无麻醉力。

❖ 炙甘草汤加减妙用

老朽遵业师之教，调理心律不齐期前收缩、脉象间歇，或神经性心悸，感觉怔忡不安，常投《伤寒论》炙甘草汤，减去阿胶、麻仁，同样生效。计人参 10~15g、麦冬 10~15g、生地黄 10~15g、桂枝 10~15g、炙甘草 10~15g、生姜 6~10 片、大枣（擘开）10~15 枚、黄酒 30ml，每日 1 剂，水煎分 3 次服，连用 15~30 天。如口腻、小便少加苦参 15~30g，昼夜数次更衣加仙鹤草 15~30g，气虚乏力加黄芪 15~30g，肝郁气结、胸胁胀痛加柴胡 10~15g、延胡索 10~15g、茵陈蒿 10~15g。凡治期前收缩，纠正结代脉，以炙甘草、生地黄、麦冬、人参为主；疗心悸志忑不宁，委桂枝、炙甘草领先，添入茯苓 15~30g、甘松 10~15g。另外本方还可治疗神经衰弱、身体乏力、自汗频仍、恐惧、失眠多梦，加桂圆 20~30g 最佳。经验告诉，除血虚大便干燥，阿胶、麻仁留在汤中并不合拍。

❖ 桂甘龙牡汤镇静安神

《伤寒论》调理火逆、攻下、烧针之桂甘龙牡汤，虽非龙头处方，确有临床效应。老朽常有意策划施治精神疾患，如恐惧、易惊、焦虑、烦躁、失眠、意识恍惚、坐卧不宁，或胆怯闻声心悸，似有人欲逮捕他，临床结合百合、脏躁二病，按精神变异的官能症疗之，都有不同程度的效果。投量根据实际情况而定，一般是桂枝 10~15g、炙甘草 10~15g、龙骨 15~30g、牡蛎 15~30g、百合 10~20g、浮小麦 30~60g、大枣（擘开）10~15 枚，加茯苓 15~30g，每日 1 剂，水煎分 3 次服，不计时间，痊愈则止。门生苗君重视不断给予患者，收益率较高，能达到 80%。若饮后药力不够理想，将龙骨、牡蛎各增至 60g。

❖ 桂枝加厚朴杏仁汤控制厚朴之量

老朽从耕读山人受业，属南派伤寒系统，因师门与时方家有密切关系，故思想上无有门户倾向性，但在临床处方遣药方面，却侧重仲景先师学说与经验，也是业师所言"易于露出伤寒派的尾巴"。1958 年老朽写《伤寒论评议》，约 50 万字，准备出版，不幸"文化大革命"中毁于兵燹。其中桂枝加厚朴杏仁汤条下载有治喘分析论，认为调理虚性哮喘，要减厚朴之量，虚内夹实可投原方。凡需收敛症，白芍不属禁忌，张锡纯先生医久咳、哮喘开龙骨、牡蛎就是例子，无必要过多质疑，本汤乃由实践中来。用量宜掌握桂枝 15g、白芍 15g，二者相捋；杏仁 20g 为君，占鳌头地位；甘草缓解居三，10g 左右；生姜 9 片、大枣（擘开）15 枚；厚朴 6~10g，严格控制。或云加人参 10g 补中益气，即能抵消破利作用，厚朴仍维持高量，可以互补。事实告诉，此法难行，一是人参不易降低它的有善影响，二是加了人参反会壅气令病情转重，张目抬肩，不能卧床，等于火上泼油、引狼入室。

❖ 四逆散领先疏肝解郁

《伤寒论》四逆散，为逍遥散的祖方，重点强调阴虚火旺，肝气横逆，胁下胀痛，常用于妇科疏肝行气、开结解郁，疗途较广，精神疾患占第 1 位。老朽把投量定为柴胡 10~15g、枳壳 10~15g、白芍 15~20g、甘草 3~6g，每日 1 剂，水煎分 3 次服。授予神经过敏、多疑善感、情绪不稳、易于激动、襟怀狭窄、小题大做，不能容人，虽无力改变性格，却有医治作用，将这些异常病理降低到好转现象，连饮 1~3 个月可见新的面貌。另一主攻方向胃炎、十二指肠炎、纳呆、嘈杂、腹胀、疼痛，虽居次要亮点，根据实际情况，也宜长时饮之，远期效果显著，是不倒翁方。有溃疡加制乳香、炒没药；有幽门螺杆菌加蒲公英、紫花地丁。

❖ 旋覆代赭汤加味有妙用

中州运化障碍，胃失和降，胸膈硬满，打嗝，噫气，涎沫上涌，恶心呕吐，常见于胃炎、十二指肠炎、幽门梗阻、食管反流、胃神经官能症，且伴有大便秘结。老朽喜给予《伤寒论》旋覆代赭汤，计人参 6g、代赭石 30g、旋覆花 20g、半夏 15g、甘草 3g、生姜 10 片、大枣（擘开）6 枚，加柴胡 10g、大黄 2g，每日 1 剂，水煎分 3 次服，连用 7~10 天，均见效果。方中半夏、代赭石、旋覆花降气，宽中下滞，起主轴作用，都当君药；加柴胡疏肝解郁，防止横冲仓廪之官；大黄一味开结通肠，祛邪由肛门排出，完成一系列施治过程。临床示知，若打嗝、嗳气不止，将代赭石增至 50g，涎沫仍涌升半夏到 20g、旋覆花 30g，久不更衣再添元明粉 3g。甘草、大枣虽能培土扶正，不可多开，避免硬满难消，缉盗送粮，反遭其害。

❖ 半夏泻心汤核心为干姜、黄连

《伤寒论》半夏泻心汤与旋覆代赭汤，一治脘中痞闷，一疗腹内硬满，选药方面，半夏泻心汤无代赭石、旋覆花，而有黄芩、干姜、黄连辛开苦降，不调理上冲的噫气。老朽运用时，将其量改为半夏 10g、人参 6g、黄芩 10g、干姜 15g、黄连 15g、甘草 3g、大枣（擘开）5 枚，专题健脾、开胃、利滞，投予轻度寒热结胸，凸出"痞"字。常给予慢性胃炎消化不良、胃窦炎、胃神经官能症，每日 1 剂，水煎分 3 次服，15~20 天为 1 个疗程。它于生姜、甘草、附子、大黄黄连五泻心汤中，是投向临床最多的一首，以解除胃的病例变化为嚆矢，虽命名半夏泻心汤，实则干姜、黄连亦是主药，黄芩辅佐，增强了清热消炎作用，依照陈伯坛先生经验，姜、连二味平分秋华，开同等之量，半夏降下显赫，不占领先地位，把首席宝座让给了干、黄两家来统掌此方。

❖ 黄连解毒汤的临床两用

时方中寒凉派，除喜投石膏、知母、重楼、寒水石，还主张再开苦寒药物，常用黄连解毒汤加大黄，即栀子金花汤，由黄芩 10g、黄连 15g、山栀子 15g、黄柏 6g、大黄 6g 组成，治热邪弥漫三焦，口燥咽干，身发疮疡，满脸粉刺，鼻衄吐血，赤白痢疾，有很强的清热、解毒、泻火作用，对高热、面赤如醉、烦躁不宁、神昏谵语、大便秘结，都易见效。老朽应用重点有二，一医头面丹毒、颗粒型青春痘、疔疖、红肿痛热、灼痒，加蒲公英 30g、银花 15g、连翘 15g、紫花地丁 30g；二疗身发斑疹、口腔溃疡、体温居高不降，加生地黄 20g、大青叶 30g、牡丹皮 15g、板蓝根 30g、玄参 15g。均每日 1 剂，水煎分 3 次服，连饮不停，症消则止。经验告诉，因芩、连、柏属燥湿之品，能令大便秘结，必须配入大黄，否则火邪难退，拖延施治时间，通过釜底抽薪，泻下热毒，可加速早愈。

❖ 二龙汤宁嗽平喘

老朽临床亦常仿照经验医家将二三个古方组成一首，调理内科杂症。1979 年于山东医学院诊一职工，年迈体弱，患风寒感冒，咳嗽两周，注射大量抗生素未愈，突然发生哮喘，口苦，烦躁，脉数，发热无汗。考虑有阴虚现象，着重解表，投鼠忌器恐反起他变，十分踌躇，最后决定开《伤寒论》大小青龙汤合方，颇有针对性。遂书麻黄 6g、白芍 10g、细辛 6g、桂枝 6g、半夏 10g、五味子 15g、甘草 6g、石膏 20g、杏仁 10g、生姜 10 片、大枣（擘开）10 枚，每日 1 剂，水煎分 3 次服，2 剂汗出病减，6 天即邪退而安。这一疗法，日本汉医启用较多，收效均佳。

❖ 应提倡大柴胡汤

大柴胡汤，《金匮要略》有大黄，《伤寒论》无大黄，一味之差，形成二方。老朽临床凡胸胁胀满、胃脘痞硬、腹内不舒、肠道不畅，均投《金匮要略》方。不问心烦喜呕、往来寒热即可予之。适于气郁、痰热、便秘、火邪聚结，少阳兼初起阳明腑证。若高热为主，将柴胡、黄芩加重，升至 20~25g。施治范围较广，并不低于小柴胡汤。固倾向少阳局限往来寒热，冷落了这首良方，令人不无遗憾。1980 年一大学教师求诊，胸闷、烦恼、肋间胀痛、厌食、胃中嘈杂，二三日更衣一次，就取本汤柴胡 15g、黄芩 10g、白芍 15g、半夏 10g、枳壳 15g、大黄 6g、生姜 10 片、大枣（擘开）6 枚，加山栀子 15g，每日 1 剂，水煎分 3 次服。连用 5 天，病情大减，把大黄去掉一半，又饮 6 剂，欢喜而愈。山栀子清热，能解除心烦、懊恼，也起了关键作用。

❖ 木防己汤的应用

石膏与桂枝同用，有大青龙汤、小青龙加石膏汤、竹皮大丸、木防己汤、白虎加桂枝汤，是仲景先师处方特色。木防己汤原医痰饮停留，喘满，心下痞坚，面色黧黑，脉象沉紧。老朽取其清热、化气、通利小便排除水邪，疗途不广，有用武之处。1996 年于山东中医药大学门诊部，由西医院送来一颜面发黑、额头尤甚患者，胸膈闷满、哮喘、烦躁、低热、乏力、下肢水肿、黏痰量多，病发数月，缠绵难愈。曾诊为支气管扩张，慢性支气管哮喘，右心衰竭，黑变症，肺部感染尚须进一步待查，无肯定结论、明显印象。当时从多方面考虑，缺乏针对药物，乃给予此汤，投石膏 30g、桂枝 6g、人参 10g、木防己 15g，加葶苈子 15g、桑白皮 15g，每日 1 剂，水煎分 3 次服。7 天后情况回暖，嘱咐坚定信心，继饮勿辍，吃了接近 30 剂，病去大半，询问他的亲友，据云正在恢复健康。本例虽不足为典型，但木防己汤确有作用。

❖ 黄连汤治胃肠炎

《伤寒论》黄连汤医腹痛，上吐下泻，急性胃肠炎，为标准名剂。有黄连 10g、干姜 10g、桂枝 10g、人参 6g、半夏 10g、甘草 3g、大枣（擘开）6 枚。宜于寒热凝滞而致，水煎分 3 次服，5 小时 1 次，日夜不休，连用 3 天均能停止，但对暴发霍乱功效不太理想。老朽常给予消化系统胃肠疾患，恶心呕吐、大便滑溏、痢疾、过敏性结肠炎，都有不同程度的作用。业师耕读山人投予较多，提出久泻加诃黎勒，溃疡型结肠炎加仙鹤草，赤痢里急后重加白头翁，可迅速解决。如腹痛不堪，减去桂枝，抹掉画蛇添足之药，防止浪费，纯净组方。

❖ 五苓散疗慢性肠炎

《伤寒论》五苓散原医水逆，后世调理水肿，老朽移植治脾虚腹泻、便溏，投予急慢性肠炎，均有明显作用。若身体虚弱，以白术为君 20~40g，茯苓居后；通利小便为主，猪苓、泽泻为主 10~15g，茯苓次之。桂枝开量多少，无关紧要，不能影响全局。或言桂枝活血发汗，能"逆流挽舟"，实际和麻黄、荆芥、紫苏不同，无力发挥这一功能，气化学说亦扑朔迷离，难见踪影。1995 年于威海诊一慢性肠炎，日更衣数次，皆呈水样，久疗不止，十分顽固。嘱其坚持饮用本散，改作汤剂，计白术 40g、猪苓 15g、泽泻 15g、桂枝 10g、茯苓 40g，每日 1 剂，水煎分 3 次服，连续 10 天，病情好转，将此量压缩一半，又饮 30 剂，已彻底纠正而愈，且未复发。

❖ 茯苓四逆汤治水饮多痰

《伤寒论》所言烦躁有两种，一是内热投石膏，如大青龙汤；二为阴盛阳虚的寒证用附子，如附子干姜汤、茯苓四逆汤。老朽临床除对心力衰竭、下肢水肿开茯苓四逆汤，还常调理肺气肿、支气管扩张、慢性支气管炎患者，阳不化饮、水邪停积，咯吐大量白色稀痰，呈鼻涕状，亦有功效。患者表现疲劳、怕冷、舌苔白腻、脉迟而弱、无口渴感，不论咳嗽与否，都可应用。以茯苓为君，附子、人参居于臣佐，甘草量小，不宜过多，防止恋邪，影响药力发挥导致掣肘。1957 年于济南诊一老年慢性支气管炎患者，咳嗽很少，易汗、恶寒，吐痰奇多，一日夜要咯吐百余次，稀薄似水，吃祛痰利肺药无明显效果，曾以本方授之。计人参 10g、附子 15g、干姜 15g、茯苓 40g、甘草 3g，每日 1 剂，水煎分 3 次服，连用 7 天病情即减，又饮 10 剂，基本治愈。

❖ 黄连阿胶汤医崩漏

《伤寒论》黄连阿胶汤原医少阴热化心烦失眠，同《金匮要略》酸枣仁汤共称两大名方。吴七先生以其调理妇科崩漏，老朽继承这一经验，给予功能性、排卵型子宫出血，或产后恶露不绝均有作用，必须掌握鲜红、量多、淋漓不止，及火犯冲脉、血热妄行八字。火邪过旺，君以芩、连；阴虚较甚，重用芍、胶，鸡子黄点缀一枚即可。促进子宫收缩，压迫止血亦能加入蒲黄、贯众、益母草。1984 年诊一银行高管围绝经期患者，月经来潮 20 天不停，不及半月又再出血，已有年余，呈贫血貌，口干、心烦、消瘦、脉数、手足心灼热，曾投予此方，开黄芩 15g、黄连 15g、白芍 20g、阿胶（烊化）30g、鸡子黄（冲）1 枚，每日 1 剂，水煎分 2 次服，6 天后血下减少，15 剂治愈，且未反复。患者喜不自禁，谓中药如神。

❖ 猪苓汤治肠炎

《伤寒论》猪苓汤的应用虽不广泛，然在利水方面亦能独占鳌头，家父调理肾炎、心力衰竭、肝硬化水肿，泌尿系感染尿道炎、膀胱炎、肾盂肾炎均有效果。利水而不伤阴为其优点，是本方的唯一特色。老朽以之调理急、慢性腹泻，即所谓肠炎，能养血护阴，防止祛水伤正，津液丢失，泻内含补，攻中健身，一举双获，巧夺化机。1982 年医一慢性肠炎，大便日行数次，已 3 个月，呈现溏泻，尿量很少，无明显腹痛与里急后重，消瘦，乏力，体形状况显示营养不良。曾吃理中汤、胃苓汤、参苓白术散、四神丸，开始见功，继用又复反弹，当时就以此方疗之，计茯苓 30g、猪苓 15g、泽泻 15g、滑石 15g、阿胶（烊化）30g，每日 1 剂，水煎分 3 次服，连续 20 天，病情转佳，继续未停，共服 35 剂，彻底治愈。

❖ 麻黄汤治哮喘

田雨霈医家，崇拜仲景先师学说，善取《伤寒论》处方调理内科杂症，对支气管性哮喘投麻黄汤频率较高，认为麻黄宣肺外开皮毛，桂枝温化寒邪，杏仁润燥降气通阳，甘草缓解痉挛，共奏平喘功效。投药特点是杏仁第一、麻黄居次。杏仁制过去皮尖；麻黄均用蜜炙，既不先煎，亦不去浮沫，人称"熟药大夫"。他另一独特处，凡补中益气开炙甘草，矫味、解毒给生药，本方之甘草，就予生药。外感风冷授予桂枝，驱逐内寒则换肉桂，不要木心，此汤也不例外。老朽临床曾仿照其经验，确能药下得瘥，但麻黄经过炮制，发汗作用降低，影响开腠解表，遭受一半损失。田氏弟子声扬乃继承医圣仲景不传之秘，似乎有意举起师门，弹唱大腔，老朽未敢倾听缺乏考证之言。

❖ 桂枝加芍药、生姜、人参汤治身痛

感冒风寒发汗解表，患者身体疼痛不愿起床，脉象沉迟，有酸懒情况，俗名气血亏损，应温通经络、阴阳全补，否则筋惕肉瞤转为典型亡阳。调理本症，宜投《伤寒论》桂枝加芍药生姜人参汤，突出益气保阴，因未发生汗出不已，不考虑加入附子，防止大热伤津，益气固阴就是救阳的先行措施，忽视这一环节，将会铸成大错，带来不良后果。1955 年接诊一男子，吃发汗散两包，外感解除，身痛如被杖，疲劳无力行走，不能出门售货营商，痛哭流涕，当时即以此方予之，用桂枝 15g、白芍 40g、人参 20g、甘草 10g、生姜 10 片、大枣（擘开）15 枚，水煎分 3 次服，6 小时 1 次，连饮 3 天，症状大减，痛止人安，说明是有效之汤。

❖ 桂枝而二越婢一汤治面肿身痛

《伤寒论》桂枝二越婢一汤，临床应用较少，且石膏、桂枝同方，恐被物议，令人望而却步。1965 年滨州一妇女来诊，头面水肿，发热，身体疼痛，医

院检查定为风湿热证，药后未效。乃转省城医治。从其恶寒怕风、身上汗少，即照风水调理，在无成熟经验面前，授予了此汤，虽感觉疼痛严重，因发热不能投附子，只可开大量白芍。计桂枝 10g、麻黄 15g、白芍 40g、甘草 6g、生姜 10 片、大枣（擘开）10 枚，加白术 15g、茯苓 15g，每日 1 剂，水煎分 3 次服，连用 7 天，很见效果。由于血压升高，将麻黄降至 10g，又饮 1 周，症状消退，基本治愈。通过此案，得到两点提示，一是发汗解除头面水肿，二为白芍镇痛有显著的作用。麻黄升血压，减少其量，仍可继续不停，不然就功亏一篑了。

❖ 桃花柏叶合方

民国时期宁夏回族一老医，功底深厚，经验很多，来山东探亲，曾为人疗病，对肠道下血（排除痔疮）或红白痢疾，若出血严重，频下不止，投《金匮要略》桃花、柏叶汤合方，计赤石脂 30g、干姜 10g、侧柏叶 20g、艾叶 10g、粳米 60g，每日 1 剂，水煎分 2 次服，皆有功效。老朽调理慢性结肠炎，在此基础上加入仙鹤草 30g，连续应用，30 天为 1 个疗程，也能治愈。1972 年于兖州诊一患者，发病 2 年，粪便和脓血杂下，日行数次，腹内隐痛，有解不完的感觉，里急后重明显，乃按休息痢施治，即给予本汤，饮了 40 天病情大减，嘱其坚持勿停，终于转愈。

❖ 半夏泻心汤治胃肠炎

大瓢先生调理胃肠道炎症，呕吐、腹泻、小便短少，喜投《伤寒论》半夏泻心汤加猪苓，给予逆气上冲，食后不化，寒热停滞，中下焦郁积，打破了"心下痞"的局限，要求掌握呕、胀、泻三字，不名泻心，而称疗积汤，很有意义。开量为半夏 12g、黄芩 10g、干姜 15g、黄连 15g、人参 6g、甘草 3g、大枣（擘开）10 枚、猪苓 15g。突出半夏、干姜、黄连、猪苓，人参、黄芩处于点缀地位。这一内行变外行的施治，震动医界，最后得到了默认。家父评论说，桃红柳绿争春光，不如蜡梅震芬芳。1957 年老朽于天津诊一过食牛肉患者，吐泻交作，胃内胀满，疼痛，卧床不起，即以此方予之，每日 1 剂，水煎分 3 次服，连饮 4 天，症状消失。经验告诉，师法古方，首先剖析药物组合、配伍的针对性，切勿被限制在小的范围，可扩大用途，如小柴胡汤治肝炎、补阳还五汤治神经元病、活络效灵丹治输卵管妊娠，就是例子。

❖ 老人口干舌燥用麦门冬汤

老年人阴虚火旺，津液匮乏，口干舌燥，大便不爽，排出困难，尤其夜间常发生起床饮水，湿润喉咙。除睡眠勿张口呼吸，防止打鼾，要采用侧卧位。既往调理皆取滋补肾阴法，吃六味地黄丸，谓之壮水制火，固非纯净益阴，得效率仅占一半。老朽在执业过程中，见前辈胡日晖喜开《金匮要略》麦门冬汤，重点麦冬，少写半夏，人参适量，又加生地黄，能收药下如擢之效。1980 年诊一烟台患者，白日饮水不多，晚上频喝润泽口腔，不然干渴影响发音说话，骨瘦如柴，身高超过 170cm，体重却不足 40kg，当时即以本方投之。计麦冬 30g、人参 10g、半夏 5g、生地黄 20g、炙甘草 6g、大枣（擘开）10 枚、粳米 30g，每日 1 剂，水煎分 3 次服，连用 10 天，症状递减，将药量压缩 1/2，继续未停，完全治愈。

❖ 小承气汤加白芍治胃病

胃中停食、胃炎、胃溃疡消化不良、嗳气、打嗝、腹胀、疼痛，常投两首处方，一为文方，用六消饮（山楂、神曲、麦芽、鸡内金、砂仁、槟榔），宜于轻者，功在助化；二为武方，用小承气汤加白芍，适合重型，强力攻破。老朽经验，给予武方时，着重"消"字，行气逐积第一，突出枳、朴，大黄居次，白芍随疼痛症状升降，属附加药，不占地位。运用时大黄 2~4g、枳壳 12~20g、厚朴 12~20g、白芍 10~30g 不等。这一不见经传的治疗方法，乃伤寒论大家戈百寿生前遗留，临床观察，虽不易覆杯立廖，却有立竿见影之效。

❖ 平胃散的真实性

平胃散，为常用重点杂方，调理脾胃不和，上中焦寒、热、湿邪聚结，有一定作用。服后所谓快速崩解、溶出、达峰、高效，则属夸张，莫须有的反应。然作为动力药来说，仍归良品，这样才能尘埃落定，恢复庐山面目。老朽取其施治胃炎、胃溃疡、胃滞留、胃下垂，呈现胸膈胀满、呕恶、嗳气、灼心、嘈杂、泛酸、疼痛、纳呆、舌苔白腻、口中无味、大便稀薄日行二三次，特别对小儿贪食停积投予较广。所开之量苍术 10g、陈皮 10g、厚朴 10g、甘草 3g、生姜 10 片、大枣（擘开）10 枚，儿童减半，每日 1 剂，水煎分 3 次饮下，连用 5~10 天，均有成果。

❖ 乌梅丸治腹泻、痢疾

老朽学医时，遇到一位谷姓同道，专门研究古方药物，谓《伤寒论》所用大都为历验之品，功力显著。然亦收入道听途说的处方，如治阴阳易的烧裈散，以男女裤裆烧灰，每日 3 次口服，极其荒唐，降低了圣书价值。其中乌梅丸对蛔虫有抑制作用，能疗肠道蛔虫冲动，亦可施治痢疾、结肠炎、肠易激综合征。老朽临床调理大便溏泻、慢性肠炎、过敏性肠功能失调日下数次，皆有效果。投量为乌梅 15g、细辛 3g、干姜 10g、黄连 10g、当归 3g、附子 6g、蜀椒 3g、桂枝 6g、人参 6g、黄柏 10g，水煎分 3 次服，连用不停，愈后追踪，复发者少，比较理想。

❖ 妇女崩漏白头翁汤

妇女崩漏，又称非正常性子宫出血，临床所见主要有两个类型，一是子宫内膜增生，随着月经周期而来，血失故道，应活血化瘀，促使内膜加速脱落；二为功能性子宫出血，始往月经数月不潮，来后血下不停，应调理冲脉，辨证施治，恢复月经周期，要区别对待。为了防止出血过多，导致贫血，影响身体健康，宜采取先行止血法，事实告诉，一般药物如小蓟、茜草、三七参、艾叶、阿胶、仙鹤草、蒲黄、地榆、槐朱、白茅根、花蕊石、黄药子均不持久，复发率高。老朽经验，可给予《伤寒论》白头翁汤，清热凉血，能济燃眉之急，达到止血目的。计白头翁 30g、黄连 15g、黄柏 10g、秦皮 6g，每日 1 剂，水煎分 3 次服，连饮 5~10 天，皆有功效。如疗力较低，加五味子 15g、薏苡仁 30g、马齿苋 30g、贯众 15g、益母草 10g，以收缩子宫，压迫血管窦，就可解决了。

❖ 苓桂术甘汤治腹泻

《伤寒论》苓桂术甘汤原医水饮上冲，头目眩晕，治以健脾利水。近代日本汉医根治近视眼亦能改善。吴七先辈研究给予脾弱气虚，下元不固，大便溏泻、次数增多。宜于慢性肠炎、肠功能紊乱、肠易激综合征，凡粪稀、日下数次，不问腹痛与否，都可应用。以白术、茯苓为君，桂枝蒸动气化，甘草矫味、和中、缓解，共同发挥综合疗能。开始老朽缺乏经验，后来发现功力不菲，列入消化系主方。1965 年遇一妇女，50 余岁，患腹泻 10 个月，医院检查出为慢性胃炎，从黎明起床如厕，怀疑结核，曾投予消炎、抗结核药，未见效果。通过四诊合参，属于虚证，禁忌寒凉，需要温补、扶脾固本，开白术 30g、茯苓30g、桂枝 15g、甘草 10g，水煎分 3 次服，9 剂即愈。

❖ 大青龙汤宜重用

《伤寒论》大青龙汤，寒热药物合组，调理感受风寒严重类型，身痛、无汗、发热、烦躁，披棉衣被仍呼怕冷，烤火不除，俗名大闪风。投大量麻黄，以解表为重点，使腠理开放，汗出泄邪，身痛随消，乃大剂麻黄汤加姜、枣起的作用。石膏一味，能退表里高热，烦躁从热化解。南方温病学派视为禁方、代表性风药，有的执业数十年未敢投石问津。无锡一友人对老朽讲，山东同道开大青龙汤给予麻黄 20g，闻者身心震颤。老朽虽不常用此方，却知其功力甚伟。1982 年于菏泽诊一干部，感冒身痛、骨楚、无汗、口渴、遍体灼热，就以本汤予之。计麻黄 18g、桂枝 15g、杏仁 10g、甘草 6g、生姜 10 片、大枣（擘开）10 枚、石膏 40g，加大葱 1 棵、白菜根 100g，水煎分 3 次服。吃了 1 剂便溅溅冒汗，体温下降，又饮 1 剂，即起床活动，症状皆除。充分说明属于良药，疗效易观，不可再把他打入虎狼窝中。

❖ 桃花加禹余粮汤治痢疾、肠炎

岐黄前辈曲薪火，为民国时名家，生于寒门。对老朽说，幼年丧父，亲友远离，为人佣工，过着筚路蓝缕、摸爬滚打的挣扎生活，但最终成为一代刀圭成员，时光倒流，不堪回首。因此要珍惜这一职业，多向平民百姓靠拢，尽量做到"济世活贫"。先生拜师习医功底深厚，不仅《伤寒论》《金匮要略》历代名著熟烂胸中，《内经》《难经》重要篇章亦背诵如流。曾将《伤寒论》桃花汤、赤石脂禹余粮汤二方合于一起，更名桃花加禹余粮汤，计赤石脂 30g、干姜 15g、粳米 30g、禹余粮 30g，每日 1 剂，水煎分 2 次服。专门调理肠道疾患，如痢疾、腹泻、大便下血，连用 7~15 天，功力很佳。若疗绩不足，加伏龙肝（灶心土）30g，老朽师法用之，确有效果。

❖ 当归四逆汤加味疗痛经

妇女月经每次来潮时腹痛较剧，凡因子宫颈口狭窄，或内膜脱落不得酶解，块状排出障碍，谓之宫颈、膜性痛经。生男育女后大都缓解，中医学按虚寒或气滞血瘀论治。老朽临床应用经方，发现《伤寒论》当归四逆汤加味，有较好的效果，投当归 15g、桂枝 15g、白芍 15g、细辛 6g、通草 3g、香附 15g、川芎 10g、附子 10g、吴茱萸 10g、甘草 10g、大枣（擘开）20 枚，每日 1 剂，水煎分 3 次服，来潮前 3 天开始，连用 7 剂，蝉饮 3~6 个周期。1958 年诊一未婚 20 余岁女子，经期少腹部疼痛，热敷、吃止痛药仍剧烈难忍，面色苍白，手足逆冷，不思饮食，脉象沉而无力，即以本方予之，共 4 个周期，完全治愈，未再复发。

❖ 风寒咳嗽分别饮大小青龙汤

《待月草堂医案》认为《伤寒论》《金匮要略》所收处方，应打破原来对症条文，扩大他项用途，以古适今，如小青龙汤去白芍加桔梗、旋覆花，治风寒咳嗽，即急性支气管炎，凡无汗、吐痰就应给予患者，有否哮喘，非至关重要。方内麻黄、细辛、干姜功能宣散，投予大量五味子不会因收敛影响解表，且由于这一特殊作用，尚可限制过汗伤阴导致亡阳。搭配合理，易获捷效。若外感严重，须大青龙汤解除，则减去石膏，加干姜、细辛、五味子、桔梗、旋覆花；开麻黄、桂枝达到高峰。要超过小青龙汤的 1/3~1/2 量，少则无济于事，反而贻误病机，拖长施治时间。似此巧遇古方的经验，很好掌握。宜认真探讨。老朽曾专题研究，实践价值比时方优越，准确率占 80%，继承传统医术，开创未来，是发扬形式的唯一壮举。

❖ 理中汤加味巧治胃病

《待月草堂医案》提出调理胃病，《伤寒论》理中汤加味应推首选。以消导为主损伤中气，不能固本，要在健脾促进运化的基础上辨证论治，结合东垣疗法，利用湿热宣散，上升阳气，下降阴火，才会根除。所组处方有人参 10g、白术 10g、干姜 10g、甘草 6g、柴胡 6g、代赭石 10g、炒神曲 10g、砂仁 10g、白芷 10g、吴茱萸 6g、丁香 6g、大腹皮 10g，每日 1 剂，水煎分 3 次服，连用 10~20 天。1958 年老朽诊一浅表性胃炎患者，症见灼心、腹胀、疼痛、厌食、疲劳、嗜睡、大便偏稀、脐部灸之则舒，即以此汤予之，凡 10 剂病情减半，嘱其继饮勿停，将药量压缩 1/2，2 个月后相见，症状消失，未再复发，基本痊愈。

❖ **薏苡附子败酱散治休息痢**

吴七先生调理慢性痢疾、溃疡性结肠炎，下利脓血，里急后重，有解不完的感觉，认为与寒湿凝聚有关，主张温补、固肠、解毒，不投《伤寒论》白头翁汤（白头翁、黄连、秦皮、黄柏），开《金匮要略》薏苡附子败酱散。计薏苡仁50g、附子10g、败酱草30g，加三七参块6g，每日1剂，水煎分3次服，连用不歇，病情消失即止。1956年老朽师承该意授予一休息痢患者，症见腹痛，坠胀，大便脓血，日行二三次，或二三日一次，无规律性，病史2年，吃药开始有效，继用反重，忽忆及本方，又加仙鹤草15g，嘱其坚持长饮勿懈，数年后在济南相遇，询问病情，已彻底治愈，凡70剂，从未复发。

❖ **真武汤与腹泻**

玄武同青龙、朱雀、白虎为北、东、南、西四方神名，因避帝讳改称真武。《伤寒论》真武汤即古本之玄武汤。家父调理四季腹泻，凡肠炎、肠功能紊乱、肠易激综合征，只要具备体弱、阳虚、尿少、疼痛四个方面，就取此方予之。若下利如水以白术为君，开20~40g；小便短少以茯苓为君，开20~50g；腹痛较重以白芍为君，开20~30g；出汗、手足逆冷以附子为君，开附子（先煎1小时）20~30g；生姜改为干姜，开15~30g，每日1剂，水煎分3次服，连用5~10天，均有良效。1955年一妇女患慢性肠炎，久医未愈，怀疑结核、结肠炎、严重肠道功能失调症，要求转中医疗之，即授予此方，计白术30g、白芍20g、茯苓40g、附子30g、干姜10g、猪苓15g，按脾虚、中气不足、阳脱施治，饮了16剂，即完全获愈，没再复发。老朽惊叹出乎预料，已记入拙作《蒲甘札记》中。

❖ **活用经方**

师法《伤寒论》《金匮要略》，应注意客观情况、所治对象，灵活运用，切忌邯郸学步、死啃文献。剂量、加减、服法，都要与时俱进，随着社会发展，日新月异，不然徒读文书毫无成就。如胃内停积、误吃毒物，以稀粥送下瓜蒂散，不必用豆豉和服，俯卧，葱白探吐；小柴胡投柴胡250g，大柴胡汤应超出此限，须加大黄；黄连阿胶汤鸡子黄含菌，宜沸汤冲服；项背强开葛根汤，无汗去白芍；饮桂枝汤禁忌肉面，降低营养，影响健康恢复；承气汤芒硝苦咸，入口难咽，改为元明粉；枳实不用嫩果，投成熟枳壳，属传统正品；柴胡处方勿遣过量，20g 划线，否则升发、易汗，口舌干燥，也防止伤阴。1952 年老朽"风华菁茂"，遇一风寒化热，已转入少阳，因寒热往来较重，体温升高，给予了小柴胡汤，柴胡开至 20g，患者汗出不绝，第 2 剂减去此药即止，量多之害十分明显，故叶派回避不为无因，但山东产品仍系可靠之物，切莫因噎废食。

❖ 甘麦大枣汤平淡有效

老朽临床对经方、时方胸无芥蒂，各有春秋，但实践应用可能由于先入为主，感觉仲景先师遣方顺手牵羊，除药少量大便于掌握，还与疗效有密切关系。因此亦有倾向性，喜投《伤寒论》《金匮要略》二书之方。1971 年在泰安诊一围绝经期女子，认为人生无任何价值，好自言独语，悲伤哭泣，逐渐精神失常，医院印象自主神经功能紊乱，转老朽调治。开始给予越鞠丸、逍遥散加减，未起作用；改为左归饮、沉香解郁汤，也无变化。最后按脏躁处理，授予甘麦大枣汤，并增药三味，计浮小麦 100g、甘草 30g、大枣（擘开）30 枚、百合 30g、生地黄 15g、茯苓 30g，每日 1 剂，水煎分 3 次服，连饮 10 天，症状减少，效不更方，继用未停，凡 40 剂，彻底治愈，2 年后相见，身体健康，精神恢复正常了。

❖ 润肺治咳

《金匮要略》麦门冬汤，医肺痿热灼津液，气逆上冲，咽喉不利，属于名方。叶桂先贤通过化裁调理中州，组成养胃汤。老朽以其施治木火刑金，燥邪入肺，干咳无痰，加入沙参、百合、瓜蒌、杏仁、枇杷叶，收效较佳。1966 年诊一男子，40 岁，有肺结核病史，已形成钙化灶，数月来身发低热，虚弱无力，口中干燥，舌红，日夜频频咳嗽，无痰，吃抗结核药未有改善，乃转中医。纳差，体重下降，脉象细数，沉取力不搏指。经过反复思考，仍以养阴清化为主，即给予本汤。计麦冬 30g、人参 10g、半夏 6g、甘草 6g、大枣（擘开）10 枚、粳米 60g、杏仁 10g、沙参 10g、百合 10g、瓜蒌 20g、枇杷叶 15g，每日 1 剂，水煎分 3 次服，连用 2 周，病情日见起色，将药减去 1/3，继续饮之，50 天后恢复了健康。以润、滋、养、补疗干咳无痰症，是应开的一项法门。

❖ 阳病转阴

人体感染疾病，由于营养状况、邪气强弱、饮药不当、拖延治疗、抵抗力的盛衰，易发生相应转化现象，阳性变阴、阴证反阳，《伤寒论》论述较多，如阳明中寒食谷欲呕，投吴茱萸汤（人参、吴茱萸、生姜、大枣）；少阴热化成阳，心烦失眠，用黄连阿胶汤（黄连、黄芩、阿胶、白芍、鸡子黄），口燥咽干、自利清水，用大承气汤（枳壳、厚朴、大黄、元明粉）。因此学习中医要强调辨证二字，不能局限死的模式，错误地认为《伤寒论》六经，三阳皆属热邪，三阴都指寒病，否则难以发挥正确施治疗法。1985年老朽在济南诊一风寒感冒，开始显示邪犯太阳，因体温上升咽干吃冰糕、喝饮料过多，病情急转直下，厌食、腹泻，大便日行七八次，有完谷不化现象，手足发凉，脉搏微弱，汗出恶寒，已变阴证，乃改弦更张，给予理中、四逆汤合方。计附子20g、干姜20g、人参15g、白术20g、甘草10g，加茯苓15g利水，且不伤正，水煎分3次服，5天后病况锐减，嘱其蝉联用之，凡12剂瓦解获愈，很快上班工作。

❖ 桂枝汤加柴胡的应用

河北世伯任严《研医犀烛》谓《伤寒论》桂枝汤为书内群芳谱之首，加减方亦占应用鳌头，后来医家照搬原汤者，比较少见。曾将此方调理妇女肝火过旺，气郁不伸，胸闷、烦躁、易怒、胁痛、多梦、围绝经期综合征、自主神经功能紊乱。以桂枝活血，白芍养阴柔肝，甘草和胃，生姜止呕，大枣健脾护正。加柴胡疏肝行气，宣散胀满，与白芍、甘草组合，缓解疼痛，称疏肝祛痛汤。所定之量，计桂枝10g、白芍15g、甘草6g、生姜9片、大枣（擘开）10枚、柴胡15g，每日1剂，水煎分2次服，连用7~15天。除上述主治，还可扩大使用范围，宜于慢性胃炎、十二指肠炎、肋间神经痛、肠系膜淋巴结炎、胃神经官能症。老朽投入实践，确有效果，就古为今用而言，是伤寒家运用经方的发展，属临床一大贡献。

❖ 苓桂术甘汤四项用途

1948年一病友携来一册未署撰人《湖舫杂言》，谓《伤寒论》乃调理流行性外感专著，虽取施治内科诸证，然非完书，投予范围不广。从其遣药规律而论，咳嗽开干姜、细辛、五味子，兼医哮喘，十足可法，若阴虚内燥、热邪入肺、木火刑金、结核感染，则欠失宜。人参益气，生津作用极小，不能解除水亏口渴，同天花粉、石斛、麦冬、玄参、生地黄相比，几乎不占地位，力不足言。见发热就给桂枝，脱离辨证观念，无汗配麻黄，有汗加白芍，真寒假热、阴证似阳，该和附子、干姜并行，焉能一睹表"热"便吃桂枝也。有一处方最为标准，苓桂术甘汤既不寒热合一，亦没攻补互结，疗途较泛，适应多方，温养脾胃，健运中州。以白术为君，治气虚不固肠道溏泻；以桂枝为君，活血通脉，治心慌、怔忡；以茯苓为君，利水涤饮，治头眩、呕吐涎沫、小便短少；以甘草为君，补中升阳，治心脏期前收缩，脉象结代，呈现间歇。老朽阅读两次，颇有感触，写出供作参考，甚得裨益。

❖ 黄土汤加减治便血

岐黄家闻名于世，除文献记载、史书立传，大都留有著述，在身后流传，如张机先师《伤寒论》、李时珍《本草纲目》、叶桂《临证指南医案》。老友何竹朋家贫坎坷，拒绝仕途，境遇苍凉，业医数十年，写有《药草》十册，笔锋犀利，行云流水，妙语如珠，典故荟萃，归道不久，随之亡佚，令人扼腕落泪痛惜。指出时方派投药很广，超过伤寒家多倍，丰富本草内容，是随着社会发展的成就，不能扬古抑今，玉中寻疵。曾说《金匮要略》治肛门下血，开黄土汤，附子大热温里，在方内不宜，吴鞠通系统传人改换仙鹤草，功力可观。无论痔疮、结肠炎、肠道溃疡，均起作用，患者奉为圣方，表明后来居上。老朽实践之量，生地黄 10g、白术 10g、阿胶 15g、黄芩 15g、甘草 6g、伏龙肝（灶心土）60g、仙鹤草 30g，每日 1 剂，水煎分 3 次服。连饮 10~20 天。

❖ 竹叶汤加减治风热感冒

老朽调理风热感冒，口渴、舌红、头痛、项强、发热、身有微汗、脉象浮数，常投桑菊饮、银翘散、麻杏石甘汤加味，均能奏效，为针对性主方。1970年于淄博诊一患者，表现为上述症状，体温升高，颈部运动失灵，脊背感觉板硬发直，咽喉吞咽欠舒，要求解除"类颈椎病"的痛苦。当时进退维谷，考虑葛根汤、白虎汤、瓜蒌桂枝汤加减，由于经验较少，举棋不定，因重点起用经方，他药未入视线，最后忆及家父所说《金匮要略》竹叶汤，将桂枝、附子减去，给予竹叶 30g、葛根 15g、防风 10g、桔梗 10g、人参 6g、甘草 3g、大枣（擘开）10 枚，加石膏 30g，水煎分 3 次服，6 小时 1 次，连用 3 天，情况开始顺转，改为日饮 1 剂，继续 4 剂，热清邪消而安。据此提出注意，该汤属角落方，不宜抛弃，为临床效力，可收硕果。

❖ 小青龙汤加减治哮喘

《金匮要略》医痰饮腹满，水走肠间，投己椒苈黄丸（防己、椒目、葶苈子、大黄），且疗哮喘。其中椒目非点缀品，能起重要作用。《长江医话》调理哮喘，谓加椒目 10~15g，或置于小青龙汤内，均见卓效，老朽验证果如其然。临床观察，把小青龙汤中白芍减去，功力最佳。民国初期尹少卿前辈以之施治支气管哮喘，尚加石韦、旋覆花，对解除支气管痉挛发挥平定作用，首屈一指，名涤饮化痰汤。计麻黄 10g、细辛 6g、干姜 10g、半夏 10g、桂枝 10g、五味子 10g、甘草 6g、椒目 15g、石韦 10g、旋覆花 15g，每日 1 剂，水煎分 3 次服，连用 5~10 天，戒烟、低盐、忌海鲜、避开雾霾。1964 年老朽出席中医药大学教材修审会议，一工作人员之母哮喘发作，端坐呼吸，不能卧床，十分痛苦，即取该方授之，连饮 7 剂，病情便减，善后降量一半，继用 2 周，症消而愈，至今合肥尚有人言及此事。经验告诉，如患者汗出较多，把麻黄改为麻黄根，同样生效。

❖ 桂枝汤加味治胃病

《竹亭漫笔》言《伤寒论》乃调理感冒专著，无论普通感冒或流行性感冒，初起阶段，投予麻黄汤、桂枝汤均有功力，以疗风寒为重点。所谓风寒不一定都属于致病因子，症状表现恶风、恶寒，诊断的关键不在风、寒二邪，取决于有汗、无汗。恶风、恶寒是确立中风、伤寒之名，不能代替实质性的有汗和无汗。麻黄汤君药是麻黄，能发汗；桂枝汤内元帅则为桂枝、白芍二雄掌舵，若弃白芍，单靠桂枝，汗不易止，风亦难去。分析很精，不愧大家。老朽常以桂枝汤施治胃病，凡胃酸缺少，腹内隐隐作痛，即给予此方。计桂枝 10g、白芍 15g、甘草 10g、生姜 10 片、大枣（擘开）10 枚，加香附 10g、延胡索 10g，每日 1 剂，水煎分 3 次服，适于萎缩性胃炎。若检出幽门螺杆菌，要加蒲公英 50g，有抑制作用。观察多年，效果良好。

❖ 小陷胸加味扩大应用

气郁、食积、寒热互凝形成的结胸，属于小结胸范围，和大陷胸汤所治痰水停于胸腔"从心下至少腹硬满而痛不可近"者有异，习称膈证。主要表现气短，胸闷，"正在心下，按之则痛"，脉滑。老朽常仿照清贤王孟英、丁幼雅遣用宣通、开散法，在《伤寒论》小陷胸汤基础上加入相应药物，突出"泻"字。曾和广州一医友谈及，他认为"泻"能伤正，宜吸取《景岳全书》经验，添少量扶助元气之品。半夏、黄连、瓜蒌只攻不保，治标忽视疗本，易留后患，影响健康，增加一味人参，即变良方。对此，老朽亦深有感触，实邪居内，妄予温补，不仅难去，还会给寇送粮，药力受缚不得发挥，"结"更费解了。姑存此说，以待来者。调理小结胸证拟具一方，由半夏 10g、黄连 10g、瓜蒌 30g、枳壳 10g、厚朴 10g、石菖蒲 10g、砂仁 10g、香附 10g、神曲 10g、大黄 3g 合成，每日 1 剂，水煎分 3 次服，连用 5~10 天。也适于胃病、食管梗阻、脑膜炎、肋间神经痛，名新订小陷胸汤。

❖ 肺痈宜服排脓汤

《金匮要略》所载肺痈，开始恶寒、发热、气短、胸痛。10 天左右咳嗽转剧，咯出大量脓性物，达数百毫升，如米粥，划之中断，味恶臭，甚则喘不得卧，发生致命性吐血。主张投予桔梗汤（桔梗、甘草）、葶苈大枣泻肺汤（葶苈子、大枣）。老朽应用，根据实际情况进行加味，命名排脓汤。计桔梗 20g、甘草 10g、苦葶苈子 20g、大枣（擘开）10 枚、浙贝母 15g、蒲公英 50g、鱼腥草 40g、黄芩 20g、红藤 40g、蜀羊泉 30g、败酱草 20g，每日 1 剂，水煎分 4 次服，连用 7 天。1958 年诊一患者，吐脓血，夹有黏痰，胸闷，呼吸困难，脉滑数，无杵状指，大便 3 日未见，即以本方予之。3 剂之后见效，然减不足言，乃将鱼腥草增至 60g、红藤增至 60g，又加银花 30g，继饮 5 个昼夜，病况急转直下，逐步峰回平坦，症状瓦解，把量压缩一半，又吃了 7 剂，彻底治愈。充分说明要重视清热化毒药物，且放大其量，少则难见伟效。

❖ 便秘宜服麻子仁丸加减方

《伤寒论》医脾约投麻子仁丸，大瓢先生予以加减，创制通肠丹，以小承气汤为基础，专题调理阴虚液亏、肠道干燥、习惯性便秘，长时应用无不良反应，可以纠正恢复常态。有枳壳 100g、厚朴 100g、大黄 30g、当归 100g、肉苁蓉 100g、麻子仁 50g，研末，炼蜂蜜为丸，每次 6~10g，日 2~3 服。老朽广泛运用，功力较佳，因大黄攻下损气伤血，不利羸弱患者，曾将其删去，改成芦荟，转化平妥，信息反馈，却效能低下，差满人意，只通大便缺乏降气行滞，解除不了热邪内结、腹中胀满。复开原方，则症状皆消，似此情况非久于临床不易发现，难得体会深刻，也暴露老朽知识浅陋、经验不足，盲目更改先贤处方，师心自用，企翘尾巴，是十分颠顸无知，今日思之，愧汗沾襟。

❖ 百合病疗法

《金匮要略》所言百合病，比较少见。1946 年遇到一位 40 岁左右女子，患伤寒留下的后遗症，由孙二宾先生施治。症见饮食懒进，坐卧不安，如鬼神附身，愁眉苦脸，默默不语，有时自己说话，问之止而不答，口干尿赤，大便尚可，夜卧能睡。曾授予百合地黄汤（百合、生地黄），似乎有效，数日又转归病态，加牡蛎、知母、天花粉，亦无起色。同家父商量又添滑石、鸡子黄，依然如故。最后二老加大投量，增入经方之外的相应药物，开了一首复方，名仙草汇聚汤，以养阴清化内热为主，兼去湿邪，特点是凉上通下，突出宣窍、利痰，却得成果，每日 1 剂，水煎分 3 次服，连用 15 天，症状基本消失，且未反弹，当时同道叹为奇治。现在回忆，犹存深刻印象，大概有百合 60g、生地黄 30g、滑石 15g、石菖蒲 15g、柴胡 10g、郁金 15g、丹参 10g、半夏 10g、天竺黄 6g、枳壳 10g、薄荷 10g、盔沉香 6g。先人经验，并非过眼云烟，很富研究价值。其中理气之品，也起不小作用。

❖ 竹皮大丸生用白薇治咽喉炎

白薇苦寒，清火凉血，调理阴虚五心烦热，治鼻衄，尿路感染，小便淋漓、疼痛、出血，颇见功力。老朽通过临床观察，对口腔红肿灼痛，急慢性咽喉炎亦有作用，曾将《金匮要略》竹皮大丸改成汤剂，减去桂枝，突出本药，加牛蒡子、金荞麦，每日 1 剂，水煎分 3 次服，漱口、含咽而下，连用 3~6 天，效果彰显。计竹茹 30g、石膏 15g、甘草 10g、白薇 30g、牛蒡子 20g、金荞麦 50g。1955 年山东陵县一男子来诊，医院断为急性喉炎、慢性咽炎急性发作，症见咽部充血，扁桃体肿大，痛势剧烈，米浆难入，即以此方予之，4剂便愈。

❖ 小建中汤加味治胃病

《车翁藏书记》谓李东垣、张介宾传人工于温补，且善投经方，民国初期北方首脑徐世昌患胃痛，无胀满、泛酸、灼心，邀之诊脉调理。他对高官盘踞要津，不屑一顾，索取高昂车马费，呼其为徐翰林，不尊称大总统，世昌亦屈身拱手赞美迎送医林豪杰。言因虚寒沉积中州，仓廪空为寒邪侵犯，宜温化填补，比喻君子至，小人退；正气充，顽疾消，遂书小建中汤加味。计桂枝15g、白芍15g、甘草15g、生姜20g、大枣（擘开）10枚、胶饴30ml，添入白芷15g升举阳气、炮附子10g辛热散寒，连饮7天，症状解除。老朽亦曾仿用，确有效果，命名温胃祛寒汤。1953年遇一行管人员，胃炎兼十二指肠溃疡，病史甚久，腹内隐隐作痛，感觉空虚，吃饭或按压即舒，精神不振，脉象微弱，乃授以此方，每日1剂，水煎分3次服，半月后已完全控制，基本转愈。可以体会三点，小建中汤平妥易遣，功力一般，加味见奇；胃酸分泌不多，开大量白芍无妨；胶饴，又叫麦芽糖，补中改善营养，虽属保健品，和桂枝相配，温运补血，倘若短缺，以粗制红糖代替也起作用。

❖ 小承气汤的运用

老朽少时见一医家，学识渊博，精通六艺，因参加康梁变法，失败转回南方，又流落山东，专业岐黄，临床以善用《伤寒论》小承气汤闻名遐迩。投予标准，凡胸胁苦满以枳壳为君，开15~30g；腹内膜胀以厚朴为君，开15~30g；清热泻火通利肠道以大黄为君，开10~15g，不论伤寒、温病、杂症，突出调理主诉症状，谓之虎落平阳轮战疗法。所遣重点，凡胃炎、十二指肠郁积，都在此汤基础上增入他药，灼心泛酸加小茴香、吴茱萸；气充肚大加木香、大腹皮；疼痛不已加白芷、附子；大便燥结久未更衣加瓜蒌仁、元明粉。大黄之量较少，局限3~5g。精神分裂发生躁狂，打人毁物，昼夜不眠，常添黄芩、黄连、山栀子、青黛、元明粉，将大黄投量升至30g，多则100g，形成自己的技巧特色。老朽曾藏有先生的一张药笺，专题调理心脏期前收缩，脉象结代间歇，只开五味小方。计炙甘草15g、桂枝15g、人参10g、麦冬10g、生地黄10g，水煎分2次服，效果很佳，代替了炙甘草汤。

❖ 桃核承气汤加味治躁狂

潘君明《陶然四笔》，谓脏躁一症男女均有，妇女较多，严重者发生精神分裂，数日不食，仍狂闹不已，有一股邪劲。此时《金匮要略》甘麦大枣汤已无能为力，只有泻火攻下才见效果，控涎丹、十枣汤、礞石滚痰丸虽可抑制踰垣上屋、乱走骂詈，乃取快一时，复发率高，投予《伤寒论》桃核承气汤则会得到改善，以大量大黄、元明粉为主，破血逐瘀，其他专清内热的黄连、石膏，甘拜下风；抵当汤的水蛭、虻虫虽然亦属峻剂，也不起明显作用。病机深处尽管离不开气滞、血瘀、痰聚、火结，都应将火、血交凝放在首位，否则画饼充饥，无战绩可言。所定处方计桃仁 15g、桂枝 20g、甘草 6g、大黄 30g、元明粉 20g、山栀子 30g、龙胆草 15g，每日 1 剂，水煎分 3 次服，连用 15 天。大便下行数次后，把量减半，照饮勿停。若功力不显，更衣排出不畅，加重药量至 1/3，情况即会转化，以平为期。老朽临床，曾不断仿用，进行疗能观察，的确是值得揄扬的验方。

❖ 理中汤加吴茱萸

广和堂《古方配本》，记有坐堂医家候献玺调理胃寒、纳呆、疼痛，喜投《伤寒论》理中丸，不添附子而加吴茱萸，改为汤剂，无论胃炎、十二指肠炎和溃疡病，皆可应用。认为附子偏于助阳，不经炮制易于中毒，加工后功效丧失大半，不如更换吴茱萸，既温里止痛，又辛散寒积，促进消化，代替附子，能建伟勋。此说得到多数同道支持，誉为别开生面，属实践总结，发展了仲景先师未尽之意，应当肯定。老朽临床观察，在施治胃炎的过程中，凡泛酸、灼心、嘈杂、疼痛、消化不良，都有作用，尤其是酸水过多者，最为适宜。开量要大，少则难以发挥攀大之力，贻误疗程。处方标准，计人参 10g、干姜 10g、白术 10g、甘草 6g、吴茱萸 15g，每日 1 剂，水煎分 3 次服，连饮 10~15 天。若手足发冷，疼痛较重，将吴茱萸升至 20g，即可解决。

❖ 葛根芩连汤加石膏退高热

老朽受伤寒家沈芝崖先生影响，调理流行性感冒发热过程中，口干，烦躁，体温升高，邪在太阳，投麻黄加石膏汤；邪在少阳，投小柴胡加石膏汤；

邪在阳明，投葛根芩连加石膏汤，统称三阳加石膏汤，功效令人满意。应用较多者，则为葛根芩连加石膏汤，实际作用超过白虎汤。阳明经证尚未入腑，清贤陆九芝曾主张开葛根芩连汤，没有提到加石膏之事，陈氏予以补充，指出白虎汤清除高热汲长绠短、力不从心，葛根解肌、芩连泻火切合符节，十分合拍，添入石膏如鱼得水，使疗力升高。所定药量，葛根 10~15g，黄芩 15~20g，黄连 15~20g，石膏 30~60g。缘葛根、黄芩、黄连三味，有固肠之弊，防止大便难下，要加元明粉 2~3g，抵消这一因素。1958 年遇一时令病，已诊为温邪进入气分、口渴、舌红、烦躁、体温接近 40℃，数日未有更衣、打针、物理降温，配合吃白虎汤加羚羊粉，汗出而热不退。老朽于捉襟见肘的情况下，蓦然忆及此方，将其推到一级限量，加元明粉 6g，水煎分 3 次服，6 小时 1 次，昼夜不停，连用 3 天，逐渐向好的方面转化，热度大减，感觉饥饿，把投量压缩一半，改成每日 1 剂，又饮 3 剂，开始恢复健康。通过本案，即可窥见，白虎汤和葛根芩连加石膏相较，石膏、知母不占绝对优势，由葛、芩、连、石组建者，都居上游，打开了前景光明的治途。

❖ 薯蓣丸减味治劳损

《大慈庵藏书记》为白文抄本，老朽从仁和堂书库窥见，载有各家医案处方，其中白雪翁将《金匮要略》薯蓣丸予以减化，组成济众丹，有山药 200g、当归 50g、桂枝 30g、生地黄 50g、人参 50g、白术 50g、茯苓 30g、川芎 30g、白芍 30g、麦冬 50g、神曲 30g、炙甘草 100g、大枣（去皮、核）100g 碾末，水泛为丸，每次 10g，每日分 2~3 次服。能医身体羸弱、营养不良、气血两虚。老朽曾按法配制，给予免疫、抵抗、修复力低下，形象瘦小，感觉疲惫，嗜睡懒起，脉象沉微；或妇女月经延后、量少、停潮，表现贫血状态，都可应用，可获得良效。1980 年治一虚劳男子，医院检查诊为再生障碍性贫血，极度消瘦，体重不足 50kg，显示严重气血亏损，即以此药予之，嘱咐常吃动物肝脏，并取铁锅烧菜、煮饭。凡 3 个月病情顺转，半年后居然恢复了健康，未再反弹，说明已经痊愈。

❖ 白虎承气汤一方双治

医林前辈田步青对阳明腑证应用大承气汤（枳壳、厚朴、大黄、元明粉），白虎汤（石膏、知母、甘草、粳米）对象属于另一类型，阐述透明，很有意义。老朽临床亦重视区分，但在高热持续阶段，发生大便秘结，数日不解，或热结旁流，下利粪水，曾将二方合一，命名白虎承气汤，能收一箭双雕之效。既降低体温，又驱除火邪与秽物凝聚停积，比先后轮投白虎、承气汤，施治更强。1959 年于山东中医学院（现为山东中医药大学）诊一干部，感冒发热汗出不退，住附属医院 1 周，不见好转，由老朽接手，口渴、舌红布满黄苔，更衣 1 次，干硬导致肛裂出血，即取本汤授之。计石膏 45g、知母 15g、甘草 6g、粳米 60g、枳壳 15g、厚朴 15g、大黄 10g、元明粉 10g，水煎分 3 次服，连用 2 剂，大便下行，矢气甚多，臭味盈室，体温降落接近正常，情绪稳定。嘱咐继饮 1 剂，遂霍然而愈。

❖ 虚人退热竹叶石膏汤

抗日战争福建陷落前夕，泉州孝廉吴锡璜避兵马来西亚，定居新加坡执行医业，因属时方派，处方遣药适宜热带地区，颇受欢迎。使人惊奇者，常以《伤寒论》竹叶石膏汤调理发热，或体虚胃热，口干而渴，将人参改为西洋参，方小药少，称养生叫座药。其弟子在泰国、越南南方、印度尼西亚亦进行传播，影响深远。老朽临床曾将此汤投予温病气分过程、阳明证初起阶段，以竹叶、石膏、麦冬三味为君，重点清热生津，抑制火邪亢盛，避免肠道燥结，防止恶心呕吐、饮食难下，有多向性作用。计石膏 40g、麦冬 20g、半夏 10g、竹叶 40g、西洋参 10g、甘草 6g、粳米 50g，每日 1 剂，水煎分 3~4 次服，连用 3~7 天，均见效果。

❖ 大承气汤加附子

民国时期育仁堂药店聘请外地苟乐山医家应诊，须发尽白，音容笑貌表现春风，属伤寒派，功底深厚，读书万卷仍感不足，乃真正学者，非等闲可比。临床特点，遣药与众不同，喜石膏、附子合用，投白虎汤加附子；大黄、附子合用，大承气汤加附子，已习观见惯。老朽曾谒见医一围绝经期妇女，因和邻居争吵，数日不进茶饭，胸闷、烦躁，动辄哭骂，腹内硬痛，大便秘结，7 日未下，卧床不起，他认为乃实证夹虚、虚中抱实，虚实双疗方可解除。患者求愈心切，委其全权调理，曾投予枳壳 15g、厚朴 15g、大黄 10g、元明粉 10g、附子 15g，水煎分 3 次服，7 小时 1 次。连用 2 剂，更衣 3 次，邪气退却，症状土崩瓦解，惟感觉乏力而已。这一施治收效较捷，并非华山险道，尔后通过大量涉猎文献，才知此法来自《九云医案》中。

❖ 麻黄汤的药变

乡村医家步山樵，世代书香，均未醉心官场，他在外祖私塾苦读寒窗，学习文、史、哲典籍 20 年，后家道中落，放弃大学教师生活，隐居民间业医，维持生计。与老朽为忘年友，性格诚朴，冷眼热肠，信奉宗教，满面春风，济世渡人，自称释门居士。他说《伤寒论》有三归：第一，投麻黄汤发汗后病仍未解，改用桂枝汤加减，因此桂枝汤亦是麻黄汤补充方；第二，《伤寒论》除医外邪侵犯，也疗误治引起的变局，习称坏病；第三，以桂麻二汤开篇，常投阳性药物，虽有芩连、膏知、硝黄杂存其间，为数很少，属于点缀。步氏调理外感风寒所开麻黄汤，以麻桂二味为君，不分上下，每剂各 10g，将杏仁提到超级地位，利肺散邪，止咳定喘，都在 15g 左右，可助麻黄宣通启腠，促使鬼门开放，防止汗出遗留咳喘发作，谓之花展二益。若表邪已解，咳喘又来，仍用原药，方义则变，转为麻黄 10g、桂枝 3g、杏仁 15g，甘草升至 15g，和杏仁同量，形成杏草争春。这一洗心爽目的学说，值得充分研究，把其别具一格，推向实践。

❖ 四逆汤的应用

既往人们从《伤寒论》前言，认为仲景先师以长沙太守而业医，关心群众疾苦，好似王谢堂前燕飞入百姓家，亦像谢道蕴所说是葵花向日倾，洒向了阳光雨露。书内四逆汤，急救复苏，能挽狂澜，属回生药。先贤黄元御推其为振发阳气的唯一圣品。老朽临床，若病情严重，以救阳为主，开大量附子，用 20~50g，方见其力；寒邪明显，多投干姜，20~30g，居附子之下；甘草 10~20g 即可，过重影响食欲，导致纳呆，发生饱满感。吃四逆汤过程中，最好加入人参 10~30g，大补元气，利用兴奋之力催化诸药发挥疗效。凡谈附子、熟附子、盐附子均不宜用。

❖ 四逆汤干姜亦可为君

《伤寒论》四逆汤临床应用，可以轮转，药物分别为君。老朽学医过程，接受时贤经验，不突出附子领先。若阴寒内盛，纳少，手足逆冷，下利清谷，委干姜挂帅，每剂投 15~30g。汗多恶寒，体温低下，脉微无力，身体疼痛，以附子开山，投 20~40g。心慌不宁，有恐惧感，令甘草掌权，投 15~30g。如发现药力不足，温里祛寒加吴茱萸 10~15g；助火壮阳加肉桂 6~10g；补中益气、强心，加人参 10~20g，提高免疫、抵抗、修复三力，加菟丝子、红景天 15~30g。1968年于兖州诊一古稀男子，患慢性肠炎，因吃冷物增重，面色㿠白、怕凉、食而不化、腹痛则泻、脉象沉弱，按之欲绝，即授予四逆汤，曾以附子为君，精神状态有所好转，下利仍然不止，乃将干姜升至和附子同量，各 40g，连饮 3 剂泻下便减，又继服 5 天而愈。说明汤内干姜，也能发挥中流砥柱的作用，附子虽似佛面黄金，不能独霸一方。

❖ 小陷胸汤突出瓜蒌

《伤寒论》小陷胸汤的应用，并非平湖秋月，很有考究。王孟英先贤虽然提及重视三味，却没列出量的把玩。根据临床需求，一般是呕吐、痰多重用半夏，开 10~15g；胸闷、痞满凸显黄连，开 10~20g；胀痛、大便干燥委任瓜蒌，开 20~50g，投量不同，配合一起，相映成趣。1955 年于德州诊一四十岁男子，胸痛、胀满，如物堵塞，呼吸困难。询诸近况，言日前参加朋友婚事，喝酒吃菜较多，未患其他疾病和不利影响。医院印象胃扩张、胸腔积水、恶性肿瘤，考虑手术，家属恐惧万分，邀老朽设方救治，从多方面判断，乃结胸证，先开中药试之，无效再行动刀。即给予瓜蒌 80g、半夏 10g、黄连 15g，加入枳壳 15g、砂仁 15g、大黄 2g，水煎分 4 次服，5 小时饮药 120ml，日夜不停，进行观察。第 1 剂感觉舒适，连用 3 天，便起床而愈。汤内瓜蒌超越常规，微量大黄开结引药下行。通过本案了解，此方确有作用，瓜蒌量大可建捷功。

❖ 黄连阿胶汤治五心烦热

阴虚发热，常表现手足心发热、口干、耳鸣、舌红少苔，无潮热、骨蒸、盗汗现象，体温不过 37℃，和劳瘵（即结核病）不同，多见于妇女，围绝经期阶段发生率较高。药物调理，银柴胡、地骨皮、胡黄连、鳖甲、牡蛎、龟甲，均非对证之品，饮后乏效。客观检查无器质性改变，将其列入自主神经功能紊乱领域中。老朽从事岐黄专业数十年，不断进行病例统计，发现《伤寒论》黄连阿胶汤有理想的作用。1976 年于济南诊一四十五岁女子，阵发性出汗，五心烦热，严冬季节亦把手足伸出被外，两年时间，十分痛苦，便干尿黄、脉象细数、口干而不欲喝水，打针、吃药综合施治，迄未好转，因其丈夫是内科名家，取得同意，即授予本方。计黄连 15g、黄芩 15g、白芍 15g、阿胶 15g、鸡子黄（冲）2 枚，加生地黄 10g、山茱萸 10g、二至丸（女贞子、旱莲草）10g 冲，每日 1 剂，水煎分 3 次服，连用 15 天未做更改，病情大减，劝之继续勿停，月余而愈。

❖ 竹叶汤加减疗风热

仲景先师学说继承者，调理外感风寒投麻黄汤，风热入侵不开银翘、桑菊药物，善用《金匮要略》竹叶石膏汤去桂附加石膏，呕恶加竹茹，身痛加独活，口渴加麦冬，尿少加滑石，持续发热加知母、提升石膏之量，同样发挥作用。老朽少时亲见大瓢先生应用此方，3 剂便愈。1959 年于山东省中医院诊一患者，身热口渴、脉数、感觉胸内如火炭燃烧、头上微汗、无恶寒现象，因属初起，和邪陷阳明有别，师法前人即以本汤予之。计竹叶 30g、防风 10g、葛根 10g、桔梗 10g、人参 6g、甘草 6g、生姜 6 片、大枣（擘开）6 枚、石膏 30g，水煎分 3 次服，虽见效果，减不足言，把石膏改为 60g，继饮 2 剂，则病退而安。石膏之重，起了杠杆之力。

名方新用经验

❖ 达原饮的新用法

吴有性达原饮，为调理治瘟疫主方，民国初期陈兆丰先生将其扩大运用，授予消化系统疾患，治疗胃炎、肠功能紊乱，以呕恶、腹内胀满、大便不爽、里急后重、肛门下坠为适应对象，疼痛居次要地位。计槟榔 12g、厚朴 12g、草果仁 9g、知母 6g、白芍 9g、黄芩 6g、甘草 3g，加木香 9g，改名达原加木香汤。老朽临床经常给予患者，功效显然。但须抓住消化不良、大便干溏不一两个症状，结肠炎无效。他把疫邪发展过程中出现的四肢、胁下疼痛，称为"主客交"，给予鳖甲、穿山甲、牡蛎、蝉蜕、䗪虫、僵蚕、当归等消癥、活血、散瘀药物，若改作施治慢性炎块，如肝脾肿大、盆腔炎、子宫肌瘤，均比较恰切。

❖ 失笑散加味治慢性盆腔炎

老朽临床，一般不投用秽浊药物，如橙足鼠、寒号鸟之粪，虽通利血脉，散瘀止痛，然非净化品，和蒲黄粉组方，黄酒送服，能活血行滞，缓解胸腹疼痛，名失笑散。医友孙桐欣赏本药，调理妇产科疾患，常以之配合乳香、丹参、没药、当归、益母草，施治慢性盆腔炎，包括卵巢炎、子宫内膜炎、结缔组织炎，重点为输卵管炎，怀孕障碍；其次产后腹内隐痛，恶露停留。计五灵脂 15g、蒲黄 10g、当归 10g、丹参 10g、乳香 10g、没药 10g、益母草 15g、生姜 6 片，每日 1 剂，水煎分 2 次服。1955 年于德州诊一少妇，结婚 7 年不孕，经常少腹部疼痛，坠胀不舒，医院印象双侧输卵管粘连、积水，阻塞不通，当时即以此汤相授，称七味方，嘱咐蝉联饮用，坚持勿辍，观察疗效。凡 30 天，客观检查，宫腔通畅，液物消失，6 个月后身已六甲，至期产下双胞女婴。

❖ 青蒿鳖甲汤的新用途

前贤投青蒿鳖甲汤，医温病后期邪伏阴分，夜热早凉，身上无汗；或肺结核虚火旺盛，骨蒸劳热，奉为传统名方。老朽在临床过程中发现本汤对阴虚外感高热无汗，亦有理想作用，细菌性、病毒性感冒皆可给予，能通过汗出而解，热即消退。其量为青蒿 30g、鳖甲 10g、生地黄 10g、知母 10g、牡丹皮 10g，水煎分 3 次服，5 小时 1 次，日夜不停，连用 4 剂便可痊愈。青蒿 30g，乃成人之低量，少则无效。

❖ 一贯煎治萎缩性胃炎

慢性萎缩性胃炎，属胃脘痛范畴，常有口干欲饮、舌红少苔、胃内嘈杂发胀、食后不舒、形体逐渐消瘦，很少泛酸灼心症状，脉象沉细无力，病程较长，日久个别患者能转化成癌。由于胃阴亏虚，分泌液减少，缺乏濡养，积热生火，表现为虚热病。老朽受《柳州医话》影响，喜投魏玉璜先贤一贯煎加味，计沙参 10g、麦冬 10g、当归 10g、枸杞子 10g、生地黄 15g、川楝子 10g，加白芍 10g、山楂 10g、石斛 10g、天花粉 10g、仙人头（干萝卜）30g，每日 1 剂，水煎分 3 次服，连续 15~30 天为 1 个疗程，收效良好，可以广泛应用。口苦加黄连 6g，气虚乏力加西洋参 10g、太子参 6g、党参 6g。

❖ 地黄饮子治血燥

皮肤干燥瘙痒，谓之血燥证，和湿疹、荨麻疹、银屑病不同，呈阵发性，常于晚上或入睡加剧，亦可局限在肛门、阴囊处，抓破后结痂，色素沉积。宜用古方地黄饮子：何首乌 15g、生地黄 15g、玄参 9g、当归 9g、刺蒺藜 15g、僵蚕 15g、红花 9g、甘草 6g，加苦参 9g、白鲜皮 9g、荆芥 9g、夜交藤 30g，每日 1 剂，水煎分 3 次服，连饮 7~15 天，有一定效果。

❖ 芍药甘草汤理胃止痛

广和堂古本配方，谓《伤寒论》芍药甘草汤不仅医小腿抽筋，腓肠肌痉挛，还可治胃病腹内经常疼痛。老朽应用凡胃炎、十二指肠炎与溃疡症，若只泛酸、灼心，上腹部不断隐痛，以此方为君，加相应药物，均见成果。通过酸甘化阴，能解除慢性炎变，保护溃疡面，是一首短小精悍的不倒翁汤。伴有他症，如厌食纳呆，加神曲、鸡内金；中满胀气，加厚朴、大腹皮；大便不爽，加瓜蒌、麻子仁；尿少水液潴留，加椒目、郁李仁；肠中干燥，更衣困难，加麦冬、肉苁蓉。1979 年诊一胃溃疡，发病 8 年，以微痛不已为主，夜间转剧，吃东西则止，既不反流，也无灼心，嘈杂，医院印象恶变前期，缺乏针对药物，送中医调理，老朽接手后，即取本方疗之，开白芍 20g、甘草 20g、制乳香 6g、炒没药 6g、半夏 6g、白芷 10g、阿胶 6g、九香虫 10g，每日 1 剂，水煎分 3 次服，连用 10 天，就痛止而安，停饮半月余，未有复发。经验告诉，凡吐血、大便色黑，胃和十二指肠出血者，功力不佳。

❖ 抵当汤调月经

妇女内分泌失调，月经延后、量少，甚至数月一潮，闭而不来，经方派常投《金匮要略》温经汤（当归、川芎、吴茱萸、白芍、人参、桂枝、阿胶、牡丹皮、半夏、麦冬、甘草、生姜）加减，乡村医家展云平大师既精理论又长于临床，遇到此类疾患，习用抵当汤加桂枝、䗪虫，反馈较好。计水蛭 6g、虻虫 4g、桃仁 10g、大黄 3g、桂枝 30g、䗪虫 6g，水煎分 2 次服。其中突出桂枝温经祛寒、通畅冲任两脉的作用，是一大特色。老朽也常仿照这一疗法，给予巾帼月经下行障碍的患者，连饮 1~3 个周期，皆言效果可靠，喜笑颜开。

❖ 桃核承气汤的妇科运用

《伤寒论》桃核承气汤，原治少腹蓄血，"热结膀胱，其人如狂"。后世经方医家常借用调理妇女冲任二脉失调，月经延期、量少，甚至闭经不潮。将芒硝减去，加川芎、红花、三棱、莪术、丹参、益母草破血痛经。民国时期周雪寒先生欣赏此方，又添他药，施药盆腔炎。老朽目见其施治两例，一名患者盆腔炎急性发作，低热，下腹部左侧疼痛，逐渐转剧，体温升高，大便 5 天未解，把芒硝改为元明粉。计桃仁 10g、桂枝 10g、大黄 6g、元明粉 6g、甘草 3g，增入牡丹皮 10g、金银花 30g、石膏 30g、红花 10g、制乳香 10g、炒没药 10g，水煎分 3 次服，6 小时 1 次，连饮 4 剂，大便排泻数次，皆如水样，即热退、痛止、症状消除。若介绍移植到妇产科领域，确可为巾帼服务。

❖ 当归芍药散治水肿

老朽借用《金匮要略》调理妇女怀孕腹内绞痛之当归芍药散，改为汤剂，给予肾炎、贫血、右心衰竭、蛋白缺乏、营养不良引起的多种水肿，加阿胶、大量黄芪，无论头面、下肢、全身都有作用。一般是当归10g、白芍10g、川芎10g、白术15g、茯苓20g、泽泻15g、阿胶10g、黄芪30g，每日1剂，水煎分3次服。若气血双虚，将当归、白芍、川芎、黄芪、阿胶放在第1位；解除水肿把白术、茯苓、泽泻委为先锋官，提高投量。经验小结，白术升到40g、茯苓50g、泽泻20g、黄芪80g，水肿现象迅速消失。泽泻例外，均属补药，对健康不会造成损害或产生不利影响，能体现前贤所言"有故无殒亦无殒也"。日本医家视当归芍药散十分名贵，强调治疗贫血性水肿要抓住机遇，"趁火打劫"，推为策划保身祛邪的优选良方。

❖ 小续命汤非偏瘫专用品

医林先驱调理脑血管意外发生的偏瘫，常投四首处方，即地黄饮子、资寿解语、补阳还五、小续命汤。小续命汤对中风神昏、语言謇涩、口眼歪斜、半身不遂虽有一定作用，然应用者甚少。老朽临床将本汤授予风寒湿邪侵入人体，发热恶寒、头项强直、筋脉拘急、全身疼痛、四肢活动失灵、行走困难，却起明显的作用。习开麻黄6g、汉防己15g、人参6g、黄芩10g、桂枝10g、白芍15g、川芎10g、杏仁6g、附子10g、防风6g、甘草6g、生姜10片，每日1剂，水煎分3次服，连用10~20天。方内黄芩燥湿消炎；杏仁宣肺通利皮毛；白芍在此非为养血护阴，而是取其止痛，同附子组合，功力更大，和防己配伍，谓之三仙药，是疗痛的核心，减去或降低原量，则效果就不存在了。

❖ 黄土汤疗便血有效

《金匮要略》黄土汤原医肠道先便后血。老朽取其调理消化系统溃疡出血病，功力较好。上腹部疼痛，饭后2~3小时发生，夜间亦常出现，大便黑褐，为胃、十二指肠出血；粪中脓、血、黏液，里急后重，坠胀，有解不完的感觉，乃结肠出血。无论胃溃疡、十二指肠溃疡、结肠溃疡（又名溃疡性结肠炎），都起作用。所定之量，生地黄15g、白术10g、熟附子10g、阿胶15g、黄芩10g、甘草 6g、灶心土（伏龙肝）60g，每日 1 剂，水煎分 3 次服，连续不停，症消辄止。方内阴阳双理，寒热合用，对阳能化血，血遇寒则凝，凉中凸显温补，以百草烧过的黄土为领军，有深远的含义。1968 年于莱芜诊一慢性非特异性溃疡性结肠炎，病史较久，吃过大量中西药物，开始见效，继用复发，患者失去信心，治疗无望，即以此汤予之，包括好转减量，凡 2 个月，共 40 剂，情况大变，出血逐渐消失，脓、黏液无有了，基本治愈。

❖ 灌顶汤也治失眠

家父曾言民国初期，陕西一医家随漆商来山东业医，属杂方派，经其诊疗者称颂乐道，有口皆碑，谓之"上工"。调理神经衰弱，烦躁失眠，夜难瞑目，困顿不堪，从来不投酸枣仁汤、黄连阿胶汤、归脾汤、交泰丸、天王补心丹、二加龙骨牡蛎汤，常开全蝎 10g、磁石 15g、柏子仁 10g、地龙 10g、天麻 10g、白芍 10g、五味子 15g、白蒺藜 15g、巴戟天 10g、罂粟壳 10g，名灌顶汤，每日 1 剂，水煎分 2 次服，下午 1 次，睡前 1 次，5 天见功。老朽临床开过此方，果然有效。当时考虑重点为罂粟壳，尔后把它去掉，仍起作用，说明是从经验中组成的。所收药物均可镇静，在抑制精神兴奋即安神上能发挥良好的施治率。中药是个伟大的宝库，应深入发掘、筛选提高，为社会服务。草根、树皮淘汰的论点，视为原始的偏见观，要彻底纠正。

❖ 大黄牡丹汤治急性睾丸炎

《金匮要略》载有若干经验良方，药味不多，颇有应用价值，如越婢加术汤、崔氏八味丸、黄芪桂枝五物汤、酸枣仁汤、麦门冬汤、葶苈大枣泻肺汤、桔梗白散、瓜蒌薤白半夏汤、当归生姜羊肉汤、泽泻汤、己椒苈黄丸、苓甘姜味辛夏仁汤、枳术汤、大黄牡丹汤、桂枝茯苓丸、胶艾汤、当归芍药散、下瘀血汤、竹皮大丸、甘麦大枣汤、温经汤、还魂汤，其次则为复方大黄䗪虫丸、鳖甲煎丸、薯蓣丸。老朽临床常投上述诸方，很有作用。其中大黄牡丹汤不只适于阑尾炎，亦可调治急性睾丸炎、附睾炎、妇女盆腔炎。1982 年诊一患者，发热，阴囊肿大，睾丸变硬、疼痛，尿道流出黏液，医院按急性睾丸炎处理，要求配合中药，即授予大黄 6g、牡丹皮 10g、桃仁 10g、冬瓜子 30g、元明粉 3g，加蒲公英 30g、红藤 30g、紫花地丁 30g，水煎分 4 次服，5 小时 1 次，连饮 3 天，症状大减，将量压缩一半，继续用之，病乃霍然而愈，说明经方功力切实可观。

❖ 生脉散的另外三治

生脉散由人参 10g、麦冬 15g、五味子 10g 组成，调治夏季伤暑、汗出过多、气阴两亏。清代卢见曾后人于民国初期所聘请精医的馆师，以之调理杂症，如肺虚慢性支气管炎咳嗽无痰，加瓜蒌 15g、百合 15g、沙参 10g、川贝母 10g、杏仁 10g、知母 10g；糖尿病上消渴欲饮水，尿崩症喝了即尿，加玄参 15g、山药 20g、黄精 20g、玉竹 15g、桑叶 10g、天花粉 15g；口腔唾液分泌减少，胃阴不足，舌红无苔，食而乏味，虚火内扰，肠道枯燥大便不爽，加石斛 10g、青果 15g、天花粉 15g、海蜇 50g、槟榔 10g，每日 1 剂，水煎分 3 次服，坚持应用，效果颇佳。老朽根据需要，也曾给予患者，反馈比较满意。

❖ 桂枝汤治胃肠病

老朽除外感风邪投桂枝汤（桂枝、白芍、甘草、生姜、大枣），调理胃肠疾患亦有派场，凡炎变、溃疡均可予之。喜热怕冷、舌淡舌润、内寒明显，加熟附子 10~20g；泛酸加吴茱萸 6~10g；胀满加厚朴 10~20g；嗳气加炒枳壳 10~20g、槟榔 10~20g；打嗝加代赭石 15~30g、大黄 1~3g；纳呆厌食加神曲 10~15g、砂仁 10~15g；嘈杂吐浊加苍术 6~10g、石菖蒲 6~10g；溏泻加山药 15~30g、扁豆 15~20g；粪里带血加三七参 6~10g、仙鹤草 15~30g；大便有脓加秦皮 6~10g、白头翁 10~20g；腹痛白芍加倍应用，开 20~40g。1958 年诊一腹中经常隐痛的男子，外地医院印象十二指肠、肠系膜淋巴结炎，来济南办公，顺道求疗，即以本汤授之。计白芍 20g、桂枝 15g、甘草 10g、生姜 10 片、大枣（擘开）10 枚，加白芷 10g、炒没药 10g，每日 1 剂，水煎分 3 次服，连用 10 天，症状递减，1 个月后停药，基本治愈了。

❖ 大柴胡汤治精神反常

吴七先生业师戈公，家贫如洗，放牛娃，因给书馆打扫卫生，旁听四书五经，塾师授以医术，聪明好学，有超人智慧。入泮后到国子监深造，光绪时举于乡，大挑出任知县，厌恶仕途，乃执刀圭隐居民间。老人留有条达障碍、肝气郁结、夹有痰邪处方，施治无故哭笑、杞人忧天、坐卧不安、行为异常，若脉象弦滑、二便尚可，就投《伤寒论》大柴胡汤：柴胡 20g、枳壳 15g、黄芩 15g、生姜 10 片、白芍 20g、半夏 10g、大枣（擘开）10 枚，大黄 3g，加胆南星 10g、茯苓 30g。心怀恐惧加龙骨 30g，牡蛎 30g，胆怯怕人，躲于暗室加酸枣仁 20g、炙甘草 10g、浮小麦 60g，每日 1 剂，水煎分 3 次服。柴胡为重点，突出白芍、茯苓的作用。老朽按法给予患者，均见效果。1979 年诊一类似症，强调有人谋害他，饭内下毒，长期不能解脱，即开此方予之，将柴胡升至 30g，涔涔冒汗，改为 20g，疗力不显，写了 25g，病况逐渐好转，连饮 14 天，精神状态已恢复正常。

❖ 当归散加味治精神异常

《金匮要略》当归散，有保胎作用，易于孕妇分娩，然无病吃药，亦能带来隐患，不宜盲服。此方医脾虚肝旺，加入柴胡、甘松、砂仁，可疏利肝胆、促进运化，解除纳呆。老朽调理精神抑郁、胸闷、胁下胀满、脘内隐痛，不断用之。适于胃炎、自主神经功能紊乱、围绝经期综合征、肋间神经痛。1965 年诊一妇女，有胃溃疡史，半年来心情不舒，烦躁，长吁短叹，胸胁苦满，喜听赞扬，厌与人言，被定为癔症、精神分裂、神经官能症。因西药发生副作用，出现不良反应，乃转中医，脉弦滑，饮食不佳，二便、睡眠无变化，即以此散改汤授之，给予当归 10g、茯苓 10g、白芍 10g、川芎 10g、白术 6g、柴胡 15g、甘松 10g、砂仁 10g，每日 1 剂，水煎分 3 次服，连用 1 周，病情递减，劝其继饮十大剂，已邪退转安。

❖ 右归丸是阴阳同补

先贤张介宾"阳非有余、阴亦不足"论，是研究人体学说，后世医家往往同疾病混于一起，指责为"重虚轻实"，清代王孟英就存在如是误解，认为给倾向温补大开觉路，偏离了辨证原则，走入"养正疾自除"的传销之门。老朽主张诊疗处方要随着人体阴阳盛衰而应用，若不考虑这些方面，便会使出入废、升降息，摧残生命，将人体状况和疾病表现二者结合起来，给予恰当调理，才可"阴平阳秘"，转危为安，达到恢复健康的目的。张氏所创右归丸医阴阳两虚，补命门火衰，强壮人体，解除羸弱，并不限于右，亦治左亏。计熟地 240g、山药 120g、山茱萸 90g、枸杞子 120g、鹿角胶 120g、菟丝子 120g、炒杜仲 120g、当归 90g、肉桂 90g、制附子 90g，碾末，水泛为丸，每次 6~10g，日

2~3服。适于下焦虚寒、腹痛便溏、遗精早泄、腰膝酸软无力、肾亏白发，投予神经衰弱，很有针对性。应用合理，能左右逢源。

❖ 制相火要重视大补阴丸

朱丹溪认为人身阳有余、阴不足，导致相火妄动，由生理转化成病理现象，强调滋阴以水灭火，降下相火带来的阳亢症，才能改变这一机制，单纯靠药物维持，难以彻底解决，只可疗标，要从根本上消除，就须节欲、戒怒、茹素禁荤、淡泊名利、杜绝外界影响，以静限动，制约此火。所创大补阴丸起主导作用，属配合疗法，有熟地黄180g、龟甲180g、知母120g、炒黄柏120g，加蒸熟猪脊髓，取蜂蜜和丸，每次6~10g，日2~3服。专医午后发热、盗汗、眩晕、耳鸣、咳嗽、咯血、吐衄、五心烦热、妇女足跟灼痛，皆有功效。老朽以之施治肺结核、妇女自主神经功能紊乱，及围绝经期综合征烦躁、失眠、潮热、阵发性出汗，易见成果。其中加入麦冬80g、五味子80g，作用更佳。

❖ 小升降汤医脾胃失调

金元李东垣秉承洁古思想，又有所发挥，以内伤为核心，提倡升阳气、降阴火，指出"内伤脾胃，百病由生"，放在首要地位，抵消了人体既往的孤立学说，但亦非"唯虚损论"者。强调土乃万物之母，居于中央，起枢纽作用，脾阳被耗，不能为胃行其津液，身体失去营养，生命就会熄灭。临床喜投升麻、柴胡腾发清阳，人参、黄芪、甘草补益元气，自成一家，独具特色，称脾胃学派。老朽受到影响，将该法付诸实践，给予脾土健运无力、胃降机制损伤，发生泛酸、灼心、腹胀、疼痛、消化不良，升清降浊功能障碍，颇有效验，曾组建一方，含柴胡3g、升麻2g、白术6g、人参6g、神曲6g、大腹皮3g、小茴香3g、山栀子3g，每日1剂，水煎分3次服。施治导向，升阳基本，降火为权宜之计。山栀子下阴火，切勿多用，否则转到反面，起不利作用。门生命名小升降汤。

❖ 燥邪入内可用嘉言方

清初喻昌属临证思想家，见解超人，在《内经》、刘河间论燥引领下，体会到金风送爽能劫夺津液，突出秋燥学说，认识主线即热过则干、秋从夏来，所拟秋燥救肺汤专治"焦其上首",有冬桑叶 10g、石膏 10g、人参 3g、芝麻 3g、阿胶 3g、麦冬 6g、杏仁 3g、枇杷叶 6g、甘草 3g,每日 1 剂,水煎分 2 次服。对秋季发生的头痛、身热、鼻痒、喉涩、心烦、口渴、气逆而喘、干咳无痰、皮肤皱揭很起作用。老朽给予患者,除上述症状,舌质红绛、剥脱、无苔,脉虚而数,都为适应对象,宜于肺结核、支气管炎、肺炎、久治未愈的间质性肺炎、肺纤维化、肺痿,以及胃阴缺乏者,均见功效。

❖ 桃核承气汤加味治闭经

伤寒派巨擘吴七先生,临床诊断、处方配药,往往与众不同,调理妇女月经停止、数月一至,只要不是子宫幼小、卵巢早衰,常投活血荡瘀药,喜开桃核承气汤加味。计桃仁 10g、桂枝 15g、大黄 2g、元明粉 2g、甘草 6g、三棱 15g、红花 10g、莪术 15g、䗪虫 6g、没药 6g、益母草 10g,每日 1 剂,水煎分 2 次服。老朽秉承此义,给予多囊性卵巢,肥胖症,毛发剧增型月经延期、量少、闭而不潮者,都有一定功效。但时间较长,3 个月为观察期,半年划 1 个疗程。其中大黄、元明粉,限在 3g 之内,以肠道不泻作标准。血压偏低,将益母草删去,改用马鞭草 15g。原无方名,暂称破血通经汤。若属大出血,脑垂体萎缩导致闭经的患者,也可试之。

❖ 大柴胡汤加味治精神分裂

轻度精神分裂,耳鸣、幻听、心猿意马、思想纷驰、浅睡多梦、烦躁不宁,男女各占一半。开始按神经衰弱调理,收效不佳,逐渐乱言、妄动,精神异常。此时尚不够狂的程度,不宜投予桃仁承气、抵当、十枣、控涎、礞石滚痰丸,只要大便无燥结现象,可给予大柴胡汤加味,颇有效果。1965 年诊一正待毕业的大学生,受精神刺激,生活改变,失眠,话多,好辩论争吵,胸闷,背胀,耳目干涩,隔日更衣 1 次,突然不断发笑,或听到外人指责,便对空间骂不绝口,脉象弦滑,沉取坚实,遂开柴胡 20g、枳实 20g、黄芩 20g、半夏 10g、白芍 15g、生姜 10 片、大枣(擘开)10 枚、龙骨 50g、牡蛎 50g、大黄 15g、山栀子 20g,每日 1 剂,水煎分 3 次服,戒烟、酒、肥肉、韭菜,勿饮茶水、咖啡,连用 7 天,病情趋于稳定,大便日行 2 次,头脑清醒。把半夏减去,增入胆南星 10g,又饮 10 剂,症状解除,基本治愈。

化裁古名方

❖ 乌头汤加乳没治行痹

行痹为痹证之一，主要表现为走路困难，关节剧痛，不能屈伸。本病非一般疾患，调理比较棘手，秦艽、独活、汉防己、徐长卿、络石藤不易见效，且须长期服药方可解除。《赏荷亭医话》指出，治疗本病应搜风胜湿，保阴益气，配合温里壮阳止痛，可选用《金匮要略》乌头汤，计麻黄9g、乌头（先煎2小时）30g、白芍30g、黄芪50g、甘草9g，减去蜂蜜，加露蜂房15g，水煎分4次服，5小时1次，日夜不停。老朽仿照此意，又添入制乳香12g、炒没药12g，改成每日1剂，分4次服，功效很佳。其中乌头、白芍不要削量，少则降低疗效。

❖ 当归四逆汤治手足麻木

家族马俊骧先生，为经方派名家，擅长调理外感热证，对内伤杂病亦长袖善舞，阅历广泛，见闻很多。曾介绍个人经验，凡手足麻木、发凉，除先天遗传，均应治疗，宜投《伤寒论》当归四逆汤，量大久服，都能生效。计当归30g、桂枝30g、白芍15g、细辛6g、通草6g、甘草3g、大枣（擘开）15枚，加黄芪60g、红花9g、川芎15g、苏木15g，每日1剂，水煎分3次服，忌吃生冷食物，1~3个月即见其力。内寒较重加生姜9片、吴茱萸9g、附子（先煎60分钟）30g；局部皮肤色泽变紫，转成血痹者，加丹参30g。老朽给予患友，反馈良好。

❖ 利胆汤治疗急性胆囊炎

急性胆囊炎，常因胆管阻塞、痉挛、细菌感染而致，主要症状为右上腹部疼痛、巩膜黄染、发热、恶心呕吐，属于肝郁黄疸。老朽施治时，着重清热、化湿、利胆、解毒，喜投《伤寒论》茵陈蒿汤加减，组成利胆汤，计鸡骨草 20g、茵陈 15g、山栀子 15g、黄芩 15g、柴胡 9g、连翘 15g、银花 15g、郁金 15g、板蓝根 30g、大黄 5g，水煎分 4 次服，5 小时 1 次，昼夜不停，6~9 剂便愈。若有结石则绞痛不已，大便或呈白色，要泻下排石，可加入姜黄 15g、木香 9g、枳壳 15g、鸡内金 15g、金钱草 60g、元明粉 9g，大黄增至 15g，石出即止，普遍见效。

❖ 甘温理气内补汤

温补体系中的培土派，重视甘温扶助元气，兼以辛香通畅气机，忌投苦寒损伤脾胃。医家柴云甫喜读东垣、玉楸子著作，欣赏《伤寒论》理中丸，将其加味，改称内补汤：人参 9g、白术 9g、干姜 6g、甘草 3g、白豆蔻 6g、香附 6g，水煎分 2 次服。功能健脾开胃、温中益气，调理虚劳、亏损、内伤。老朽临床常开此方，给予胃寒腹胀、倦怠、便溏、食欲低下。宜于慢性胃炎，肠炎，各种消化、吸收不良症，连续应用，都有疗效。

❖ 阑尾炎宜用肠痈汤

肠痈即阑尾炎，急性发作时，发热，出汗，右侧少腹部疼痛，右足屈伸受限。老朽曾以《金匮要略》大黄牡丹汤为基础，组成一首处方，名肠痈汤，有红藤 30g、蒲公英 30g、紫花地丁 30g、银花 30g、败酱草 20g、黄芩 15g、牡丹皮 9g、桃仁 9g、制乳香 9g、炒没药 9g、皂刺 9g、大黄 9g，水煎分 3 次服，5 小时 1 次，日夜不停，4~7 剂能愈。其中大黄，依据大便排出物，可多可少，重点药物蒲公英、红藤、紫花地丁，应超过 25g，败酱草也要达到 20g。如此强化清热解毒作用，易于获得满意的效果。民间流传的简便小方，只给予红藤 60g、大黄 6g，也有一定作用，比较单纯，凉血散瘀之力，则明显逊色。

❖ 泻火饮子退高热

同道史建宇，从事传染病工作，成绩显著，为温热学派典型人物，调理热性疾患除师法《伤寒论》白虎汤（石膏、知母、甘草、粳米），又吸收了宋代庞安时投大青消毒汤（大青叶、石膏、山栀子、豆豉、生地黄、元明粉）的经验，对高热不退力主大寒、解毒并举，以大青叶、寒水石为重点，创制了泻火饮子。计大青叶60g、寒水石30g、山栀子15g、知母15g、白蚤休15g，水煎分4次服，5小时1次，日夜同进，连用不停。不开石膏、黄芩、柴胡、银花、连翘。老朽在此基础上，加入青蒿15g，微透小汗，内外合解，可提高功效。适于流行性感冒、暑热稽留，5~7天即愈。

❖ 苓桂术甘汤适于梅尼埃病

梅尼埃病，属神经系统疾患，常突然发生，以眩晕、耳鸣、恶心呕吐、脉弦滑为主，持续时间自数小时到十余日，无规律性间歇期。目前并不少见，严重者眼球震颤，夜睡过程中亦可出现。老朽临床按痰饮上泛调理，化饮为治疗重点，给予《伤寒论》苓桂术甘汤加味，收效较好。计桂枝10g、白术15g、茯苓30g、甘草6g、天麻10g、石菖蒲15g、半夏15g、泽泻15g、橘红15g、牡蛎60g，每日1剂，水煎分3次服，症情转化消失，能控制发作。胸闷加枳壳15g，胁肋胀痛加柴胡10g，药后头旋似坐舟船依然如故，加菊花10g、胆南星10g、钩藤20g、刺蒺藜30g。

❖ 流水汤治夜惊多梦

经方派先驱李雪冬，喜读《千金方》《外台秘要》，对其所收之方皆熟于胸中。曾将泻热半夏千里流水汤化裁，改名流水汤，专医因精神刺激心恐、失眠、到处乱走、坐卧不安、有转躁狂型精神分裂的趋势，每日1剂，分2次口服，必须用江、河、溪内长流水煎之，不要更改，病愈则止，是《千金方》一首被遗忘方。由生地黄6g、半夏6g、黄芩9g、远志9g、茯苓6g、酸枣仁30g、生姜3片、秫米30g，加龙齿30g组成。老朽以之治疗神经衰弱、怔忡、夜惊症，均有良效。妇女围绝经期综合征、自主神经功能紊乱患者，也可运用。

❖ 温胆汤加味扩大用途

温胆汤首见于《千金方》，由半夏、橘红、茯苓、竹茹、枳壳、甘草、生姜组成，医痰火内扰虚烦不眠、自觉胆怯、触事易惊，治以辛开苦降，清热祛痰，镇静安神，常用于忧郁、焦虑、神经官能症。老朽临床调理肝气郁结、胸闷头眩、多愁善感、梦境纷纭，比较有效，宜加郁金、甘松、柴胡以助药力。厌食加半夏曲；头目不清，语言有欠逻辑，加胆南星、竹沥、石菖蒲；长出气或打嗝，加代赭石、旋覆花、小量大黄、盔沉香。同道牟士元治疗精神分裂，即以此为基础，配合大承气汤、礞石滚痰丸、十枣汤，收得药下如撂之效。

❖ 枕中丹加味治神经衰弱

近年来老朽应用枕中丹（石菖蒲、远志、龙骨、龟甲），重点调治神经衰弱，失眠、易醒、多梦，以龙骨、龟甲为主，用量占 2/3；健忘、精神恍惚、感觉头脑欠清晰，如一盆浆糊，以远志、石菖蒲为主，占 2/3。龟甲短缺，改换牡蛎，同样生效。根据父亲的经验，加入丹参、藏红花活血通络，提升了临床功效。所开之量，计远志 200g、石菖蒲 200g、龙骨 200g、牡蛎 200g，属于平衡组合，加丹参 100g、藏红花 20g，乃点缀之品。碾末，水泛成丸，每次 5~8g，日 3 服，15~30 天逐步好转，直至痊愈。

❖ 六味地黄汤加减治耳鸣

耳鸣乃常见疾患，由于耳神经缺乏营养，耳蜗血管阻塞而致，表现听觉障碍，发生多种怪音，如蝉鸣声、吹哨声、波涛声、嘶嘶声、刮风声、蟋蟀声、摇铃声、轰隆声，重者日夜不止，影响睡眠、工作、接触外界事物，逐渐听力下降，鸣久变聋。医家董孝前辈告诉老朽，本症超过 1 年，调理十分困难，他通过临床选择，组成一方，即六味地黄丸加减。计熟地黄 15g、山茱萸 15g、牡丹皮 9g、丹参 9g、龙骨 30g、石决明 30g、牡蛎 30g、石菖蒲 15g，水煎分 3 次服，每日 1 剂，连用 30~60 天，均能见效，不只控制发展，还可治愈。老朽临床实验，对肝阳旺盛、肾阴亏损型，确有战功。

❖ 归脾汤与神经衰弱

医家展雪白，善理内科杂症，以遣用归脾汤调治神经衰弱闻名，属温补派名家。他对老朽讲，此方应掌握在人参 6g、黄芪 9g、白术 9g、茯神 9g、当归 9g、酸枣仁 9g、龙眼 9g 的定位上，其他远志 3g、木香 3g、甘草 3g、生姜 3 片、大枣（擘开）9 枚，可随时升降。阳虚加熟附子 6g，血亏加当归、龙眼至 15g，心悸不安加茯神至 15g、酸枣仁 30g，便溏加白术至 18g。老朽临床观察，此方能令血有所归，以补益为主，宜于身体虚衰、贫血，常投予失眠梦多、怔忡自汗、慢性肠炎、寒性哮喘、妇女崩漏、记忆力锐减，按法水煎服之，每日1剂，分2次用，确见疗效。

❖ 大补阴丸化裁应用

东垣调理脾胃，升元气、降阴火，是阳升阴降，丹溪翁秉承河间降心火、益肾水，着重阴升而阳降，因而形成两种不同的学说。老朽认为朱氏滋阴，放在了阴虚火旺上，以壮水生津液保本，润其根火即自降。老朽研究《格致余论》《局方发挥》喜投大补阴丸加减，投予肺结核、多种贫血、慢性消耗性疾患、原因不明型低热症，均见功效。计熟地黄200g、白芍100g、龟甲100g、知母100g、黄柏50g、女贞子100g、旱莲草（煮水入药）100g、制首乌100g、山茱萸100g、麦冬50g、枸杞子100g、五味子50g、阿胶50g，碾末，水泛成丸，每次6~9g，日3服，连续应用，病愈停止。

❖ 佛手散加味治妇产科疾患

老朽之父说，民国初期湖北襄阳一医家来北方开业，经多见广，阅历丰富，以佛手散（当归、川芎）为主，善于调理妇产科疾患。以当归30g、川芎15g，加香附15g、吴茱萸10g、醋炒延胡索20g治痛经；当归15g、川芎15g，加三棱15g、莪术15g、大黄3g治经闭；当归15g、川芎10g，加柴胡10g、桂枝10g、益母草15g，治经期紊乱先后不一；当归10g、川芎6g，加牡丹皮10g、生地黄10g、旱莲草15g，治月经提前来潮；当归10g、川芎10g，加丹参15g、小茴香3g、制乳香10g、炒没药10g、红花10g、桃仁10g，治少腹部坠胀、疼痛，久而不止（慢性盆腔炎）；当归15g、川芎10g，加细辛6g、肉桂6g、蒲黄9g、炒五灵脂6g、沉香3g治继发性不孕症，均水煎分2次服，连用不停，效果良好。

❖ 大剂阳和汤亦治腰痛

腰肌劳损、腰肌纤维炎、腰椎间盘突出症，皆以腰痛为主，中医调理温化肾气，重点补阳，常投狗脊、肉桂、附子、杜仲、菟丝子、胡桃、续断、仙茅、肉苁蓉、仙灵脾，配入木瓜、牛膝、乳香、没药、千年健、两头尖、鬼箭羽。抗战时期一骨、外科医家不开以上药物，专用王维德《外科全生集》阳和汤，将熟地黄推至极量。计熟地黄 90g、鹿角胶 30g、白芥子 15g、肉桂 10g、麻黄 5g、炮姜 5g、甘草 10g，每日 1 剂，水煎分 3 次服，1~2 个月为 1 个疗程，见功较佳。老朽在其基础上又加入制乳香 10g、炒没药 10g、当归 10g，增强养血、活络、化瘀，提高了疗效。

❖ 男科要药龟龄丹

绿色大蜻蜓，性平，补肾壮阳，道家秘药龟龄集曾配入丸散，为宫廷、官僚服务，有明显功用。1944 年三清观道长羽化前公开传授说，本品 100g，加人参 100g、鹿茸 100g、丁香 30g、仙灵脾 100g、肉苁蓉 50g、熟地黄 50g、制附子 50g、砂仁 50g、麻雀脑 50g、菟丝子 50g、仙茅 30g、巴戟天 30g、枸杞子 50g、锁阳 30g、五味子 30g、杜仲 30g，碾末，水泛成丸，每次 6~9g，日 2~3 服，对阳痿阴茎勃起无力，性欲淡漠，生育力低下，包括精子数减少、活动力不足、液化时间长、畸形过多，均有治疗效果。老朽临床验证，能如所言，可收较佳的改善作用，命名新制龟龄丹。

❖ 疏凿饮子治疗风湿水肿

老朽遇到三位杂方派医家，调理风湿一身悉肿，不投《金匮要略》防己茯苓汤、越婢加术汤，专用疏凿饮子，通过疏表、下利二便予以解决。计羌活 9g、秦艽 9g、槟榔 9g、大腹皮 15g、商陆 3g、茯苓皮 30g、椒目 9g、白木通 3g、泽泻 15g、赤小豆 60g、生姜皮 9g，每日 1 剂，水煎分 3 次服。老朽临床给予患者，因商陆、木通有不良反应，将其去掉，改换猪苓 15g、桑白皮 15g，还能上升疗效。便秘加大黄 6g，开通肠道，可促使愈期提前。

❖ 湿热痰多用三仁汤加茯苓

吴瑭、章虚谷学说信奉者时冬寒，为温热派系统中坚人物，处方遣药与众不同，自成一家，被称"时门独创"。医肺中湿热痰多，胸闷、纳呆、呼吸不畅，或伴有咳嗽、哮喘，凡大量咯吐黏痰，不论色白与黄，都投《温病条辨》三仁汤加茯苓，收效很佳。老朽将其定为杏仁 9g、滑石 15g、通草 6g、竹叶 9g、厚朴 9g、半夏 9g、薏苡仁 15g、茯苓 30g、白豆蔻 9g，每日 1 剂，水煎分 3 次服，10~15 天蝉联应用，对慢性气管炎、支气管扩张，既可缓解，也有较高的治愈率。

❖ 生脉散疗久嗽无痰

生脉散医夏季暑热损及元气，口渴、汗多、神疲、乏力、气阴两伤，尊为圣方。同道史华峰以之调理肺虚液亏，久嗽不已，凡气短、干咳无痰，有赢弱表现，都可投用。计人参 10g、麦冬 15g、五味子 20g，每日 1 剂，水煎分 3 次服，5 天便见好转，对肺结核、慢性支气管炎最为适宜。老朽临床又加入玉竹10g、瓜蒌 10g，进一步提升了功效。

❖ 痖痱与地黄饮子

痖痱，无现代相应名称，与中风之后遗症不同，常表现说话慢、音不出、发言困难、下肢乏力，逐渐转为瘫痪状态，甚则连手亦会痿废，自始至终以软瘫成特点，无有痛痒感，和脊髓炎、神经元病也不一样，调理十分棘手。老朽所见极少，缺乏经验，但给予地黄饮子可以改善这一状况，一般而言，需要30~60 天获得好转，达到生活自理。计生地黄 15g、巴戟天 15g、山茱萸 15g、肉苁蓉 15g、石斛 15g、麦冬 15g、茯苓 15g、炮附子 3g、肉桂 3g、远志 9g、石菖蒲 6g、薄荷 2g、生姜 5 片、大枣（擘开）6 枚，每日 1 剂，水煎分 3 次服，连用不停。

❖ 生化汤治月经失调

妇产科所用生化汤由当归 20g、川芎 10g、桃仁 10g、炮姜 2g、甘草 3g、黄酒 20ml 组成，医产后恶露下行不畅，促进子宫回缩，乳腺分泌增加，预防感染。每日 1 剂，水煎分 2 次服，饮时加红糖 30g。此药风行南北，形成分娩者法定之方。杂方派名家席子琛善疗坤中病，对月经失调先后无定、量多少不一，腹内不舒，伴有经前紧张征，即以本汤授之，均能得到缓解，逐步恢复正常。他用心良苦，并配成速溶颗粒投放市场。老朽多年观察，确见效果。

❖ 虚人痰饮宜外台茯苓饮

凡痰饮、水邪聚于胸腹，厌食、饱满有辘辘或震荡音，同道胡照卿常投外台茯苓饮。计茯苓 20g、白术 15g、人参 10g、枳壳 6g、陈皮 10g、生姜 10 片，加泽泻 10g、桂枝 6g，每日 1 剂，水煎分 2 次服，连用 7 天。老朽临床给予胃无力、下垂、扩张、神经官能症，均有效果，以治"虚"为主，炎病不宜，见功较慢，但属验方。其中桂枝起温化作用，即蒸动气化，虽处辅助地位，却不可缺少。

❖ 虚人感冒开补中益气汤

老朽医治身体虚弱，中气不足，神疲力倦，感冒风寒后鼻塞、低热、出汗、身体酸痛，不属麻黄汤、桂枝汤对象，应补气健脾为主，兼以解外，常投补中益气汤，一般 3 剂能愈。其量黄芪 10g、人参 6g、白术 6g、当归 6g、陈皮 6g、柴胡 6g、升麻 3g、甘草 3g，加秦艽 6g、独活 3g，每日 1 次，水煎分 3 次服。若灼热无汗，将柴胡增至 10g，加生姜 6 片、连须葱 3 段、红糖（冲）15g。在浙江开会时，曾与潘澄濂医家谈及，他同意此方也可列入感冒剂中。

❖ 徐氏治肝气冲胃呃逆方

《读史纪要》谓吴江徐大椿对天士翁医学论点有贬语，但其给达官贵人诊疗时，亦不断投予清凉、平淡、"果子药"。他第一次奉召进京，为户部侍郎调治肝气冲胃，胸闷、厌食、呃声连连、发作不停，竟抛开《伤寒论》旋覆代赭汤，模仿叶氏用了疏滞降逆方。计半夏曲 5g、香附 5g、海南沉香 5g、旋覆花 5g、枇杷叶 10g、槟榔 5g、佛手 10g、柴胡 3g、鲜芦根 20g，每日 1 剂，水煎分 2 次服，连饮 3 天，气下呃止，传为技巧。本汤和香岩遣药最大不同处，加了一味柴胡，量很小，其余并无二样，临床作用确有效果。老朽实践多次，得心应手，如再加代赭石 15g，将此量升至 1/3 或 1/2，功效更优，能速见邪却。

❖ 内补当归建中汤的作用

辜丰年为民国初期医家，临证善于推敲，认为与犹豫不同，乃反复思考使针对性提高，增强疗效，不浪费药材，不妄花一分钱，达到速决目的。他精通《千金方》《外台秘要》《太平惠民和剂局方》，深入研究其组成配伍，并常遣用之。指出《千金》内补当归建中汤，有当归 10~30g、桂枝 10~15g、白芍 10~20g、甘草 6~10g、生姜 6~10 片、大枣（擘开）10~15 枚，调理身体虚弱、面色苍白、贫血、乏力、易于疲劳，或妇女产后隐隐腹痛、大便干结，能促进恢复健康。老朽应用给予久病、肿瘤化疗期间食欲低下，加炒山楂 6~10g、炒神曲 6~10g、鸡内金 6~10g；白细胞、血红蛋白下降，加人参 10~15g、黄芪 20~30g、阿胶 15~20g、熟地黄 15~20g，均起作用。

❖ 圣愈汤加味调治月经周期

妇科医家雨云龙，可能为西南边陲少数民族，民国时期游历业医到北方，为人直爽，四书五经背诵如流，很有学识。调理月经周期紊乱，先后无定，经量减少，常投东垣圣愈汤（熟地黄 6g、人参 6g、当归 6g、川芎 6g、黄芪 6g），加柴胡 6g、红花 6g、桂枝 6g、大黄 1g，每日 1 剂，水煎分 2 次服，饮用 20~30 天，患者称道有效。老朽经验，本汤宜于气血亏损兼有郁滞者，运用攻补两法，能调治冲任二脉，恢复月事来潮，若无活血化瘀之品，则难以倚马见功。为了巩固成果，最好在每次月经周期之前吃 6~10 剂，3 个月划 1 个疗程。

❖ 师法叶氏化胃饮

内伤虚损，上损心肺、中损脾胃、下损肝肾，分三位六脏，叶桂老人调理上下二损肺、肾，无特殊新释，对中损伤胃纳呆、咽干、舌绛、口渴、烦热、大便干燥、饥不欲食，则主张滋养胃阴，壮水生液补充亏耗，使“甘守津还”。常投甘寒药物，兼以保护元气，补润阳土，助力中州。所开养胃汤，流传不一，出入较大，然遣用之品，仅有 20 多味，如人参、扁豆、山药、麦冬、莲子、石斛、天花粉、瓜蒌、沙参、玉竹、蜂蜜、乌梅、天冬、甘草、胶饴（麦芽糖浆）、甘蔗水、桑叶、生地黄、白芍、麻仁、枸杞子、海参、阿胶、淡菜（海红，东方夫人）、大枣。老朽曾师其意，组一小方：西洋参 6g、麦冬 6g、玉竹 9g、山药 9g、石斛 6g、麻仁 6g、甘草 6g、大枣（擘开）15 枚，水煎分 3 次服，疗效颇好，名化胃饮。胃酸缺乏加山楂 9g。适于慢性胃炎、萎缩性胃炎、胃肠功能紊乱、干燥综合征、胃神经官能症。

❖ 王氏吐泻方与胃肠炎

先贤王孟英，治疗霍乱经验较多，在议药上认真选择，镇呕止泻，挽救沉疴。以晚蚕沙、滑石、西洋参、扁豆为君药，胸闷加半夏、黄连；口渴、苔黄加石膏；腹胀加厚朴、大腹皮、橘红；转筋加木瓜、薏苡仁；呕哕不止加竹茹、芦根、枇杷叶；无尿加通草、车前子、海金沙；虚脱加人参、龙骨、牡蛎；内寒去西洋参，加人参、干姜、附子、肉桂；热邪重者加黄芩、黄连。本病常夹暑湿，宜宣散利水，加香薷、桑叶、丝瓜络、藿香、茵陈蒿。他的这些临证经验，值得深入研究，目前此病已近绝迹，还可用于急性胃肠炎，以吐、泻交作、转筋为主症，李代桃僵，却有功效。

❖ 柔肝息风用眩晕汤

尤怡先贤调理火邪上升头眩，重点放在柔肝与息风方面，一般不投泻下法。常开羚羊角、钩藤、天麻、何首乌四味，于《静香楼医案》中已经显示。老朽临床每遇此证，用杂方时亦喜予之，比较有效。若给予古方则以阿胶、白芍、麦冬、生地黄、龙骨、牡蛎为主，功效并无逊色。后来将二者合组一起，命名眩晕汤，其剂量除羚羊角（冲）3g，龙骨、牡蛎、钩藤各20g，余者均为9g，治愈率提高一倍。

❖ 寒邪外侵、内伤生冷服加味理中汤

《祝味菊医案》治内食生冷、外受风凉，腹满而泻，不投麻黄，开桂枝、羌活、香薷、半夏、干姜、附子、大腹皮、苍术、葛根、泽泻、带皮茯苓，通过温化，补里发表，兼升阳气，三面共举，含义颇深，不愧为《伤寒论》系统专家。但方中半夏、附子同用，犯了相反戒律，不宜提倡。老朽取其意，改成理中汤加味，将品数减少，仍然奏效，命名散寒固肠饮。计人参6g、白术9g、干姜9g、甘草3g、香薷9g、泽泻9g、大腹皮6g，头痛加羌活9g，水煎分3次服，功效未见低下，给病家缩小了经济负担。患者身体无虚弱现象，可把人参去掉，这样就化为人们所说的一束草煎了。经验证明，数味小药或单方一种，临床作用并不次于大剂。

❖ 牵正散加三贝的应用

牵正散专题调理感受风寒或脑血管意外所致的颜面神经麻痹，口眼歪斜，习称面瘫。加入三贝还可施治肝风上扬，发生头痛、眩晕、耳鸣，通过检查无器质性变化，被指为神经传导、障碍性，长时饮服本方，有一定作用，一般30~60天转为稳定期。老朽将其改成汤剂，投白附子10g、僵蚕10g、全蝎10g、牡蛎30g、珍珠母30g、石决明30g，每日1剂，水煎分3次服。因系单刀过江

赴会方，不要加入天麻、胆南星、川芎、磁石、白芷、羌活、藁本、蔓荆子诸药，避免掣肘，影响发挥疗效。

❖ 黄芪建中汤加减治心慌不宁

老朽临床仿照东垣、通一子二家胎息气液同化论补中益气，对身体虚弱中气不足神疲、倦怠、感觉胸内空空然、心慌无主、坐卧不安，给予《金匮要略》黄芪建中汤去白芍加人参。计黄芪 10g、人参 10g、桂枝 15g、胶饴 60ml、甘草 20g、生姜 10 片、大枣（擘开）30 枚，每日 1 剂，水煎分 3 次服。适于神经衰弱、心动过缓、怔忡、胆怯、恐客症。获效不佳加桂圆 20g、酸枣仁 15g；夜间惊惧影响睡眠，加龙骨 30g、牡蛎 30g。1980 年诊一男性，发病 2 年，以心慌忐忑不宁为主，脉沉无力，不断出汗，即取本汤予之，方未更改，连饮一个月，病却人安。其中桂枝通阳，甘草、胶饴补养心气，均属要药，起核心作用，不可减少，否则功败垂成、大功尽弃了。

❖ 加减大定风珠疗围绝经期综合征

老朽少时见一荀姓乡村医家，经验丰富，属时方派，医理精深，乃知识阶层上游人物，因兄弟雁行居次，被称"二郎神"。对妇女围绝经期自主神经功能紊乱，头面烘热、烦躁、耳鸣、手足心烧灼、阵发性出汗、夜卧梦多、稍睡即醒、心绪不宁，客观检查血压、体温正常，无器质性变化，他认为阴虚，肾水不足，肝阳内亢，要补北养木，开介贝吸潜，投《温病条辨》大定风珠加减，名半老徐娘汤。计生地黄 15g、白芍 10g、麦冬 10g、黄芩 10g、酸枣仁 10g、牡蛎 15g、鳖甲 15g、龟甲 15g、石决明 15g、珍珠母 15g、莲子心 10g，每日 1 剂，水煎分 2 次服，连用不停，病去则止。老朽临床用之易获效果，其中五味介贝镇坠潜阳，很具巧思，若再添入玳瑁，习呼"六灵"，更能上一台阶，成为全汤。

❖ 麻黄汤加味扩大应用

医林前辈商又甫，为民国时期岐黄家，精仲景先师学说，喜研讨金元文献，对《伤寒论》麻黄汤（麻黄、桂枝、杏仁、甘草）的运用，扩展了很大范围，外感风寒支气管哮喘、端坐呼吸，不能卧床，加苏子、厚朴、莱菔子；支气管炎咳嗽，痰涎上涌，加茯苓、紫菀、桔梗、款冬花；肺脓肿发热，吐脓血，加蒲公英、鱼腥草、芦根、红藤、大青叶；肾炎颜面浮肿，眼睑如卧蚕状，加茯苓、白术、泽泻；关节炎疼痛，屈伸不利，加独活、乌头、汉防己；湿困脾阳，身体、四肢沉重，加黄芪、白术、猪苓、干姜；口苦、烦躁、火邪内生，加黄连、石膏；肝硬化腹水、胀满、尿少，加大腹皮、猪苓、牵牛子、桑白皮。老朽临床师法其技，效果显然。

❖ 补阳还五汤加味投予冠心病

《医林改错》补阳还五汤，原医脑血管意外出血、栓塞、梗死引起的偏瘫，即半身不遂。老朽通过实践还宜于冠状动脉粥样硬化的心脏供血不足、缺氧，对胸闷、憋气、疼痛，亦有较好的改观，应再加入扩张血管、促进血流量的活血化瘀药，能缓解病情，消除临床症状，有一定的远期长效，在多种处方中，占相当优势，值得试之。计黄芪40g、葛根15g、川芎15g、丹参20g、当归10g、赤芍6g、地龙6g、桃仁10g、红花6g、鸡血藤20g，每日1剂，水煎分3次服，连用15~30天。其中黄芪可给予80g、川芎20g、丹参40g，无不良反应。血压转低减黄芪、葛根之量；绞痛加重丹参，添三七参10g。川芎活血、扩张冠状动脉虽属良品，但多开耗散正气乃一大弊端，切勿盲用。

❖ 加味复元活血汤治乳腺增生

复元活血汤医软组织遭受跌打损伤，红肿灼痛，比较理想。现以之调治妇女乳腺小叶增生，有活动块状物，月经来潮前加重，过后稍减，以发胀按之疼痛为主，临床所见颇多，一般均按照气滞血瘀处理，几成规律。老朽执业数十年常采取综合疗法，以本方为基础减去天花粉，加香附、瓜蒌、橘叶、乳香、没药，收效较佳。计柴胡15g、当归10g、红花10g、桃仁10g、炮山甲珠10g、大黄3g、香附10g、瓜蒌20g、橘叶30g、制乳香10g、炒没药10g，每日1剂，水煎分3次服，连用7~15天即逐渐消失，命名乳癖内散汤。其中关键性药物，要把瓜蒌、柴胡、橘叶、香附、没药放在领先地位；大黄通利经络，起催化作用，看似点缀，却不可少。

❖ 二陈汤加味广开用途

近代名医唐少晨，处方遣药简明清晰，阅历宏福，喜在二陈汤（半夏、橘红、茯苓、甘草、生姜）基础上加味，调理多种疾病。若支气管炎咳嗽，加紫菀、百部、佛耳草、白屈菜、款冬花；支气管扩张痰涎过多，日吐一杯，加白芥子、桔梗、旋覆花、泽泻、远志、桑白皮；支气管哮喘不能仰卧，目瞪如脱，加麻黄、杏仁、射干、细辛、皂荚、地龙、葶苈子；胃呆、食少、消化不良，加山楂、神曲、麦芽、鸡内金、藿香梗、石菖蒲；胃炎泛酸、腹胀、疼痛，加厚朴、大腹皮、小茴香、乳香、左金丸（黄连、吴茱萸）；虚热心烦失眠，加山栀子、竹茹、莲子心、竹叶、百合花；痰饮上逆，头眩欲倒，加天麻、胆南星、白术、泽泻；气、火、痰、食积聚上焦，膈满、疼痛，已成结胸，加黄连、瓜蒌、枳壳、枇杷叶、酒蒸大黄；干哕、呃逆、嗳气、打嗝，邪停中脘，其气上冲，加沉香、代赭石、郁李仁、熟大黄、李根白皮。辨证精确，都有疗效。

❖ 简化炙甘草汤治精神异常

《伤寒论》炙甘草汤简化方，有炙甘草 10g、人参 10g、桂枝 10g、生地黄 10g、麦冬 10g 组成，调理心律不齐，脉象间歇，习称期前收缩。若心悸不宁加龙骨 15g、酸枣仁 15g；心房纤颤加紫石英 15g、龙眼 30g，水煎分 3 次服，都有作用。老朽曾取本汤给予精神空虚、心中无主、有恐惧感者。独处一室，厌和外界接触，睡眠较差，面对孤灯，很少言语，类似痴呆，思维清晰，见于知识阶层，民间呼称"文痴"。询问其致病之源，无非怀才不遇、走火入魔、看破红尘、欲成佛仙、进入幻想世界。这种异常状态，施治十分棘手，利用说服、启发、教育、改善环境方法，均告失败，口服药物亦难化解，遥遵吴七先生经验，老朽以养心、活血、温阳、安神调之，在此基础上加丹参 15g、熟附子 30g、当归 10g、远志 15g，每日 1 剂，情况转佳，将量减半，继续不停，2 个月为 1 个疗程，奠定信心，仰首前望，疗效可见。

❖ 黄连解毒汤加味退热邪

流行性热病，高热无汗，口渴面赤，烦躁谵语，尿量短少，甚则便秘、身发斑疹、口鼻溢血，说明热邪充斥三焦，情况严重，仍应透表分化其邪，宜在解毒泻火的前提下，加清凉宣散药，老朽常投黄连解毒汤加味，内外合治，汗出便通而愈。开黄连 15g、黄芩 15g、山栀子 15g、黄柏 10g、石膏 60g、浮萍 20g、大黄 4g，水煎分 4 次服，4 小时 1 次，日夜兼进，连饮 4 天。如津液消耗过多、阴虚明显，加生地黄 30g、麦冬 30g、石斛 15g。方中石膏可以增量；浮萍见汗辄止；黄柏逐渐减少，防其化燥、渗湿劫水伤阴，肠道干枯更衣困难，导致病由药生，造成虎去狼来。事实告诉，运用这一疗法对抑制热毒、瓦解火邪，能超过白虎汤、葛根芩连汤。

❖ 姜参夏汤加味治多症

老朽常将《金匮要略》干姜半夏丸改为汤剂，调理逆气上冲恶心、呕吐，或痰水上涌，日盈一碗，均能发挥作用。还可添入其他药物，扩大施治范围，如胸闷、痞满、纳呆，在干姜 12g、人参 6g、半夏 12g 的基础上，加枳壳 15g、神曲 15g、石菖蒲 10g、黄连 10g、瓜蒌 30g；噫气、打嗝、呃逆，加丁香 6g、枇杷叶 20g、大黄 2g、代赭石 30g、旋覆花 10g；胃胀、疼痛，加厚朴 10g、木香 10g、大腹皮 10g、炒山楂 10g、延胡索 15g、红豆蔻 10g、八月札 10g、高良姜 10g；胁下不舒有硬胀感，加柴胡 15g、牡蛎 15g、乌药 10g、香附 10g、郁金 15g、川楝子 15g、甘松 10g；哮喘、咳嗽、痰多，加细辛 6g、麻黄 6g、杏仁 10g、紫菀 10g、桔梗 10g、五味子 10g、泽漆 10g、款冬花 10g、茯苓 30g；心中懊恼、胃内嘈杂、泛酸不已，加山栀子 15g、苍术 10g、煅石决明 15g、玫瑰花 10g、紫花地丁 30g、钟乳石 15g、连钱草 15g、十大功劳 15g。

❖ 二四合方治盆腔炎

民国时期医家滕开周，常投经方调理妇科疾患，成绩很佳，有口皆碑。曾将《伤寒论》四承气（小、大、调胃、桃仁）与二抵当（汤、丸）合在一起，施治慢性盆腔炎。计枳壳 10g、厚朴 10g、大黄 2g、元明粉 2g、桃仁 10g、桂枝 10g、甘草 6g、水蛭 6g、虻虫 3g，每日 1 剂，水煎分 2 次服，连用 10~15 天，少腹坠胀、隐痛、输卵管增粗、积液阻塞不通都有不同程度的告便，临床症状逐渐消失，不少患者怀孕生男育女，值得介绍研究。

❖ 神经性心悸用保安汤

《伤寒论》处方遣药最多者，首推甘草，其次为二姜（生、干）、桂枝，习称三星。老朽加入半夏、茯苓、大枣，组成保安汤，调理痰饮上泛，吐涎沫，感觉怔忡，志忑不宁，宜于神经性心悸、期前收缩。计炙甘草 10g、桂枝 10g、半夏

10g、生姜 10 片、茯苓 10g、大枣（擘开）10 枚，每日 1 剂，水煎分 3 次服，连用 7~10 天，功力较好。精神不振加人参 10g，夜间恐惧加龙骨 20g、牡蛎 20g、失眠易梦加酸枣仁 15g、茯苓增至 30g。若效果不佳，去半夏，添入附子 15g。

❖ 柴胡加龙牡汤的另用

近年来老朽遇到因外界刺激、环境改变、工作关系，发生一些精神疾患，表现胸闷烦躁、睡眠不佳、记忆减退、情绪低落、懒于学习、坐卧不安，有轻度精神分裂现象，常见诸学生、商人、公务员、知识分子阶层。开始按神经衰弱调理，给予归脾丸、补心丹、酸枣仁汤，功力不显，乃改投《伤寒论》柴胡加龙骨牡蛎汤去铅丹试之，计柴胡 15g、龙骨 15g、黄芩 10g、人参 6g、桂枝 10g、半夏 10g、牡蛎 15g、茯苓 15g、大黄 3g、生姜 6 片、大枣（擘开）10 枚，每日 1 剂，水煎分 3 次服，颇见效果。在运用过程中，将柴胡降下 6g 症状不减，提至 15g 疗绩升高，说明该药起重要作用，若超过 20g，则易出汗；删掉桂枝，汗即减少，因此仍授予原方为好。铅丹有毒，切勿盲开，大黄活血化瘀，推陈致新，以不泻为准则，2~3g 最宜。

❖ 胃病良药三一泻心汤

古方研究家李彤提出《伤寒论》大、小、调胃承气汤组于一起，名三一承气汤；半夏、生姜、甘草泻心汤合成一方，名三一泻心汤。三一泻心汤调理胃病应用广泛，宜于胃炎、胃溃疡、胃下垂、胃潴留、胃神经官能症，功能良好。凡灼心、泛酸、嗳气、打嗝、胀满、呕吐、不思饮食，脘内有阻塞感，都可予之，切忌在"心下痞"三字上兜圈子，或奉为标准，扩大授予范围，才是继承发扬先人经验的目的，画地为牢，限制了古为今用，学术更新。还要一分作二，吸取精华，过度陈旧不适合临床内容，可以搁置，或者淘汰，乃必走之路。此汤的定量，人参 10g、半夏 10g、黄芩 10g、干姜 6g、黄连 10g、甘草 3g、生姜 15g、大枣（擘开）10 枚，每日 1 剂，水煎分 2 次服，连用 5~10 天。若加入沉香，能提高疗效。

❖ 白虎汤加味医火邪牙痛

《广和堂古方配本》所载《伤寒药鉴》，谓白虎汤加味可医风热入侵或火邪上攻，口腔溃疡、牙齿灼痛，应清化肺胃，泻火下行。推荐开石膏30g、知母15g、甘草6g、粳米30g、白芷20g、蒲公英60g、牛膝15g、大黄4g，每日1剂，水煎分3次服，连用5~7天。此方和玉女煎（石膏、熟地黄、麦冬、知母、牛膝）相似，功力则超过之。老朽临床应用，疗效可视。其中蒲公英量大、突出，在清热解毒方面，起重要作用，为一大特色。时间显示，大黄釜底抽薪，导火从肠道排出，也是治本举措，不要一般对待随意减去。

❖ 肝硬化用应灵丸

凡肝炎、酒精中毒，及各种原因导致的肝硬化，早期均无腹水现象，只见蜘蛛痣、腹壁轻度静脉怒张，伴有脾肿大，通过药物调治，能控制病情，改变质硬，回缩脾脏，防止出现大量腹水或逐步恶化成癌。此时常感腹内胀满、乏力、食欲不佳，胃与食管、牙龈溢血。要戒烟酒、减少盐的摄入，老朽嘱其多吃应灵丸，由鸡内金100g、醋鳖甲600g、川芎100g、郁金100g、人参200g、三七参300g、砂仁50g、炒山楂（去核）100g、丹参200g、制乳香50g、炒没药50g组成，碾粉，水泛为丸，每次5~10g，日2~3服，连用50~80天，可见明显效果，乃多年经验，值得试之。

❖ 一贯煎加味治胃功能失调

脾胃虚弱，面色无华，经常腹内不适，饮食不振，有隐痛感，吃消导剂加剧，与肝阴不足，邪犯仓廪有关，应疏泄郁气，和中养胃。临床所见多为白领阶层，活动量少，精神有欠调节，客观检查，无器质性变化，称神经官能症，补、泻疗法均乏功效，投予"果子药"，却得到好转。通过实践筛选，给予魏玉璜一贯煎加味，颇有作用，每日1剂，连饮10~15天，即言轻快，病去大半。老朽所定之量当归10g、沙参10g、麦冬10g、生地黄10g、枸杞子10g、柴胡6g、半夏曲6g、川楝子10g，水煎分3次服。方内除川楝子均属静品，增入柴、曲补充动药，舒利运化，可提高治愈率。润养思想的主导，是叶桂先贤的再版。

❖ 当归生姜羊肉汤加味治四肢发凉

从事岐黄工作，通过学习、改进、总结，积累大量经验，须30年时间才能成熟，故社会上欢迎超过50岁的杏林医生，且重视家传，谓"医不三世不服其药"，这一传统习俗由来已久，被奉为就诊规律。大瓢先生说，家传优于师授，师门短暂，最多不越 6 年，家教耳闻目染，随时可以问、讲，进步很快。杏坛难得全部遗产，父、祖教育、培养，能获得精华、妙术。50 岁之后，阅历丰富，已达指标，再加家传，则占第一位了。体会深刻，的确如此。他曾介绍其师一粟老人调理身体怕冷、腰痛腿酸、手足发凉，按肾虚血运不良施治，投予《金匮要略》当归生姜羊肉汤加味。计当归 15g、生姜 10 片、桂枝 15g、细辛 6g、羊肉 100g，每日 1 剂，水煎分 3 次服，并把羊肉吃掉，连用 20 天，效果很好。老朽以本方给予妇女子宫、卵巢发育迟缓、早衰、排卵不规则、月经延后量少，颇有作用，3~6 个月即见改观，若功力较慢，添入蛇床子 10g、川断 10g、人参 10g、胎盘粉（冲）10g、冬虫夏草 1g。

❖ 春温投二仙汤

家父庭训，学习从不自满开始，抱着"三人行必有我师焉"，牢记"谦受益，满招损"，才能立足人间。老朽年已九旬，处世接物如履薄冰，扪心三省，对得住前辈、后起、人际、苍天。业师为佛门居士，常言因果律，教导要仁慈、博爱，虚怀若谷，柳叶刀亦能害物，远避名利，心境泰然，执刀圭就是普度众生，替宇宙神送福，扶病友同上法船。老朽遵守七十载，未敢背离此规，愿今后仍作尚方宝剑悬在头上警戒余年。老朽少时曾见家父和业师会诊一春温患者，高热、无汗、口渴、咳嗽、大便数日未下，医院认为感冒，吃药无功，乃改聘中医，二老确定阳气初升，温邪入侵，宜按《伤寒论》《金匮要略》处理，共同协投大青龙汤，因烦躁将石膏置诸首位，加紫菀、桔梗、五味子，并添入连翘，突出其清火解毒作用。计麻黄 10g、桂枝 6g、杏仁 10g、石膏 45g、连翘 20g、紫菀 10g、桔梗 10g、五味子 15g、甘草 6g、生姜 6g、大枣（擘开）10枚，水煎分 4 次服，5 小时 1 次，昼夜不停，连饮 4 剂，即获得痊愈。汤中家父力主石膏，业师强调连翘，均属君药，咳嗽仍照经方遣药规律，温病则躲开细辛、干姜，精巧十足深思。纪念此事，故命名二仙汤。

❖ 当归四逆加味改变虚寒

身体消瘦，经常怕冷，手足厥逆，腹中隐痛、稍食凉物则便溏泻下，医圣谓"内有久寒"，实际为阴寒体质、阳气虚弱，乃亚健康赢人型。应温补改善营养状况、多见日光，添加肉食、糖类。老朽主张配合应用《伤寒论》当归四逆加吴茱萸生姜汤再加羊肉，能向好处转化，小量、长时饮之，均有效验。计当归 10g、白芍 5g、通草 3g、桂枝 10g、细辛 3g、吴茱萸 6g、甘草 3g、生姜 6 片、大枣（擘开）10 枚、羊肉（切碎）30g，每日 1 剂，水煎分 2 次服。1963 年诊一长征干部，体形瘦小，全身乏力，四肢不温，遇风吹袭便打寒战，脉沉而迟，即以此方授之，嘱其连用勿停，凡 40 天，逐渐好转，嗜睡、弱态改观，体重增加 2kg。

❖ 瓜蒌瞿麦丸可用

口渴、小便不利，为气化失职，津液不能上乘，水蓄下焦，应通畅小便，使所蓄之水由尿排出。若饮水反吐，名曰水逆，投五苓散（桂枝、茯苓、猪苓、白术、泽泻）；腹内发凉，欲喜热敷，剂开瓜蒌瞿麦丸，乃《金匮要略》的调理方法。老朽对瓜蒌瞿麦丸应用较少，经验欠缺，但确有临床作用。1995 年于济南诊一五十岁男子，发病 1 个月，口渴、腰酸、腹内胀满，小便虽少，无灼热疼痛感。开始怀疑膀胱炎、前列腺增生，客观检查已排除，乃转中医，委老朽施治，即按虚寒水不蒸化疗之，将此丸改为汤药。给予天花粉 15g、茯苓 15g、山药 15g、瞿麦 10g、附子 10g，加猪苓 10g，每日 1 剂，水煎分 3 次服。用了 7 天，病情递减，凡 18 剂症状消失。

❖ 桂香柴楝汤疗妇女气郁

广和堂药店藏有调理妇女心悸、烦躁、胁痛、背胀处方，乃桂枝汤加柴胡、川楝子、香附。认为气郁不伸，心血阻遏，应疏肝、行气、活血才能解除。适于围绝经期综合征、自主神经功能紊乱，只可行气通利，不宜盲补，否则雪上加霜增重病情。投量为桂枝 15g、白芍 10g、柴胡 15g、香附 10g、甘草 3g、生姜 6 片、大枣（擘开）6 枚，每日 1 剂，水煎分 2 次服，连用 7~10 天。呕恶加半夏 10g；耳鸣加龙胆草 10g、石决明 20g；失眠加莲子心 10g、合欢花 10g；胸闷叹气加降真香 10g、绿萼梅 15g；大便不爽加瓜蒌 30g。老朽不断应用，其力颇佳，常见明显效果，命名桂香柴楝汤。

❖ 通经孕子丸

《金匮要略》下瘀血汤加味，调理妇女月经延后过期不至、闭经，或慢性盆腔炎输卵管不通、积液，影响精卵结合而致不孕，以活血化瘀为主，畅里填冲任二脉，长时应用无不良情况，不言而喻很见效果。对大出血引起的脑垂体萎缩、肥胖性经量减少、停止不潮，功力较差。处方有大黄 20g、桃仁 50g、䗪虫 50g、三棱 50g、没药 20g、莪术 50g、红花 50g、肉桂 30g、川芎 30g、当归 50g、细辛 20g、丹参 50g、干姜 20g、小茴香 15g、益母草 50g 煮水入药，碾末，加红糖 100g，水泛成丸，每次 6~10g，日 2~3 服，连用 2~3 料，名曰通经孕子丸。1980 年，历城一女子来诊，月经前腹痛、量少，50~70 天无始至，无规律性，结婚 4 年，从未生育，医院检验宫体较小，右侧多囊性卵巢，其他均无异常，老朽即以本药予之，吃了 5 个月，发生恶心、嗜食酸辣，表现妊娠反应，测试怀孕，如期产下 1 个男婴，母子都很健康。

❖ 治咳优选宁嗽汤

伤寒派认为《伤寒论》小青龙汤，乃调理外感风寒咳嗽的专方，概率高于其他，究诸实际，解除咳嗽的重点不属于小青龙，应是《金匮要略》苓甘姜味辛夏仁汤、射干麻黄汤。小青龙汤平喘比较擅长，在止咳方面并不占优势，切勿陷入盲区。因为小青龙汤内干姜、细辛、五味子势单力薄，不如含有杏仁、茯苓、紫菀、款冬花的苓甘姜味辛夏仁、射干麻黄汤。伤寒家有识之士，已注意到这一问题，所以大瓢先生把三方主治咳嗽的药物汇于一起，组建了宁嗽汤。有干姜 10g、细辛 6g、五味子 15g、杏仁 10g、茯苓 15g、紫菀 15g、款冬花 15g、麻黄 6g、半夏 10g、甘草 6g，给予支气管炎、间质性肺炎，都起作用，被称为经方化裁典范。老朽仿照投向临床，疗力较快，令人满意，可推广，普及而用。

❖ 新加桂枝茯苓丸治乳癖

铃医满老先生调理妇女乳房结节、乳腺小叶增生，常投《金匮要略》治子宫肌瘤的桂枝茯苓丸，且加入他药。开始功力明显，30 天后进步转慢，超过此限，又增快速度，最终获得消除。其量为茯苓 100g、桂枝 150g、白芍 100g、牡丹皮 150g、桃仁 100g、柴胡 50g、瓜蒌皮 150g、制乳香 50g、䗪虫 50g、炒没药 50g、香附 100g、大黄 30g，碾粉，水泛成丸，每次 6~10g，日 2~3 服。其中瓜蒌皮、桂枝、牡丹皮、桃仁、乳香、没药、柴胡，起疏肝、行气、活血、化癥作用,列为核心,久用无不良反应,所需时间要长。老朽临床给予患者,还添青皮 50g、鳖甲 50g、王不留行 50g,能提高疗效,命名新加桂枝茯苓丸。

❖《金匮要略》二方加味治不孕

1970 年一多动症小儿经老朽治愈,其父为妇产科医生,介绍一首验方,为《金匮要略》大黄牡丹汤与桂枝茯苓丸合剂,调理妇女输卵管炎、积水阻塞不通,影响怀孕,有一定功力,称盆腔炎丸。有大黄 20g、牡丹皮 100g、桃仁 100g、冬瓜子 50g、元明粉 5g、茯苓 100g、桂枝 100g、白芍 50g,加川芎 50g、罗勒 50g、没药 50g、蒲黄 50g,碾末,水泛为丸,每次 6~10g,日 2~3 服,连用 2 料,便可解除。事过 1 年,蒙阴一教师结婚 5 年无子,医院诊断左侧输卵管粘连、右侧排卵障碍,腹部隐痛,且有二度宫颈糜烂,当时即以此药授之,共 60 天,表现妊娠反应,小便化验有绒毛促性腺激素,已经身孕六甲,10 个月后坐下男孩,母婴都很健康。

❖ 虚人风寒感冒用麻黄加附子汤

若身形虚弱感受风寒,恶寒无汗,一般常投补中益气汤(人参、黄芪、当归、升麻、柴胡、陈皮、白术、甘草),轻度宣散,表邪则去。大瓢先生相反,仍取《伤寒论》方,给予少量麻黄汤加附子,数味精悍小药收效很佳。老朽曾在药店见其留笺,调治"王右(男性)昨夜如厕,蒙冒风寒,头痛、骨楚、身冷、脉紧、无汗,乃邪束所致,宜启腠开利玄府,外感即解。"授予麻黄 6g、桂枝 15g、杏仁 6g、甘草 6g、附子 10g,水煎分 2 次服,据云 3 剂便愈。老朽师此意,也不断抄袭这一经验,却能左右逢源,水到渠成。方内桂枝量大,除温通血脉,助麻黄发汗,尚可同附子暖里祛寒、补虚扶阳、转化体衰,巧妙难言。

❖ 痛痹用七星汤

调理风湿、类风湿、痛风性关节炎,疼痛剧烈,行走困难,或关节肿大如葫芦,习称鹤膝风。广和堂古方配本载有《金匮要略》乌头汤加减方,符合临床应用,老朽命名痛痹七星汤。计麻黄 10g、乌头(先煎 1 小时)20g、白芍 30g、三七参(冲)10g、制乳香 10g、炒没药 10g、独活 30g,加生姜 10 片,每日 1 剂,水煎分 3 次服,连用 15~30 天。1964 年老朽于安徽六安诊一类风湿关节炎，全身疼痛，手指关节均变形，不能屈伸，5 年中吃了许多中西药物，皆无改善，苦不堪言，当时就以本汤授之，嘱其坚持，暂不更方，由患者自己掌握。共 60 剂，凡 3 个月，症状大减，粗大的关节转细，剧痛完全消失，来信告诉，已经停饮了。

❖ 桂枝汤加味医多汗

俗语常言气虚自汗、阴亏盗汗、围绝经期内分泌失调阵发性冒汗，有明显界限。民国初期医家姚晨晖，为刀圭老手，富有实践经验，调治本症打破这一屏障，越过此线，指出属于内在变化影响体表，导致鬼门开合不全，无规律性开放，故汗液外泄紊乱，应予收敛，燮理阴阳，主张投《伤寒论》桂枝汤加味。计桂枝 6g、白芍 20g、甘草 3g、生姜 3 片、大枣（擘开）6 枚、黄芪 30g、麻黄根 15g、五味子 15g、龙骨 20g、牡蛎 30g，每日 1 剂，水煎分 2 次服，连用 10~20 天。1965 年，老朽于蚌埠诊一五十岁女子，月经停潮，日夜出汗，呈阵发性，衣衾尽湿，已有 2 年，医院结论神经官能症、围绝经期异常现象，药后乏效，乃转中医，介绍委老朽疗之，即给予是方，因睡眠不佳，加入酸枣仁 15g。凡 17 剂，汗减而安。

❖ 苓桂术甘加姜附汤治腹水

《伤寒论》苓桂术甘汤与四逆汤同组一方，名苓桂术甘加姜附汤，调理阳虚积水、脾失运化、头目眩晕、手足逆冷、下肢浮肿，宜于肾炎、肝硬化、心力衰竭，投量要大，否则难见效果。广和堂古方配本所记，突出白术、附子、茯苓，谓之三帅。计桂枝 15g、附子 20g、白术 30g、茯苓 50g、干姜 15g、甘草 6g，加泽泻 15g，每日 1 剂，水煎分 3 次服，连用 7~15 天。1985 年遇一长期酗酒肝硬化腹水患者，打针、吃药不消，反而加重，将泽泻减去，只投予原方，考虑脾虚为主轴，把白术升至 60g，增入人参 15g，饮后见效，嘱其坚持勿再换药，共 20 剂，水去肿退。善后把量压缩 2/3，逐渐恢复正常，且未复发。

❖ 茵陈蒿汤加泽泻降二高

瑞竹药庄收有《伤寒论》茵陈蒿汤加泽泻，专题应用降高血压、高血脂，方小药少令人喜爱。配伍含量大黄 2g、山栀子 15g、茵陈蒿 15g、泽泻 10g，每日 1 剂，水煎分 2 次服，连用 10~20 天。尚可施治湿热疾患，如急性肝炎、胆囊炎发生的黄疸。老朽临床降下二高，将其碾末，水泛为丸，每次 6~10g，日 2~3 服，便利携带，随时可用。1982 年泰安一医家求诊，40 余岁，血压左手 180/110mmHg，三酰甘油超过正常值 3 倍，降压、降脂药吃了很多，都乏效验，当时即以丸方相告，叮咛要打长谱，不停地食之，对身体无害，不会城门失火，殃及池鱼，产生不良反应，大黄量少，能保持肠道通畅，不致引起腹泻，丢掉营养。数月后来告，二高转至正常，又继续巩固 20 天，注意生活起居，没有反弹。

❖ 麻黄汤加防风医外感风寒

清末翰林王铁珊，到江苏出任巡抚，清正廉洁，夫人纺织，勤俭持家，拒绝礼物，被称铁官。一次感冒恶寒，头痛身倦，当地医家诊后处方含有西洋参 10g，他呵呵大笑，言疥癣小疾，焉可用此，名贵药品与王某无缘。自检《伤寒论》麻黄汤加防风、生姜、红糖，连饮 3 剂，即汗出表解。且说业医人员眼向百姓，少沾污泥浊水，谄媚显宦，滥开昂贵大补，不仅促之贪婪，还损害体躯，导致两失。据报刊所载，其方有麻黄 10g、杏仁 10g、桂枝 10g、甘草 3g、生姜 6 片、防风 10g、红糖 30g。临床应用对外感风寒，很起作用。

❖ 五苓散加味减肥

五苓散属《伤寒论》名方之一，原医太阳蓄水、水逆上行，饮水则吐，小便不利。临床转为调理肾炎、心力衰竭、肝硬化、营养不良多种水肿病；或脾虚泻下久而不已。近年报道以其加何首乌投予肥胖症，有消脂肪、促进水液代谢、通畅水道三项作用。老朽在此基础上又加入虎杖、茵陈蒿二味，能提高功力。计猪苓 100g、泽泻 500g、茯苓 100g、桂枝 50g、白术 100g、虎杖 200g、茵陈蒿 200g，据家传经验，将何首乌升至 500g，碾末，水泛为丸，每次 6~10g，日 3~4 服，连用 2~4 个月，可见明显效果。1990 年一围绝经期肥胖女子来诊，要求减去大量脂肪，降下超重 20kg，改变腰围粗大，恢复较窈窕的身躯，即以本药授之，命名消肥丸，嘱咐长吃勿停，凡 3 个月，形体转瘦，血脂下降、脂肪肝消失，体重减了 13kg。

❖ 桂枝汤加味治自汗

清末名儒毕文海，精通内经《素问》《灵枢》，信奉黄老学说，指出中医思维与道教理论有密切关系，提倡保健修身养性，为最大优点，同西方医学手术碎身有本质的区别，此乃神州传统延年益寿的特色。曾说开鬼门、洁净府，主张出汗、通畅二便，《伤寒论》麻黄汤、五苓散、承气汤，即履行这些疗法。启腠理能祛邪由体表外泄，降下是清除病魔随屎尿排出。现在已近失传的，则为瓜蒂散涌吐胃中蓄积，应当钩沉再上疗台。他介绍桂枝汤用桂枝10g、白芍30g、甘草6g、生姜3片、大枣（擘开）5枚，加黄芪30g、麻黄根15g，治气阴两虚自汗证，每日1剂，水煎分3次服，连饮10~25天，就可得愈。老朽实践屡试皆效，洵属良方。

❖ 四逆散加味广开治路

1950年两同道相告，民间流传一首验方，即《伤寒论》四逆散加味，开结行气，解郁破滞，调理胸、胁、乳房痞满、胀痛，以疏泄、疏肝、柔化为主，推称优选。老朽临床起用，功力强弱各半，如加入白芷、蜀羊泉，能提高效果。适于胸腔积液、肋间神经痛、肩周炎、乳腺小叶增生。计柴胡15g、枳壳15g、白芍20g、甘草6g、香附15g、瓜蒌50g、没药10g、白芷15g、绿萼梅15g、蜀羊泉30g，每日1剂，水煎分3次服，连用10~20天，可获得明显改善，直至痊愈。1955年诊一妇女，约50岁，患胸、胁隐痛9个月，牵及双肩、乳房，医院检查无肯定论断，所下印象原因不明，劝其转求中医，吃饮片汤药，乃取此方予之，共饮16剂，症状大减，将量降下1/2，继续未停，终于根治解除。

❖ 麻黄汤加味多项疗途

《伤寒论》解表处方，桂枝汤居首，麻黄汤第二。麻黄汤通过加味化裁，能治许多疾患，如肺气不降呼吸欠畅，加细辛、白芷、生姜；哮喘加厚朴、地龙、鱼腥草、旋覆花；咳嗽加虎杖、瓜蒌、五味子、款冬花、贝母、前胡；水肿加白术、茯苓、汉防己、大腹皮、牵牛子；腹泻加猪苓、泽泻、苍术、扁豆；无汗身痛加防风、独活、羌胡、秦艽；血压低下头痛加柴胡、红花、艾叶、鹿茸、白芷；皮肤过敏刺痒加地肤子、浮萍、徐长卿、土茯苓；湿热黄疸加连翘、茵陈、田基黄、黄柏、山栀子、少量大黄；小便不利，尿道灼热，加瞿麦、穿心莲、海金沙、鸭跖草。1979年治一虚弱患者，头目眩晕，有隐痛感，久治未愈，乏力，血压80/50mmHg，男性，56岁，即以本汤加味疗之。计麻黄6g、桂枝10g、杏仁6g、甘草6g，加人参10g、白芷10g、鹿茸6g、细辛6g，每日1剂，水煎分3次服，连用10天症状大减，方没更易，又继续半个月，病去而安。说明麻黄虽属风药，但并不可怕，只要配伍得当，用武之地不少。

名家遗珍与验证

❖ 脑萎缩试服右归丸

脑萎缩症状开始常有头痛、眩晕、健忘，相继记忆逐渐丧失，反应迟钝，懒言少动，对周围事物漠不关心，不认家门。晚期站立不稳，走路蹒跚，二便失禁，甚至失语、糊涂、完全转为痴呆。老朽曾用《景岳全书》右归丸（熟地黄 250g、山药 130g、山茱萸 100g、枸杞子 100g、菟丝子 100g、鹿角胶 100g、炒杜仲 100g、肉桂 80g、当归 100g、制附子 80g，碾末，水泛为丸），每次 9g，日 3 服，连吃 3 个月，皆有不同程度的改善，其中 3 例基本恢复正常，由于均系高龄人，要耐心坚持，否则功败垂成。就目前所知，可能保护脑神经，阻止神经细胞凋亡，激活濒死的神经细胞，促进修复与重塑，有莫大关系。

❖ 传说尤怡验方

《瓜棚丛话》谓清代苏南医家尤怡非经方派，亦不属时方派，而是杂方派。虽诠释过《伤寒论》《金匮要略》，并不以二书之方为依归，因临床平淡无奇，将其列入时方行列中，颇欠斟酌。1980 年山东临沂一同道携来手抄验方，由木瓜 9g、续断 9g、牛膝 15g 三味组成，水煎分 2 次服，言尤氏所拟，专治腰、腿疼痛，有补肾壮骨之功，乃世传秘药，委老朽鉴定，老朽以无据谢绝了。此后试用本方却有疗效，适于一般性疾患。对风湿、类风湿关节炎，及股骨头坏死、腰椎间盘突出、坐骨神经痛，功效甚微。

❖ 十魁饮的应用

老朽治上焦蕴热、内火升冲、感受温毒所致口内红肿灼痛，水谷难下，甚至溃烂，常投师授十魁饮。计金果榄、金灯笼、金莲花、板蓝根、射干、山豆根各45g，牛蒡子20g、金荞麦30g、玄参10g、蝉蜕12g，水煎分3次服，6小时1次，日夜不停，连用3天即愈，忌烟、酒、辛辣、烧烤、刺激性食物1周，防止复发。适于口腔炎、咽炎、喉炎、扁桃体炎、舌炎，效果极佳。因苦味太浓，饮时可加冰糖改变口感。

❖ 老人养目可吃救目丹

老年阴虚火旺，肾水亏耗，常两目干涩、泪液减少；且气血不足，瞳孔散大、视物模糊，表现退行性病变，应清火滋阴，予以补养，改善老化状况。老朽以杞菊地黄丸、石斛夜光丸作基础组建一方，名救目丹，有生地黄200g、当归100g、天冬100g、黄芩100g、人参100g、枸杞子200g、菊花100g、决明子100g、五味子100g、黄连100g、枳壳100g、白蒺藜100g，碾末，水泛成丸，每次6~9g，日3服，1~3个月为1个疗程。根据病情需要，亦宜久用，无不良反应，效果确切。外界说滋阴养目，等于看见月亮想起太阳，是吴牛喘月法，如此相比也太可笑了。

❖ 四开汤的投量

据现代药理研究，丹参、牡丹皮、川芎能扩张心脏冠状动脉，降血脂，抗心肌耗氧，增加血流量，改善微循环，对动脉粥样硬化有较好的作用，可以调理心绞痛、心肌梗死。老朽临床将此三味重新钩沉，仍取活血散瘀为主，加入黄芪补气、降血压、扩张血管，组成四开汤。计丹参30g、川芎20g、牡丹皮20g、黄芪50g，每日1剂，水煎分3次服。如左侧胸内疼痛频繁发作，放射到肩部，加三七参10g、郁金15g、薤白15g。这是老朽近年来治疗心脏供血不足的第3首实践处方。

❖ 疏气活血汤适于肝胆胃炎

老朽早年据丹参饮组成小方，名疏气活血汤，有柴胡15g、丹参30g、砂仁10g、川楝子15g、檀香15g、青皮10g，每日1剂，水煎分3次服。调理气滞、血瘀、纳呆、疼痛，适于慢性肝炎、胆囊炎、胃炎与溃疡病，以胁肋、上腹部胀、痛、满、持续发作为诊断要点，10~20天为1个疗程，均有效。灼心、泛酸减去青皮，加小茴香 6g。

❖ 五魁汤专调四症

老朽近来在医院门诊，曾制定一方，名五魁汤，有黄芪 50g、丹参 30g、川芎 20g、山楂 10g、三七粉（冲）5g，每日 1 剂，水煎分 3 次服，专题调治冠状动脉粥样硬化供血不足，能扩张血管，促进血流量，改善心肌缺血缺氧，消除患者胸闷、憋气、堵感、疼痛四症。药味简单，价廉易购，供随时取用，宜于蓝领、低薪阶层。汤内黄芪要开 30g 以上，否则功效不够，难见效果。山楂可降血压、血脂、血黏度，且健胃化积，提高食欲，一举数得，切勿轻视，乃中流砥柱之品，如无泛酸现象，每天吃鲜果 10 枚，也极其有效。

❖ 六味地黄丸加麦味归芍治老来变

《橘井杂谈》将麦味地黄丸同归芍地黄丸合为一方，称十味地黄丸。计熟地 100g、山药 50g、山茱萸 100g、牡丹皮 30g、茯苓 30g、泽泻 30g、麦冬 100g、五味子 100g、当归 100g、白芍 100g，碾末，水泛成丸，每次 7~10g，日 2~3 服。用于阴虚血亏、潮热盗汗、肺痿咳嗽、口干尿黄、手足心热、男性早泄、女子月经先期、头眩耳鸣、记忆减退。老朽给予年过半百肾水虚衰、阳升火旺、暴躁、失眠、健忘、小题大做、鸡毛之事纠缠不休，性格反常，在"闹"字上徘徊，民间谓之"老来变"，能起治疗作用，连吃 1~2 个月，明显改善。

❖ 甘露饮施治范围

时方甘露饮，由天冬 10g、麦冬 10g、枇杷叶 10g、生地黄 10g、石斛 10g、黄芩 10g、茵陈 10g、枳壳 10g、甘草 6g 组成，医胃热、上焦火邪升腾，引起口疮、咽痛、齿龈红肿、颜面烘热。老朽加蒲公英 15g、败酱草 15g、紫花地丁 15g，添入大黄 3g 釜底抽薪，治疗急性咽喉炎、头痛、口腔溃疡、头面丹毒、青春痘、牙周炎、眼球胀痛，都有功效。也可根据病情需要，强化清热解毒、凉血，再增加赤芍、大青叶、牡丹皮、板蓝根、野菊花，提升药力。

❖ 童乐汤为儿科专药

儿科大家段鸣皋，执业半个世纪，人们颂为"当代钱乙"。临床处方以平胃散加枳壳、神曲为主，命名童乐汤，计苍术 6g、枳壳 6g、陈皮 6g、神曲 6g、厚朴 6g、甘草 3g、生姜 2 片、大枣（擘开）3 枚，水煎后加冰糖少许，分 2 次服。调理脾虚胃弱停食腹胀、嗳气泛酸、嘈杂纳呆、口中无味、舌苔白腻、大便不溏日行 1~2 次。曾说，治疗幼小不宜滥补，也恶狂泻，应注意行气、消食、开胃、祛湿、化积，一般 3 剂即可，切勿过量，否则损害生理，影响发育，导致健康滑坡，转为药物依赖，反成病态。老朽临床，汲取这一经验，症减便止，患者欢喜，稍有不舒均愿随时来院就医。效果良好，乃其特色。

❖ 祝氏钟馗嫁妹汤

徽医新安老人祝文贤随茶商来北方开业，民国初期威信很高，喜投古方，善于化裁。妇女 40~60 岁经断前后阶段，即围绝经期内分泌失调，自主神经功能紊乱、烦躁、易怒、焦虑、失眠、阵发性出汗、动辄吵闹不休，严重者类似精神分裂现象，常给予《伤寒论》黄连阿胶汤，利用清热养阴，从调理肝、肾入手，谓之壮水涵木、泻火宁神法。取黄连 15g、黄芩 15g、白芍 15g、阿胶 15g、鸡子黄（冲）2 枚，加大黄 3g、珍珠母 30g、石决明 30g，兼降下潜阳，命名钟馗嫁妹汤。每日 1 剂，水煎分 2 次服，连用 15~30 天。老朽临床验证，有较好效果，根据需要，大黄之量可升至 6~10g。

❖ 伏暑晚发举例

清贤王孟英《潜斋医话》《归砚录》载有许多可贵内容、见闻与经验，很富参考价值。喜投清凉，擅长运用石膏，然开量不大。虽遭到局外人谴责，疗效却堵住妄言之口。民国时期流传的抄本《王氏医案》记有一则伏暑晚发，头痛、发热，要求以冰附身。他认为时值八月，仍宜清解里热，兼祛所蕴炎暑之气，应吃白虎汤加味，内清外宣，方属正规治法。同道讯其误识伤寒作温病，有人笑不可遏。他处方不语，意在战后以观胜负，乃书荷叶 9g、薄荷 9g、石膏 15g、知母 9g、黄芩 9g、半夏 6g、黄连 6g、甘草 3g、六一散（冲）3g，每日 1 剂，水煎分 2 次服。连用 3 天，症情大减，继饮 2 剂转愈。一方面说明经验娴熟，功底深厚，另一方面也了解伏暑晚发，须考虑季节留邪。

❖ 陆氏玲珑方

岐黄研究家陆景唐曾执教大学，因病习医，富有成就，以善理内科杂症闻名，处方小巧玲珑，令人手不欲释。调治支气管炎咳嗽，开麻黄、桔梗、杏仁、五味子；胃痛纳呆，开延胡索、炒山楂、半夏曲、川楝子；睡浅多梦，开山栀子、莲子心、酸枣仁、何首乌；风湿、类风湿关节炎，开独活、白芍、炒没药、制乌头；游走性身痛，开白芷、鬼箭羽、秦艽、老鹳草；皮肤过敏瘙痒，开徐长卿、刺蒺藜、土茯苓、夜交藤；肠燥液亏，开玄参、牛奶（冲）、麦冬、瓜蒌仁；癔症哭笑无常，开茯苓、甘草、百合、珍珠母；心悸不安，开桂圆、龙骨、紫石英、牡蛎；鼻衄、吐血，开大黄、代赭石、白茅根、黄药子；颈部淋巴结核，开夏枯草、浙贝母、石决明、猫爪草。老朽实践，投予得当，均有效果。

❖ 小方妙用三元汤

查二田提出研究《伤寒论》三要求，一以证组方，二从方内寻证，三无证无方在文中探讨病机，补证补方。言之无物属于空谈，存而不理，或割爱删去。他是经方派改革家，生平谨言慎行，为临床大魁，年逾八旬犹从事医疗工作。曾组建一方，名三元汤，有附子（先煎 2 小时）30~50g、独活 20~40g、白芷 20~40g、蜂蜜（冲）20~40ml，每日 1 剂，水煎分 3~4 次服。专治风湿、类风湿、痛风性关节炎，调理久痛、变形、屈伸困难，连用 30~60 天。功效不显加丹参 20~40g、炒没药 10~15g。老朽曾给予患者，反馈良好。

❖ 重视身痛逐瘀汤

凡风湿、类风湿、痛风性关节炎，病程较久，屡医不愈，不宜单投搜风胜湿通利经络之剂，要考虑已转化为气滞血瘀，应在调理气血的处方内加少量宣散祛风湿药物，突出解除血行障碍，老朽多年来常开王清任先生身痛逐瘀汤，计秦艽 15g、羌活 15g、川芎 15g、桃仁 10g、红花 15g、炒没药 12g、当归 10g、炒五灵脂 12g、香附 10g、牛膝 20g、地龙 10g、甘草 6g，加丹参 20g、鬼箭羽 15g，每日 1 剂，水煎分 3 次服，连用 30~60 天，坚持不辍，均有功效。1970 年诊一鹤膝风，即膝关节肿大症，以此汤予之，共 3 个月，不仅痛止，步行去掉拐杖，红肿硕大的关节也缩小 2/3，能上班工作了。

❖ 民间验方治湿疹

寇云仙先生以讲经、史执教私塾,桃李盈门,暇时研究岐黄,成就斐然。曾说调理皮肤湿疹,应止痒改善病区损害,确有道理。后在乡村遇到一位老太婆,介绍一首验方,由土茯苓 30g、徐长卿 15g、夜交藤 20g、地肤子 20g、白蒺藜 15g、百部 10g、蒲公英 30g、连翘 15g 组成,每日 1 剂,水煎分 3 次服,连用不停,很有功效。老朽验证,能立竿见影,确有脱敏作用。此方也可治疗荨麻疹、多种体表瘙痒症。

❖ 黄连解毒汤加味能清热、火、毒三邪

《医事杂忆》调理热邪弥漫三焦或火毒内外聚结,口舌生疮、咽喉肿痛、面红目赤、头面丹毒、身发疔疖,主张投予黄连解毒汤加银花、大黄、石膏,清化表里,泻下热、火、毒三大病邪。有黄芩 15~20g、黄连 15~20g、山栀子 15~25g、黄柏 10~15g、大黄 10~15g、银花 20~30g、石膏 30~40g,每日 1 剂,水煎分 3 次服,连续应用,症状消除乃止。老朽曾授予流行疾患日夜高热、腮腺炎、扁桃体炎、口腔溃疡、毛囊炎、蜂窝织炎、急性乳腺癌、淋巴结炎、多种皮肤化脓性感染,都可得到较好的功效。

❖ 大脱汤的临床应用

《挑竿记》言一乡村医家,对风、寒、湿、气、血所致经络阻塞,表现手足肌肉、关节疼痛、麻木、阵发性电击状,常投自制大脱汤。有当归 15g、细辛 6g、附子 15g、桂枝 15g、秦艽 15g、没药 10g、独活 20g、生姜 10 片,每日 1 剂,水煎分 3 次服,连用不停,30 天为 1 个疗程。老朽临床应用观察,颇有效果,宜于痛风、四肢末梢神经炎、多种关节炎。在止痛与消除麻木方面,疗效明显。曾诊治肩胛神经炎十余例,药后也称道良好。事实证明,凡手足麻木不仁,必须加入"风药",否则石沉大海,难见功效。

❖ 颜氏养阴不二汤

同道颜景仰善于研究古方、经方,对《伤寒论》《金匮要略》奉若神明,自称是仲景先师直系传人。将厥阴病所载麻黄升麻汤加以化裁,组成不二

汤,专医虚火上炎口干舌燥、咽喉疼痛、口腔溃疡、吐出脓血。养阴为主,配合清热解毒,颇有疗效。计升麻 15g、知母 15g、黄芩 15g、玉竹 15g、白芍 15g、天冬 15g、石膏 15g、甘草 6g、蒲公英 30g、败酱草 20g、大黄 2g,每日 1 剂,水煎分 3 次含化服,连用 7~15 天。老朽投予时,常加入金荞麦 30g、金莲花 10g,能提高药力,缩短施治过程,比按照免疫力低下治疗服用黄芪、红景天、六味地黄丸或照外科痈疽处理服用仙方活命饮(炮山甲、天花粉、乳香、甘草、白芷、赤芍、贝母、防风、没药、皂角刺、当归、陈皮、银花),获益良多。

❖ 清化三邪汤的适应证

老朽临床投用风药,除师法《金匮要略》,常学习张元素、李东垣二家,但有所区别,一是把升麻、柴胡列入升阳举陷品;二是将本药的重心放在羌活、秦艽、独活方面,专医风、寒、湿邪,解除疼痛,因此对神经、肌肉、关节各种靶点,均开门揖为佐使、引经药。1980 年于山东中医学院(现为山东中医药大学)附属医院制定一首处方,名清化三邪汤,由独活 20g、羌活 20g、秦艽 20g、白芷 10g、制乳香 10g、炒没药 10g、大黄 2g 组成,调治风、寒、湿袭入经络,发生郁阻,很起作用,尤其给予非血压搏动性头痛、身痛、颈椎痛、关节痛、坐骨神经痛,皆见明显的效果。大黄一味通利经络,活血逐瘀,健胃消积,防止呕恶,发挥药力,不可减去,否则影响战局,丢掉荆州。

❖ 阳和汤的扩大应用

阳和汤属外科疮疡药,为王洪绪所制名方,由熟地黄 30g、炒白芥子 6g、鹿角胶 10g、肉桂 3g、炮姜 2g、麻黄 2g、甘草 3g 组成,攻补并用,以补为主。老朽《诊余偶及》记有巾帼医家汪大姐调理腰椎间盘突出,椎管狭窄供血不足、压迫神经,表现腰痛如折,下肢麻木,久治无效,她投此方加制乳香 10g、炒没药 10g,每日 1 剂,水煎分 2 次服,30 天均有明显好转。其次给予慢性支气管炎、间质性肺炎,气喘,咳嗽,吃发散药反剧,即开本汤,将量提升半倍,加半夏曲 6g、佛耳草 30g,连续服用,10 日便可大减,症状逐渐消失,推称法外奇方。汪大姐乃清末军界一游击之女,家庭破落,从皖南来到北方,业医多年,经验丰富,殁于山东乡村。

❖ 生化汤加益母草广泛应用

民国时期妇产科专家鲍绍英，常以治产后恶露不行、腹内疼痛的生化汤加益母草，调理月经量少与经前乳胀、少腹部不适的并发症，临床运用几乎百笺均同，人们呼为"一方家"。老朽曾见其医案数则，投量相等，计当归15g、川芎10g、桃仁10g、炮姜1g、甘草2g、益母草10g，从来潮前3天开始，每日1剂，连用7剂，确有效果。通过观察，亦可给予月经延期、周期紊乱，情况转归正常为止。但身体虚弱，患有结核、贫血、慢性消耗疾病者，绝对不要饮用。经验证明，汤中加入藏红花（冲）1~2g，能提高功效，缓解症状，缩短疗程。

❖ 黄连解毒汤加大黄元明粉治精神分裂症

黄连解毒汤，由黄芩、黄连、黄柏、山栀子组成，每味投量9g，水煎分2次服。医热邪毒火弥漫三焦，充斥上下、口干、面赤、烦躁、发斑、出血、疮疡、赤痢。若大便秘结加大黄9g，名栀子金花汤，能提高作用，令火热下降从肠道排出。老朽临床上以之调理痤疮、毛囊炎、蜂窝织炎，可使其内消，防止化脓，一般10~15剂，即见功效。民国初期河北医家闫少卿治躁狂型精神分裂症，常取本方为基础，加大黄15~30g、元明粉10~15g，日服1剂，连用不停，病情大减，将大黄、元明粉去掉一半继续饮之，有远期疗效，痊愈者多，人送绰号"闫大黄"。

❖ 热伤阴亏风动投大定风珠

时方大定风珠，是由《伤寒论》炙甘草汤化裁而来，滋阴生津，镇肝息风，清火潜阳，治疗温病日久伤阴耗血，风邪内动，四肢抽搐，呈现虚脱现象，宜于热深厥深、舌绛少苔、脉搏细数、心中阵发颤动，如乙型脑炎、高热后身体亏损、病邪羁留者。老朽以本汤为基础加入西洋参，投予阳旺阴亏口渴、消瘦、皮肤枯燥、手足心热、低热不退、时间较长，有明显的伤阴过程，即启用之。计生地黄15g、白芍12g、麦冬9g、阿胶9g、西洋参9g、龟甲9g、鳖甲9g、牡蛎9g、麻仁9g、五味子9g、甘草6g、鸡子黄（冲）2个，每日1剂，水煎分3次服，连饮不停，症状消失即止。一般不超出15天，效果可靠。若气虚恢复甚慢，加人参9~12g、红景天9~15g。

❖ 正神丸的适应证

老朽少时陆文彬前辈嘱咐说，学习《千金方》《千金翼方》，应注意三事：药物一种二名；一方混为二方、二方混为一方；毒品较多，不宜轻用。老朽曾细读两遍，果如所言。他从二书中选取有效药物合成一首正神丸，专题调理男女不正常的精神状态，如易动肝气，胸难容物，失眠多梦，烦躁不宁，小事争吵，思想分驰，好独断孤行。认为肝肾阴虚，水亏火旺，除增加旅游、娱乐、看戏、听相声外，还要广泛接触外界人群，切忌自处暗室加重病情。该丸由柴胡 50g、郁金 50g、黄连 50g、大黄 50g、青黛 50g、山栀子 50g、生地黄 50g、何首乌 50g、白芍 50g、牡丹皮 50g、黄芩 50g、酸枣仁 50g、丹参 50g、沙参 50g、女贞子 50g、石决明 50g、阿胶 50g组成，碾末，水泛为丸，每次 6~10g，每日 3 次，30 天属 1 个疗程，症状消失停止。老朽临床试开多次，颇有效果，严重者两个观察期令人满意。但在半个月之内功效不显。

❖ 治噎膈效验方

老朽见到许多医家处方加入半夏，均开制过者，如宋半夏、法半夏、矾半夏、清半夏、仙半夏、姜半夏、竹沥半夏，目的有三，一是防止吃药恶心呕吐，取其降逆下行；二是祛痰利饮，宽中开胃；三是避免升发药物上冲，引起头目不适，发生眩晕、耳鸣、咳嗽现象。一般都仿照《伤寒论》《金匮要略》投予标准应用本品。同道杜啸泉介绍一首方剂，以半夏 15g、山栀子 10g、砂仁壳 15g、大黄 3g、小米糠 30g，治疗噎膈，医院诊为食管狭窄，米谷难入；或胃食管反流，每日 1 剂，水煎分 3 次服，有较好的效果。老朽临床所写之半夏，即清半夏和半夏曲。生者有毒，不宜入选。

❖ 小方疗病举例

荣汀客《山居野语》载，一医家专开二三味小方，便利乡村大众，收效亦好。如人参 10g、当归 10g，治气血亏少、疲劳乏力；山药 30g、黄精 30g，治高血糖口干多饮；熟地黄 20g、枸杞子 30g，治阴亏目昏；柴胡 15g、川楝子 15g，治气滞胁痛；半夏 10g、代赭石 20g，治嗳气、打嗝；白术 15g、泽泻 15g，治积湿腿足水肿；天麻 15g、钩藤 20g，治肝风头目眩晕；青蒿 30g、大青叶 30g，治热证高热；荆芥 15g、紫苏 15g，治感冒风寒无汗；大黄 10g、元明粉 10g，治肠燥便秘；麻黄 10g、杏仁 10g，治痰多哮喘；枳壳 15g、瓜蒌 30g，治气、食结胸；山楂 15g、神曲 15g，治纳呆、消化不良；附子 10g、吴茱萸 10g，治腹内冷痛；干姜 15g、黄连 15g，治胸膈痞满；麦冬 15g、天花粉 15g，治津液耗伤，口燥咽干；蒲公英 30g、紫花地丁 30g，治疮疡初起，消散、防止化脓；酸枣仁 30g、阿胶 15g，安神补血，治火旺失眠；葛根 15g、麻黄 10g，疏通经络，治项背强直；半夏 10g、山栀子 15g，治上焦浮火，清热止呕；乳香 10g、没药 10g，理气活血，治多种疼痛；桂枝 15g、炙甘草 15g，缓中祛痛，治小腿痉挛；水蛭 6g、虻虫 6g、桃仁 10g、大黄 2g，治妇女月经量少、停止来潮；秦皮 15g、白头翁 15g，治湿热肠炎、痢疾；龙骨 30g、牡蛎 30g，沉降潜阳，治惊恐、心慌不宁；赤石脂 20g、诃子 20g、罂粟壳 6g，治肠道不固，久泻不已。临床应用，极有意义。

❖ 生脉散加味应用

老朽临床通过观察、积累、不断总结，发现九味药物调整气血两虚，有多靶点用途，对形体羸瘦，缺乏营养，四肢无力，神经萎缩，心动过缓，贫血，大病之后，消耗性疾病，白红细胞低下，动辄出汗，俗称"身羸""弱证"，可饮生脉散加味汤。由人参 9g、红景天 15g、熟地黄 15g、当归 9g、麦冬 9g、五味子 9g、龙眼 30g、枸杞子 15g、甘草 6g 组成，每日 1 剂，水煎分 3 次服。比单味投四君子、六味地黄、八珍、补中益气汤功效优越。连用 1 个月，身体情况有明显改变。老朽曾治疗多例，均言受益匪浅。

❖ 大承气汤去大黄疗便秘

据吴七先生弟子讲，其师调理习惯性便秘，不投《伤寒论》麻子仁丸（麻子仁、白芍、枳壳、大黄、厚朴、杏仁），常单开大承气汤（大黄、枳壳、厚朴、元明粉）去大黄，指出该证多属身体虚弱人，由于肠道蠕动不足，停留时间过长，水分被完全吸收，就会引起粪块燥结，应以濡润，滑通为治，不宜大黄攻下。枳壳、厚朴降气消积，畅利谷道；甘草补中护正；元明粉滋水增液、软坚、分化瓦解，即可更衣排出，往往不见屎团，转为秽水。这样既不耗气伤血，又解除了病理性障碍，一举两得，是比较标准的治疗。老朽遵此，亦不断用于临床，推称良法，在医疗专业发展过程中，是运筹古方酌为今用。

❖ 温化喘咳多痰汤

大瓢先生对感受风寒或虚寒体质水液上凌、哮喘、咳嗽，持续不停，常投温肺宣化寒痰药，通过温煦华盖，增强呼吸系统功能，提高抵抗力，改善内在环境，稀薄痰涎减少，咳嗽、哮喘便会逐步消失。喜开杏仁、白前、天南星、白芥子、半夏、旋覆花、天将壳、紫菀、苏子、百部、款冬花、五味子、诃黎勒、白果、罂粟壳、白屈菜、橘红、沉香、厚朴、青木香、麻黄、艾叶、甘草、远志、皂荚、干姜、细辛、泽漆、茯苓。并组建一方，计白芥子 10g、茯苓 20g、厚朴 10g、细辛 6g、半夏 10g、紫菀 10g、旋覆花 15g、远志 15g、麻黄 6g、百部 10g、五味子 15g、白果叶 20g，每日 1 剂，水煎分 3 次服，连用 10~15 天，名温化喘咳多痰汤，一般不超过 1 周都可见效。

❖ 仓廪汤

砂仁产于热带，辛温行气止呕，健脾安胎，治胸腹胀满消化不良、大便溏泻、食欲低下，属芳香化湿药，其外壳亦有如是作用，功力较差。民国时期鲁北有一药店经理精通医术，喜投本品，为了防止吃药呕吐，影响饮食，几乎在所开处方内都加入砂仁，收效极妙，人称"李砂仁"。他留有一首小方，由苍术 10g、藿香 10g、砂仁 10g、白豆蔻 10g、厚朴 10g、神曲 10g、佩兰 10g，每日 1 剂，水煎分 2 次服，能宽中和胃，改善纳呆，促进食欲，名仓廪汤，流传很广，被誉为仙方。将量减去一半，给予儿科，应用很广。

❖ 三把火疗法

陈公亮为民国初期商界巨子，乐善好施，精通医学，属于名家。调理风寒感冒喜用三把火，一是发汗，二是退热，三是解除头痛、骨楚。指出发汗未必皆能退热，热退尚会复燃；表解体温下降头痛、骨楚未必皆能消除，非规律性。应加入有针对作用的专题药，否则即为漏网之鱼，功败垂成。临床处方仍以《伤寒论》之方奠基础，配入相应良品，一举数得，乃一盘珠全面疗法。习开麻黄 10~12g、桂枝 10~12g、柴胡 10~15g、紫苏 6~10g、羌活 6~10g、秦艽 6~10g、生姜 6~10 片，水煎分 4 次服，5 小时 1 次，日夜不歇，连用 3 天，就可邪去而安。老朽亦曾实践，确切有效。

❖ 冷氏转介高僧验方

老朽幼时看长篇小说《平山冷燕》，言才女冷绛雪的故事。说来也巧，1980年在济南遇一病友，亦名冷降雪，只是绛与降一字之差。他执教大学，通岐黄术，但患有霍奇金病，经老朽调理转佳，情况稳定。曾告诉老朽其于无锡见到一首天门雪，专医时令病身体高热，汗出不降，欲发痉挛，投凉膈、白虎、犀羚、猴枣、紫雪、至宝、安宫乏效，可给予本方。据说乃山村破庙一老僧所传，有黄芩 20g、板蓝根 40g、青蒿 30g、连翘 20g、牛蒡子 20g，水煎分 4 次服，5 小时 1 次，昼夜同进，连用 4 天，即可解除。通过临床观察，作用较好，若脱离辨证，盲目施治，则功过各半。

❖ 满氏验方三回头

铃医满庭芳老人业医 50 余年，经验丰富，求治者敬之如神，藏有一首验方，名三回头，含义不详。曾秘而不传，询其弟子，亦守口如瓶，不吐一字。尔后老朽出诊到阜城，据药店经理说，能调气郁证，对烦躁、易怒、孤独、梦多，抱有怨气无处倾诉、宣泄，起开散、解结作用，知道方内有香附 15g、柴胡 15g、瓜蒌 30g、甘松 15、石菖蒲 15g、厚朴 15g、大黄 6g，其他数味未见配制，每日 1 剂，水煎分 2 次服。老朽临床应用，投予精神障碍忧郁、焦虑、强迫疾患，很见效果，加入莪术 15g 活血化瘀，还可旭日东升。

❖ 张子和调震颤独树一帜

帕金森病，常见于老年人，以震颤为主症，一般不影响精神意识。大都按肝风掉眩处理，与惊风、痿证、偏瘫不同，根据发作情况，采取多种措施，给予相应药物。目前有两个倾向，一按筋失荣养，补气益血；另一是按镇痉潜阳施治，功效均差强人意，转向《儒门事亲》探讨。张子和曾诊一例比较典型，马叟 59 岁，因惊气风搐 3 年，手臂颤掉不能持物，吃饭令人代哺，抖擞之状如线引傀儡，夜卧发热，身上燥痒，倾产求医，至破其家。先用防风通圣散透汗，继服催吐剂，涌出大量痰液，很热，如鸡蛋黄样，以饮食补之，竟然得愈。老朽考虑本案经麻知己、常仲明编集时掺入水分，扩大了他的业医成就，但对体强邪实者来说，颇有研究价值，是别开一门的风险疗法。岐黄术之博大精深，于此可见。

❖ 三炎可用七弦汤

医家侯少周，喜化裁经方适应临床，使古为今用，积有大量实践知识，驰誉杏林。善开动力药，催化人体功能，防止出入废神机化灭，升降息气立孤危。以《伤寒论》四逆散加木香、砂仁、川楝子，投予肝、胆、胃三脏疾患，凡肝胆火旺、气郁不伸、纳呆、消化不良均能应用，名七弦汤。计柴胡 15g、枳壳 15g、白芍 15g、木香 10g、砂仁 10g、川楝子 15g、甘草 6g。宜于肝炎、胆囊炎、胃炎三炎症，在疏肝、理气、止痛方面，超过逍遥散（柴胡、当归、白芍、白术、茯苓、甘草、薄荷、生姜、大枣）缚住青龙。老朽借去其经验，给予肝气横逆冲犯胃腑、腹内发胀、饱满、疼痛、不思饮食，颇见疗效。1987 年诊一十二指肠溃疡，胀、痛为主，无灼心、泛酸现象，即开了此汤，水煎分 3 次服，连吃 10 天，症状解除，上班工作。又补充一点，若泛酸灼心，再添入小茴香 5g、吴茱萸 6g，便成完方。

❖ 二至丸的应用

女贞子苦凉，医目昏耳鸣；旱莲草酸寒，凉血止血，二味补肝肾，王孟英先贤欣赏用之，名二至丸。治阴虚五心烦热、口干舌红、腰酸腿软、头晕眼花、小便短赤、须发早白、易折脱落。老朽临床，投量相等，以疗神经衰弱为主，根据需要，亦可加何首乌提高功力。1975 年诊一妇女，50 岁左右，烦躁易怒，面红耳赤，夜间多梦，大便干结，二三日一行，遇事和家人争吵不休。医院指为神经衰弱、围绝经期综合征，转来调理。因月经周期紊乱，流血较多，还须考虑血热妄行，给予寒凉药物，当时就取本方加味，可一举双收。开了女贞子 30g、旱莲草 30g、生地黄 10g、牡丹皮 10g、地骨皮 10g，每日 1 剂，水煎分 3 次服，连饮 10 天，已见药效，嘱其继续下去，凡 25 剂，病状解除而愈。此症若授予六味地黄丸（熟地黄、山茱萸、山药、牡丹皮、茯苓、泽泻）或胶艾四物汤（熟地黄、白芍、当归、川芎、艾叶、阿胶），则由于茯苓、泽泻、川芎、艾叶无针对性，预后不一定良好，同女贞子、旱莲草、牡丹皮、生地黄、地骨皮相比，都大为逊色，故敬而未用。

❖ 多向性腰痛一笑汤

灵光寺禅丈席安精岐黄学，喜投《千金方》《外台秘要》《太平圣惠方》，施医送药，有口皆碑。调理肾虚腰痛、下肢麻木，突出温补，品味不多，用量惊人。兼有酸软症状，开炒杜仲 30g、续断 30g、狗脊 30g、木瓜 60g、牛膝 40g、生姜 30g，每日 1 剂，水煎分 3 次服，连用 20~30 天，功力很好。老朽给予腰肌劳损、腰肌纤维炎、坐骨神经痛、腰椎间盘膨出、强直性脊柱炎，都起作用，加熟地黄 30g 收效更佳。牛膝分怀、川两种，川产活血力强，40g 亦无不良反应。他的经验续断易于受孕，怀子后停服，因其也能活血不利妊娠，安胎之说应当纠正，和清贤王孟英所言不谋而合。若血压低下，把杜仲删除，改为破故纸 30g。饮之过多出现尿少，腹胀大便困难，与药性收敛有关，原量减去一半，则可恢复往常。据庙内弟子说，大师爱读《太平圣惠方》，且别垂青睐，写病历引经据典，大都以此为指导，开《伤寒论》四逆汤遵着《八十一难》称补北法，用熟附子 30~60g，干姜不越 15g，甘草给予 30g，谓甘草补中益气，助附子点火温里回阳，不宜太少，大概是取它推动、催化功能。本汤缺名，暂命腰痛一笑汤。

❖ 两首还魂汤

老朽学医时，曾得到大瓢先生指导，掌握调理哮喘双方，一是《金匮要略》还魂汤（麻黄、杏仁、甘草），二为《伤寒论》小青龙汤（麻黄、半夏、干姜、细辛、五味子、白芍、桂枝、甘草）抄本《千金方》所加夜合花皮之亦名还魂汤。其区别点，单纯哮喘投《金匮》方，兼有咳嗽开小青龙加夜合花皮汤。老朽又将它合而为一，既治哮喘也疗咳嗽，一箭同雕，计半夏 10g、麻黄 10g、桂枝 10g、干姜 10g、五味子 15g、细辛 6g、杏仁 10g、合欢皮 15g、甘草 6g、白芍 10g，每日 1 剂，水煎分 3 次服，对支气管哮喘、支气管炎咳而不已，皆见功效。遵业师经验，还加入白芥子 10g，再上一层楼，提高了痊愈率。

❖ 黄芽汤的双向应用

清代山东黄元御，虽然崇古，非社会进化人物，亦属能发挥自己所见的思想家。贵阳贱阴学说客观存在，主观性过强，但学术论点、笔锋的犀利，却常为后人称道，是"一代豪师"。老朽少时奉父命将其13种著作通读两遍，感到医文并茂，非一般人可及。苏派伤寒学者陆九芝的批评有伤大雅，甲戌状元润庠公的指责也令人费解、火药味生疑。老朽于临床过程中对内在虚寒，中州缺乏健运，喜开老人心得之方黄芽汤，以补气为主，升发脾阳，辛散阴阳，抑制土湿，防止水寒，加少许通利药，功效甚佳。计人参10g、干姜10g、茯苓6g、甘草6g，每日1剂，水煎分3次服。不仅适于身体无力、食欲低下、大便溏泻亚健康患者，亦可用诸肺寒咳嗽、痰涎量多，慢性胃炎、支气管扩张投予较多。

❖ 外感风热与驱烧合剂

医家陈子华，善调时令病，认为春季温邪属于风热感冒，发展过程中，无汗、口渴、体温升高，应解表与清里同举，联合医治。荆、防、麻、桂不宜轻投，银、翘、桑、菊亦乏功效，仍以《伤寒论》处方开锣，旧戏新演，将白虎、小柴胡、葛根芩连汤顺手牵羊进行加减，组成一方，内外双理，每剂水煎分3次服，6小时1次，连用3~5天，便可获愈。虽不分太阳、少阳、阳明，但概括了三经范围，命名驱烧合剂。定量为黄芩15g、柴胡15g、石膏30g、知母10g、葛根10g、黄连10g、青蒿20g。老朽验证，疗力良好，再添重楼10g，强化解毒，更觉理想，该品张锡纯先生在清火方面，非常赏识，俗称七叶一枝花。

❖ 胶艾四物汤加味治不孕

名家诸友亮，精通妇产科，喜投《金匮要略》《济阴纲目》方，调理子宫寒冷、排卵障碍、血虚不孕，习开胶艾四物汤加味。见月经失调先后无定、血量多少不一，给予人工周期施治寡效，便可应用，连吃7天停药1日，2个月为1个疗程。其量香附10g、柴胡6g、红花10g、熟地黄10g、白芍6g、川芎10g，水煎分2次服。他委老朽进行验证，已有不少患者身体状况转佳，生男育女，对输卵管慢性炎变、积水，也富良好作用，可以推向临床为巾帼服务。

❖ 浦氏风热汤

清末浦少廉，娴熟六艺，所写文章策、论、议，脍炙人口，震撼学术界，乡试两次落地，改习医业，号白门生、步云仙，被称良师。无派别门户之见，适于临床即"躬拜为法"。曾说《伤寒论》辨证、处方、遣药比较原始，方从病转、药随症变，易于记诵，故人们乐读此书。后世著作观点不一，难以全面掌握，但内容丰富乃进化产物，仍应涉猎开阔视野，紧扣从源到流这条规律，才可成为贯通之家。他将竹叶石膏汤、银翘散、青蒿丸汇合一起进行加减，组织一首风热汤，调治流行性感冒无汗、高热、口渴、舌红、脉数，很有功效，连用 3 剂，体温便能下降，症候减轻。计银花 20g、连翘 20g、青蒿 20g、牛蒡子 15g、大青叶 20g、石膏 30g、知母 10g、竹叶 30g、麦冬 10g，水煎分 3 次服，6 小时 1 次，日夜兼进。告诫先贤黄元御介绍的浮萍透表解热，疗力甚微，和青蒿对照存在天壤之别，不宜代替青蒿或者薄荷。

❖ 冷氏哮喘汤

时方医家冷冬雁，为民国初期叶派传承人，喜将《伤寒论》《金匮要略》处方投向临床，曾将麻杏石甘汤减去麻黄，加半夏、石韦、地龙、紫菀，调理热邪入肺支气管哮喘，病例统计，有效率颇高。由于对麻黄恐惧，避之遥远，虽在北方执业，亦视为牛鬼蛇神、凶药恶煞。他说该味发汗耗阴、宣散伤气、升提血压，给予老人极其失宜，故弃而割爱，重新组方，可"肆无忌惮"广泛应用，且箭不虚发，大众得益。所定之量杏仁 10g、石膏 20g、甘草 6g、半夏 10g、石韦 10g、地龙 10g、紫菀 15g，每日 1 剂，水煎分 2 次服。1953 年春季接诊一内热哮喘，70 岁，有前列腺肥大、支气管炎史，出院半个月，病情仍未好转，老朽就以本汤授之，连用 7 天很见效果，又继续 1 周症状解除，已满意治愈。

❖ 山西老医秘方两则

学习中医有四条门路，指家传、师授、学校培养、自学成才。家传、师授富于实践；学校出身侧重理论；自学成才者，依赖书本知识，缺乏传统、成熟的经验。既往老朽所闻、目见名城大都医家如林，有的编写文籍、出版杂志、开办学校、函授遥从弟子，杂物猬集，蜚声遐迩，应属热心学术事业家、理论家、教育家，非临床家。山东郝云彩先生曾说，若不参加、从事诊疗工作的道友，都要列于医生之外，称辅助人员比较允当。家传、师授者，常怀抱绝技，往往秘而不宣，据先生讲，清末一骨科老人来鲁，专治跌打损伤，除正复手术并开数味小方，自己配制，众皆不知。其所住房主发现一首镇痛活血方，有三七参 100g、乳香 100g、没药 100g、细辛 30g、白芷 50g、鬼箭羽 50g、麝香

1g、大黄 10g，磨末，水泛成丸，每次 5~8g，日 2~3 服。另一验方疗咽喉红肿、溃疡、化脓性口腔炎，即王孟英推荐的锡类散：象牙屑 3g、珍珠 3g、青黛 6g、冰片 0.3g、壁钱 60 个、牛黄 0.5g、人指甲 0.5g，研粉，和匀，每次一铜鼓吹入患处。老朽不断对症运用，均有效果。

❖ 镇咳优选气管炎汤

清代红顶花翎药商胡雪岩，在杭州开办胡庆余堂，知道孟子所说"五世而斩"，乐于济人。处世圆滑，不割袍断义。对岐黄界临床医家，以礼遇相待，无派别倾向。据民国时期报刊记载，因痰喘咳嗽，今之支气管炎，曾邀伤寒阵营著名郎中，诊为风寒化热入肺，清肃之令不行，上逆频发，处方麻杏石甘汤加细辛、五味子，药下没见反响，亲友推荐另聘一乡村医家，在原药笺上加了紫菀、白前、款冬花三味，每日 1 剂，分 2 次服，连用 5 天病情便减，又饮 3 剂而愈。此案说明两个问题，一是首投之方药少、量少，疗力薄弱；二是加味者祛痰功能、止咳作用，提高了一倍。该汤含有麻黄 3g、杏仁 6g、石膏 10g、甘草 6g、细辛 3g、五味子 6g、紫菀 10g、白前 10g、款冬花 10g。老朽数度实践验证其效，确切、客观，堪称良方，宜命名气管炎汤。

❖ 传统方开音汤

学习岐黄艺术，循序渐进，持之以恒，切忌浮光掠影，只取皮毛，急功近利。玲珑塔层层筑起，非朝夕建成。年迈医家之可贵，因其经验丰富、阅历广多，后生之秀不悉此举，以为糊涂无用，深恐越己，拒绝躬身师法，此乃一大损失。老朽之师耕读山人谢世，未得再侍 70 余年，愧疚没能抢救先辈手中精华，而今马齿已增，孤闻寡陋，光阴荏苒，虽学女娲也难补天。杏坛曾留有一首经验方，专题调理肺热阴虚，声带麻痹，发音嘶哑，口内有干涩感，以宣、清、凉、润为主，用蝉蜕 10g、木蝴蝶 5g、诃黎勒 6g、麦冬 10g、玄参 10g、胖大海 10g、山豆根 6g、金果榄 10g、射干 10g、金荞麦 15g，水煎分 3 次漱咽，6 小时 1 次，连用 3~7 天，治效甚佳，名开音汤。

❖ 铃医秘方两味汤

铃医俗名走方郎中，能说会道，富嘴上功夫，人们对其不太相信，认为口吐莲花,将药卖出便溜之乎也,实则亦有掌握若干验方,熟悉针灸、外敷药物,怀抱几手绝技,当场开彩,治后病除的疗法,并非皆是骗术。1948年,从河南来一大篷车,三个人,于山东北部开业行医,曾呐喊专门调理鼻衄、吐血,立竿见影,一妇女求医胃内正在出血,他们拿了一包红色粗末,放于砂勺中煮开5分钟,让患者服之,果然止住,药下如攫。从其抛掉的水渣发现,只有两味药物,即大黄和代赭石。根据老朽经验,的确可收捷效。

❖ 保肝落酶海外方

凡体重超标、脂肪肝、慢性肝炎,谷丙转氨酶升高,持续不降,除限制饮食、肥肉、多糖、盐类,可配合药物调治。东南亚一医家着重保本、疏利肝胆、和解少阳,改善肝功能,常投《伤寒论》小柴胡汤加味,遣药技巧在用量上,开柴胡15g、黄芩6g、人参3g、半夏3g、甘草10g、生姜3片、大枣(擘开)10枚、当归10g、枸杞子30g、豨莶草30g、灵芝菌30g、龙胆草15g,每日1剂,水煎分2次服,连饮10~20天。从来不用五味子、乌梅、水飞蓟、升麻、垂盆草、水牛角、田基黄、大青叶,认为时间短,巩固力差。1981年老朽在医院门诊见一青年,肥胖,瘦身后谷丙转氨酶未减,专程求治,为了验证其效,即取此方予之,共吃30剂,逐渐降下。8个月路遇,询诸病情,未有反弹,恢复了健康,乃命名落酶海外方。汤中枸杞子、豨莶草、灵芝菌、龙胆草属核心药物,关键所在,切勿更动。

❖ 马氏验方两则

乡村医家马茂青先生,聪明好学,18岁入泮,发现官场腐败,北洋军阀狼狈为奸,乃退而习医,经验丰富,勇于接诊疑难大症,不畏艰险,慷慨活人。曾介绍两首验方,一是治疗酒渣鼻,准头肥大,红赤充血,俗名秤锤鼻子,取凌霄花15g、山栀子15g、大黄2g,水煎分2次服,连用1个月;二为解决湿疹瘙痒、水液渗出,用苦参、夜交藤各等份,煮水外洗患处。老朽临床授予病者,均言有效。

❖ 少腹逐瘀汤加味治不孕

民俗研究家文林,精通医学,善调妇产科疾患,对乳腺小叶增生胀痛,经前期加重，常用瓜蒌、橘叶、柴胡、香附、乌药、浙贝母、川芎、丹参、蜀羊泉、白花蛇舌草；阴道炎、宫颈糜烂，白赤带下，用白果、鸡冠花、黄柏、败酱草、海金沙、木槿花、贯仲、拳参、六月雪、地锦、徐长卿；月经延后、久不来潮，用桂枝、三棱、莪术、益母草、大黄、马鞭草、红花、川芎、桃仁、月季花、苏木、䗪虫、穿山甲、王不留行；产褥感染、急性盆腔炎、发热、腹痛、坠胀，应清热解毒、抗菌消炎，用大量大青叶、蒲公英、野菊花、乳香、没药、紫背天葵、银花、贯众、连翘、紫花地丁、重楼、红藤、黄芩、漏芦、鱼腥草。他介绍一首心得验方，治疗附件炎、排卵障碍导致的不孕，胎息王清任《医林改错》少腹逐瘀汤加味而成，有小茴香3g、干姜3g、延胡索6g、炒没药10g、当归12g、川芎10g、肉桂6g、赤芍10g、蒲黄12g、炒五灵脂10g、加丹参10g、刘寄奴6g、红花10g、泽兰10g、罗勒6g，每日1剂，水煎分3次服，连用15~30天。对通畅输卵管、促进卵泡发育、卵子易于排出，很起作用。

❖ 高血压与散花汤

岐黄经典《内经》受道家影响较大，重视养生，禅门思想少，同佛教寡缘。在《伤寒论》所含这些色彩几乎无有，唐代《千金方》二书佛道两家内容很多，和其个人信仰有关，并不代表刀圭界，所以中医艺术，接受各方派遣，却非由宗教控制，仍属自然临床科学。虽杂入多种相关知识，没有冲击精神实质。民国初期中医前辈白东旸信仰如来，举办法会，喜写佛语，调理高血压头痛脑涨、视物模糊、记忆下降、感觉昏昏然，手定散花汤，吸收高僧经验，控制精神妄动、心猿意马，屈膝盘坐，净化性灵万念皆空，配合内服此方，疗效甚佳。计野菊花10g、天麻10g、夏枯草15g、石决明15g、莲子心10g、山楂15g、白蒺藜15g、钩藤15g、酸枣仁10g，每日1剂，水煎分2次服，连用10~15天，即可降至正常。老朽不断应用，确为良药，以静限动，虽有动力，但淡泊名利、爬山、慢走、空气沐浴、步行森林、呼吸吐故纳新，亦有较好的作用，不宜放弃。

❖ 三段挽生汤加味的应用

友人贺宝森，攻读岐黄术，根底扎实，富有成就，对《内经·素问》七篇大论持怀疑态度，是明代缪仲淳之后批评运气学说固定公式的代表人物，且视

《伤寒论》六经内容阴阳共存、寒热互见，亦提出异议。曾告诉老朽，调理心下痞满、气食聚积，投半夏泻心汤（半夏、黄芩、干姜、黄连、人参、甘草、大枣）应加苍术、厚朴、柴胡、陈皮，开通内结，掌握宣散、降下疗法，才能祛除病邪，保健药物暂时回避，否则为恙依凭，饭助贼盛，送了壶浆，更难解去。所写《伤寒论》并非张从正攻邪论的继续，汗吐下的再版，是与众不同的独立学说，极受欢迎，读之如山珍海鲜，大快朵颐。他治肝硬化腹水、心力衰竭下肢浮肿，以益气为主，黄芪挂帅，白术佐之，利水居三，创制三段挽生汤。计黄芪 60g、炒白术 30g、神曲 10g、人参 10g、猪苓 10g、泽泻 10g、茯苓皮 30g，每日 1 剂，水煎分 3 次服，连饮勿辍，肿消即止。老朽临床运用，又加椒目 10g，收效虽慢，功力则佳。

❖ 升气止泻上流回舟汤

清代纪昀因触怒"圣上"，被流放乌鲁木齐，临行前积有火气，嗜生冷食物，腹痛便溏，头目眩晕，身体乏力，下肢酸软，行走困难，曾饮《伤寒论》理中、桃花汤。京畿医家推荐三河一位高手诊之，谓气虚下元不固，宜升提清阳，佐以健脾，在理中、桃花二方基础上，增人参、白术之量，加猪苓、泽泻利水，开通尿路，促进阴阳分化，孰料仍无灵验。于绝望中适一精研岐黄的女尼求见，通过切脉、观察，询问近况，作出判断，认为前人施治准确未误，惟中气下陷较重，人参欠合分寸，要加大量黄芪举阳放解膀胱，肉桂化气、温补命门，才能对应病机，乃将这一处方另行定量，据民国时期刊物报道，吃了 3剂即愈。老朽效颦，给予 20 余例类似患者，都以本药收功，反馈称善。其中含人参 10g、白术 15g、干姜 10g、赤石脂 20g、甘草 6g、粳米 30g、黄芪 30g、肉桂 3g、猪苓 10g、泽泻 10g，共 10 味，每日 1 剂，水煎分 2 次服，老朽越规命名上流回舟汤。

❖ 鹤膝风用回缩膏

膝关节肿大，如丹顶鹤腿部关节奇粗，俗名鹤膝风。开始软骨退行性变化，能逐渐引发骨质增生？膜炎、髌骨软化、半月板损伤。疼痛、走路困难、步履蹒跚，关节积液，出现畸形。调理此症，除内服药物外，还须配合外治疗法。老朽学医时，见到外科前辈沈兆南常开焙干的乳香、没药和三七参，各 30g，碾成粉末，加猪油少许，拌匀似糊状，摊于胶布上，贴至患处，再取热水袋熨之，令温感日夜不断，3 天换药 1 次，连敷 1 个月，即可消失，复发率低，属家传验方。老朽曾实践观察，确有疗效。药味平妥，穿透力好，对皮肤、肌肉、关节不会产生损害或过敏性反应，值得师法。不悉方名，暂称鹤膝回缩膏。

❖ 心痹、中风疗法

大瓢先生调理心痹、中风，根据《医林改错》创制三宝汤（黄芪、川芎、葛根）加味，由丹参 20g、当归 10g、水蛭 10g、赤芍 10g、桃仁 10g、黄芪 60g、川芎 15g、葛根 15g、山楂 10g、藏红花 3g 组成，对心脏冠状动脉粥样硬化性心绞痛、心肌梗死；脑血管阻塞、血栓形成，及出血后遗症口角流涎、舌謇语涩、半身不遂，能降血压、血脂、血黏稠度，抑制红细胞、血小板聚集，增强纤溶系统活性，扩张血管，促进血流量，改善供血不足。通过益气活血、祛瘀通络，起良好的医疗作用。1970 年于泰安诊一脑出血偏瘫患者，男性，50 余岁，发病 3 个月，左侧手足失去了活动功能，血压稍高，流口水，说话、听觉、吞咽未受较大影响，当时即以此汤予之，每日 1 剂，水煎分 3 次服，所含药物、投量照旧，连饮 30 天，即下床持杖漫步学走，功力令人满意。尔后又救治多例，均有效验，乃命名心脑送宝汤。如成绩不够理想，血压下降缓慢，将黄芪升至 100g，防止兴奋导致失眠，白天应用，夜间停服。王清任补阳还五汤，把黄芪之量提到 250g，恐有效成分在药壶内不易充分析出，反被浪费，切勿盲目师法。

❖ 葛氏醒脑汤

东吴医家，习称苏派，多为叶桂先贤传承者，友人曹鸣高告诉老朽，专走《伤寒论》路线的寥若晨星。民国时期山东受此影响，除扬州王兰斋来济南开业，另一位是葛乐亭前辈，长袖善舞，写一笔赵体好字，行云流水的脉案，文仿骈体，含有韵学，朗朗上口，读后令人心旷神怡，被誉为岐黄界一绝。他师承时方衣钵，代表香岩翁薪传，80% 就诊的患者系学究、墨客、名流、知识阶层。擅长调理神经衰弱，嗜睡梦多，头目昏沉，记忆力下降，创制醒脑汤，有九节菖蒲 10g、藿香 6g、黄芪 15g、西洋参 6g、当归 6g、川芎 6g、枸杞子 10g、女贞子 6g、熟地黄 10g，每日 1 剂，水煎分 2 次服，连用 10 天便会转佳。老朽曾给予对症患者，皆言有效。然授之体力劳动的病友，则反馈一般，非药到恙除显示殊功，因而要一分为二，区别施治。所遣藿香、九节菖蒲，专于开窍，通过补、散，双向调节，实现激发活力的目的。

❖ 熟地黄非一肩双挑药

壮水制火，益阳消阴，为调理人体寒热的施治法则，界定标准滋阴避免灭火，增热防止亡阴，要允执厥中恰如其分。吴七先生曾举《景岳全书》倾向温补，将附子、干姜、吴茱萸放在局外，偏于应用熟地黄。虽然熟地黄性温，却属阴性药物，不宜担此重任，以李代桃有违医疗，后人盲目效法，导致一误再错。认为阴性之品只可涵养阴虚，不能温补命门真火，反而因其助阴损伤生命之阳，熟地黄非一肩双挑日月，慎开为佳。他以本药补肾，若温阳祛寒常和仙茅、仙灵脾、鹿茸、肉苁蓉配伍。留下一首验方，专治阳痿勃起无力，汤中熟地黄量少，几乎不占组合地位，家父誉称奇观。计韭子 10g、炮附子 10g、仙茅 10g、鹿茸 6g、仙灵脾 30g、巴戟天 10g、肉苁蓉 10g、肉桂 6g、熟地黄 6g，仅起护阴防燥作用，也是经验特色。

❖ 仙女饮的适应证

近代杂方派医家石玉白，读书极多，手不释卷，精妇产科，为著名坤医。处方药味少、量大，仿照《金匮要略》，局限 7 种之内。调理妇女情志不畅，气机障碍，抑郁难伸，认为属精神方面的官能症，易于发生胸闷、打嗝、烦躁、厌食、头昏、耳鸣、背胀、激动、大便不爽。应从疏泄火邪、滋阴养肝着手，单纯、孤立的清热、介类潜阳、通利肠道乃治标方法，很难彻底根除。四逆散、逍遥丸刚而乏柔，泻肝汤、定风珠亦无针对性。要突出开字，运用升降出入定向调节，才能确保"人安邪灭"。创制一首小方，称仙女饮，有柴胡 20g、白芍 30g、砂仁 10g、代赭石 20g，每日 1 剂，水煎分 3 次服，连用 10~15 天。老朽承绍其意，给予若干相应患者，均言药下得瘳。柴胡虽然较多，因有白芍收敛，不至极力透表引起汗出似水现象，可以推荐丰富临床。

❖ 烛影摇红方

清代山西商人，常远离家乡到外地创业。斥巨资兴建关帝庙、春秋楼，祭祀关羽，作聚会之所。在山东德州关帝庙内藏有调理冬季感冒发生咳嗽的一首验方，专医夜间频繁发作不能入睡，久治不愈，很见功效，据说由平遥带来。上灯后饮之，睡前再吃1次，每剂分2次服，命名烛影摇红，闻着笑不可遏。老朽青年时代去该处游玩，记下所定投量，有麻黄6g、白芥子10g、五味子30g、生姜6片，连用5~10天。家父不断授予患者，被推为妙药。方中凸出五味子，与《伤寒论》三宝有关，然无干姜、细辛。白芥子专于祛痰，兼疗哮喘，因而其除为支气管炎服务，也可给予支气管哮喘、支气管扩张。老朽临床印象较深，物美价廉，宜介绍应用。

❖ 调治脑梗死

老年人伴有高血压、高血脂、血液黏稠度增加，易患脑梗死。常突然发生记忆骤降、二目变呆、走路不稳、哈欠头痛、办事迷糊、肢体麻木、吃饭摔掉筷子、外出不识家门，有的则逐渐恢复，遗有反应慢、说话迟钝、表情呆板、大小便不能自控。近年随着生活改善，吃喝无度，发病率上升，威胁性很大。预防方面，除降血压、血脂、血黏度、减肥、限制饮食、扩张脑血管、促进血流量、缓解供血不足、缺氧状态，还要避免精神紧张、烦恼、失眠，经常大笑，怡悦心情，将大千世界看作舞台，置身观众中，不当演员，以宽厚待人，不追名逐利，身外物都是空的，就能减少此病的发生。老朽调理脑梗死，曾运用王清任、张士骧先贤经验，也顺取许多同道的成熟疗法，以补气、活血为主，组建一首投量小、可长时饮用的处方，称开脑汤，有黄芪30g、川芎10g、葛根10g、丹参20g、当归10g、石菖蒲10g、羌活10g、山楂10g、地龙10g、益母草10g、大黄1g，每日1剂，水煎分3次服，康复停药，颇见其效。

❖ 调肝着宣上降下

壶芦斋拂尘老人为晚清研究时文的先行者，对王渔洋、康南海的著述，有精辟的论解。弱冠会试及第，以教学与业医了却人生。和家父相识，友谊较笃。他调理妇女背胀、烦闷、胁痛，以物压胸则舒，认为同《金匮要略》

所言肝着病有关，应疏泄气滞、散瘀，旋覆花汤并非对症之品，宣上、降下比较适宜，提出给予大量柴胡，不加养阴止痛之白芍，防止成为绊马索，起障碍作用。所拟处方名泻肝解郁汤，计柴胡 20g，尊之为君，配入甘松 10g、香附 10g、代赭石 10g、木香 10g、红花 10g、川楝子 15g、生姜 6 片，每日 1 剂，水煎分 2 次服。老朽临床应用，投于木旺克土冲击脾胃，对肋间神经痛、胃神经官能症、自主神经功能紊乱、围绝经期内分泌失调等，都有明显的施治效果。

经验良方掇拾

❖ 涤耳汤医中耳炎

中耳炎为化脓性细菌感染，俗名脓耳，初起疼痛，继之耳内流脓，伴有发热恶寒、头痛、身体不适，失于治疗则经常出脓，感冒时加重，日久听力减退、耳鸣、耳聋，继而转成慢性化脓性中耳炎。老朽调理以龙胆泻肝汤为主，用柴胡 10g、黄芩 10g、龙胆草 15g、山栀子 10g、连翘 10g、夏枯草 15g、银花 30g、蒲公英 30g、泽泻 6g，每日 1 剂，水煎分 3 次服，自始至终按湿热诊治。再取硼砂、儿茶、青黛各 3g，碾末，和匀，撒入耳中。《待客轩记事》指出，本症着重泻肝降火，实为疗标，应清热、解毒、利湿，才能釜底抽薪，引火下行。书内载有一方，称涤耳汤，有蒲公英 50g、野菊花 15g、紫花地丁 50g、败酱草 30g、大黄 6g、忍冬藤 60g、车前草 15g、七叶一枝花 15g，也每日 1 剂，水煎分 3 次服，见效较快，7 天脓止，病状逐步解除。老朽予以检验，功效确切。

❖ 风寒感冒四开汤

同道杨君迈，以医伤寒病闻名，实际调理风寒感冒，属时方家高手，处方简单，药味少，剂量轻，就诊者多为白领阶层。对老朽讲，《伤寒论》所载伤寒、中风二者不同，但目前遇到的秋、冬、春大都为风寒外袭，应予以双治，采取宣开、疏散法、解肌透痉，3 剂可愈。重点给予紫苏 6g、荆芥 6g、防风 6g、藿香 6g，称四开汤，头痛加白芷 6g，身痛加独活 6g，咳嗽加桔梗 6g，四肢酸楚加秦艽 6g，每日 1 剂，水煎分 2 次服。老朽临床接疗患者科技、艺术界和体力劳动之人占据首位，曾将此方投量增加 1 倍，验证其效，确有理想的作用。

❖ 痰饮上泛用六涤汤

沈竹梦先生，对叶桂、薛雪、吴瑭、章楠四家学说十分娴熟，善投时方调理流行性疾病，并对杂症亦妙手回春。对于血压正常、睡眠无变化，胸闷、头眩、耳鸣，他认为痰饮上凌属神经性，不要按肝气、肝火、肝风治疗，应祛痰化饮，忌投泻肝、固涩、介类潜阳，主症小方久服缓以图本，破釜沉舟急进猛打反会偾事。为此特制了六涤汤，有天麻6g、茯苓9g、白术6g、半夏3g、枳壳3g、橘红6g，每日1剂，水煎分2次服，连用15~30天。老朽曾给予不少患者，其效确切。

❖ 醉乡玉屑加减汤治寒湿腹泻

夏秋季节食瓜果过多，或感受寒湿，易发生腹泻，同道谷慕莲据《古今医统》所载醉乡玉屑组成一首验方，专疗此症，名醉乡玉屑加减汤。有苍术9g、茯苓9g、鸡内金9g、丁香3g、厚朴3g、泽泻9g、炒神曲3g、扁豆叶15g，每日1剂，水煎分2次服，一般3天即止。老朽临床除暑泻也常用于脾虚便溏、慢性肠炎、停食暴发型泻下。

❖ 免怀汤可回乳

妇女产后乳汁分泌过多，或婴儿不再需要，应当断奶。此时除少饮水、降低大量营养，还须拒绝婴儿吮吸，可投《济阴纲目》免怀汤，计当归9g、白芍9g、红花9g、川牛膝9g，水煎分2次服，"通其月经，则乳汁不行"。老朽临床运用，每日1剂，9天即能收效。

❖ 皆欢汤治梅核气

梅核气，属慢性咽炎的一种，与癔症不同，时轻时重，有气冲、痰块、草梗、虫爬、抓痒、阻塞、异物感，每逢精神刺激、缺水、吃辛辣食品加重，虽为小恙，却甚痛苦。《耄龄随笔》所载皆欢汤，有苏梗9g、香附6g、郁金9g、枇杷叶6g、半夏6g、绿萼梅9g、麦冬6g、玄参6g、牛蒡子9g、合欢花9g、黄花菜6g、桔梗6g，水煎分3次含化服，并开怀大笑数次，日喝蜂蜜30ml。老朽临床不断投用，效果较好，又加入沙参9g以助功效。

❖ 莲夜琥治神经衰弱

《金桂轩医案》提出：由于交通方便，社交日广，曲运神机，用脑过度，活动量增多，神经衰弱者屡见不鲜，主要是阴虚阳旺，杂念干扰，疲劳、头昏、多梦、工作繁忙、家庭纠纷，因而心火易起，肾水耗衰，表现烦躁、失眠、记忆力下降。拟具一首处方，有莲子心 9g、夜交藤 50g、琥珀（冲）2g，水煎分 2 次服，下午 1 次，临睡前 1 次，连用 7~14 天。老朽曾经常授予患者，疗效很好，乃经得起考验的大众良方。

❖ 失眠与五味汤

长期睡眠障碍，噩梦纷纭，导致头昏脑涨，精神不振，身体疲劳，记忆力下降，无力进行日间工作，形成严重的神经衰弱，中医谓之水火欠济，心肾不交，虚阳内扰证。只有调理阴亏抑制火旺，方能解除。1982 年老朽校勘巢氏《诸病源候论》查阅文献时，见到民间刊本《榴园夜话》，其中收载一首验方，专疗顽固性久不入睡，痛苦万分。老朽临床验证确有速效，将药物重新定量排队，组成五味汤，计酸枣叶 30g、夜交藤 50g、合欢叶 30g、百合叶 30g、石决明 30g，每日 1 剂，水煎分 3 次服，7~15 天为 1 个疗程，患者颂称良方。

❖ 老僧贡献二方

清末山东名刹灵岩寺老僧藏有两首验方，一是浮萍 1000g，碾末，水泛成丸，治湿疹、荨麻疹、风疹、脂溢性脱发、皮肤瘙痒症；二是刺蒺藜 500g 碾末，蓼花（水红花）500g，煮水浓缩合为丸，治白癜风，能使色素增加，改善局部症状。二方均每次 6~9g，日 3 服，连续服用，病情消失即止。老朽曾投临床，有一定效果，药少、易求、价廉，值得应用。

❖ 脾胃损伤用浴人汤

同道王光印，信奉张洁古、李杲二家学说，临床数十春秋，言者有口皆碑。遣药与众不同，突出补气养血，保护脾胃，内含升发清阳。补气投人参、黄芪、升麻、柴胡、葛根、陈皮、甘草；养血投白术、木瓜、白芍、蜂蜜、大枣、胶饴，一般不开当归、熟地黄。他认为胶饴、蜂蜜温中，有营养价值，当归滑肠、熟地黄滋腻伤害中州，影响食欲，抑制胃阳，阿胶一味，也作如是观，故爱而舍之。他组建一方，由人参 6g、黄芪 9g、柴胡 3g、神曲 6g、砂仁 6g、陈皮 9g、大枣（擘开）10 枚合成，名浴人汤，专治脾胃虚弱无神、乏力、纳呆、动辄疲劳，每日 1 剂，水煎分 2 次服，9~15 天为 1 个疗程。经老朽应用，有效率高。

❖ 内消丸治淋巴结核

同道林书香，善理外科疮疡，对结核病亦有研究。曾对老朽说，调治颈部淋巴结核，即瘰疬疙瘩，不一定都开抗结核药，可投内消丸，肿、痛、硬块皆可化掉。有玄参 150g、浙贝母 150g、牡蛎 150g、连翘 50g、枳壳 50g、柴胡 50g、夏枯草（煮水入药）50g、大黄 10g、莪术 30g，碾末，水泛为丸，每次 6~9g，日 3 服，蝉联食之，2~4 个月明显见效。老朽试验多次，功效确切，宜推广应用。

❖ 艾附暖宫丸治不孕

艾附暖宫丸改为汤剂，调理妇女冲任二脉失调，子宫寒冷，月经延后、量少，闭经，腰痛腿酸，白带过多，长期不孕，能温养下焦，改善血虚。宜投之量：当归 10g、熟地黄 10g、白芍 6g、川芎 6g、艾叶 6g、香附 6g、续断 6g、吴茱萸 6g、黄芪 10g、肉桂 4g，加炮姜 3g、丹参 6g、益母草 10g，提高作用，每日 1 剂，水煎分 3 次服，连用 1~2 个月。与活血化瘀的少腹逐瘀汤，并称两大名方。老朽临床多年，凡无生理缺陷、排除肿瘤，给予身体虚弱长期未有怀孕者，皆见功效。1957 年诊一 36 岁女子，婚后妊娠，自然流产，10 余年未再孕育，妇科检查，右侧输卵管积水、泌乳素偏高、宫颈囊肿、雌激素低下、月经量少，二三日停潮，感觉体倦乏力，即以此方予之，曾中断两周，共饮 40 剂，已经受孕，产下一男儿，母子都很健康。

❖ 消毒水外治炎症

调治外科、皮肤疮疡、疔疖、搭手，或皮炎、湿疹、青春痘、荨麻疹，可外敷消毒水，有蒲公英 100g、野菊花 100g、黄柏 100g、穿心莲 100g，水煮 2 次，合于一起，用五六层纱布或小手巾浸泡贴到患处，每日六七次，连用 1 周，普通见效。妇女阴道炎，则将药液纱布塞入阴道内，一昼夜更换 2 次，症状消除便止。功力快，得愈率高。

❖ 民间传方小开心汤

男女因失恋或单相思，欲望未得实现，常发生精神疾患，表现烦躁、失眠、焦虑不安，俗名花癫、色狂。病情日久，未遂所愿，有的危言耸听，表现下流动作，变成无耻者，被社会抛弃。这些患者应疏导心理，破釜沉舟的说教，转移思想，改善环境，启发未来，鼓励学习文化知识，奋发图强，开创光明前途，运用精神疗法，促其有所作为。并配合药物施治，给予民间相传小开心汤，有丹参 15g、郁金 15g、柴胡 10g、黄连 15g、石菖蒲 15g、白芍 10g、龙骨 15g、大黄 6g、茯神 15g、甘松 10g、香附 10g，每日 1 剂，水煎分 2 次服，连用 10~20 天，一般都见效验。1990 年接诊一男性青年教师，因爱人红杏出墙分手，得了此病，茶饮懒进，思维紊乱，不断哭笑，喜奇形异装特殊打扮，医院印象躁狂症。当时老朽就以本汤予之，由于情绪失控，又加入镇静、催眠、养血的酸枣仁 30g，方未更改，吃了 3 周，功力很佳，已上班工作。

❖ 抑制呕恶良方

老朽调理气逆上冲，发生恶心、呕吐、打嗝、噫气、呃逆、长出气症，常于相应处方内加入五魁汤，亦可单独应用。计半夏 10g、干姜 10g、陈皮 10g、代赭石 10g、大黄 3g，每煎 1 剂，分 4 次服，2~4 小时 1 次，连贯不停。据《金匮要略》所遣药物组成，是经方系统的升华。1953 年友人马晓池介绍一 40 岁妇女，有浅表性胃炎史，因与邻居发生口角，受到唾骂。怒不可遏，欲向其抵命，逆气内冲，呕恶大作，腹中水浆、食物全部倾出，卧床不起，奄奄一息，医院认为情况严重，涉及斗殴问题，拒绝收留。乃邀老朽设法挽救，当时就以此方授之，嘱咐一勺勺含咽，防止冲出，连饮两剂，呕恶解除，又继续 1 天，终于治愈。

❖ 紫癜良方

肌衄指皮下溢血，常见于血小板减少或过敏性紫癜，俗称毛细血管破裂出血。在皮肤内发生血点，小者如针头，大者呈片状瘀斑，开始鲜红，逐渐转成紫、褐色，亦能累及口、鼻、肛门、阴道、关节多处。因不断反复，药物调理应坚持日久，获得根治，否则功亏一篑，尽付东流。就目前来讲，各地均有报道，处方较多，求诸实际，不太理想，老朽曾选取有效者组归一方，名肌衄止血汤，可使凝血时间缩短，血小板增加，提高细胞抵抗力。有小蓟10g、茜草根20g、槐米20g、紫草15g、三七参6g、生地黄10g、山茱萸10g、水牛角片10g、黄芪50g、红枣（擘开）10枚、女贞子10g、山栀子10g、枸杞子10g、侧柏叶10g、旱莲草20g，每日1剂，水煎分3次服，连用勿辍。其中小蓟能降血压、胆固醇，若二者偏低，即行减去。1970年于新泰市徂阳医院门诊，治疗6例，满意而愈，也未复发。

❖ 民间传方三物汤

《伤寒论》医咳嗽不离细辛、干姜、五味子，已形成规律，主要投予风寒外感。人们怀疑五味子收敛，不宜应用，因与细辛、干姜相伴，不会发生恋邪之弊。如内伤阴虚则须考虑细辛、干姜的不利影响，改为《金匮要略》收入的紫菀、泽漆、白前、款冬花，或兄弟同行。总之，应灵活对待，勿被绳索缠住，在笼子里开药。若遵古而不晓变化者，易陷泥潭，封锁思维，限制了学术发展。师法经方，也要参考时方、杂方来丰富临床知识，单独一条腿走路不能攀登高山、奔向遥远。老朽采风访贤时，曾在山东蓬莱得到一首民间验方，专治肺燥干咳少痰，只有麦冬20g、川贝母15g、五味子20g，名三物汤，每日1剂，水煎分2次服，连吃1周即可获愈，吻合献者所言"胜过一箩筐"。

❖ 三灵汤的主治

《伤寒论》《金匮要略》寒热并用、攻补兼施，层出不穷，然大黄、石膏、黄连组方，则未窥见。《医门挥墨》强调功能显著，以石膏清上、黄连凉中、大黄利下，专泻三焦火邪。对高热弥漫、头面红肿、面赤如鸠、口舌生疮、烦躁发狂、身现斑毒、肠道秘结、久不更衣，很起作用，命名三灵汤。老朽引向临床，将其投量定为黄连10~20g、石膏30~60g、大黄6~20g，水煎分3次服。可治许多发热性疾患，重点医疗火邪上冲，如口气秽浊、鼻衄、牙龈溢血、耳内疔疮、剧烈呕吐、痄腮、头面丹毒、急性结膜炎、颈部淋巴结炎，都有效果。1979年诊一40多岁男子，暴发火眼，头痛、体温接近40℃，双目白睛充血呈火焰状，羞明、灼热、泪下不止，消炎药未起功力，即以本方予之，加入野菊花 20g，每日 1 剂，连用 5 天而愈。

❖ 癥瘕积聚一验方

《三茂堂验方》载有一首专医癥瘕、积聚的处方，老朽用其调治肿瘤、炎块、结节颇有功效。由蜣螂虫 9g、䗪虫 9g、鼠妇 9g、蛴螬 9g、蝼蛄 9g、大黄 3g 组成，每日 1 剂，水煎分 3 次服，名五虫将军汤。对慢性盆腔炎、子宫肌瘤、甲状腺结节、淋巴结核、肠道梗阻、肌肉增生、肝脾肿大、月经闭止、前列腺炎尿路不通等，均有较好的作用。

❖ 采风访贤获得两方

血管神经性水肿，常突然发生，能延长数日，单个或多个分布，形状大小不一，呈苍白色，时有痒、胀、痛感，以眼睑、口唇、肢端、外生殖器为易发部位。若声门水肿，影响呼吸，危及生命。投四物汤当归、熟地黄、川芎、白芍各 9g，水煎分 2 次服。阳痿即生殖器无力勃起，除与恐惧、惊吓、过度悲伤精神因素密切相关外，都和肾亏阳虚有关，山东医界习用药物有仙灵脾 30g、枸杞子 15g、五味子 15g、鹿角胶（烊化）15g、菟丝子 15g，水煎分 3 次服，每日 1 剂，连用 1 个月。上述二方，乃老朽采风访贤过程中所收，均有一定功效。

❖ 柴胡细辛汤治二脑病

凡外力损伤所致之脑震荡、脑挫伤，常有恶心、呕吐、头痛、眩晕、走路不稳、记忆下降、精神异常，应及时治疗，否则留下后遗症。宜活血通络，行气升阳、发散瘀阻，应投杂方柴胡细辛汤：柴胡 6g、细辛 3g、当归 15g、丹参 9g、䗪虫 9g、半夏 9g、川芎 6g、泽兰 15g、薄荷 6g、黄连 3g，每日 1 剂，水煎分 2 次服，连用 5~10 天。老朽在其基础上又加入水蛭 3g、血竭（冲）2g、参三七（冲）5g，同原方相比，能提高明显功效，令疗程缩短。黄连一味，可以减去，并不影响药力。

❖ 支气管扩张用宁嗽汤

肺部支气管扩张，为呼吸系统常见病之一，以顽固性咳嗽、咯吐脓痰为主症，经过治疗时止时发，根除较难。老朽临床着重清化、利气、祛痰、蠲饮，据肺纹理增强结合症状表现，常开《伤寒论》《金匮要略》方。尔后阅读《寿人医话》改投宁嗽汤，由紫菀 15g、款冬花 15g、半夏 9g、百部 15g、茯苓 30g、葶苈子 15g 组成，吐血加白及 9g、黄药子 9g，每日 1 剂，水煎分 3 次服，7 剂明显见效。看似杂方，实从经方发展而来。为了提高驱逐水邪功效，老朽加入石韦 9g，使疗效上升，再添一篑土。

❖ 中风小方起步汤

人体血压、血脂升高，易发生脑血管内血流被阻塞，导致偏瘫，谓之中风。经过药物调治，扩张脑血管，降低血脂，开通其梗阻，促进血流，可解除口眼歪斜、吐字不清、语言障碍、半身不遂、一侧手足失掉功能现象。曾有民间医家告诉老朽一首小方，名起步汤，能降血压、血脂、血黏稠度，扩张脑血管，改善血液循环，补气、养阴、活血、通络、化瘀。由黄芪 60g、川芎 20g、丹参 30g、何首乌 20g、山楂 15g、大黄 4g 组成，每日 1 剂，水煎分 4 次服，连饮 15~30 天。情况好转，将药量减半，继续勿停。老朽临床投予患者，嘱咐坚持不辍，作用明显，和补阳还五汤比较，有过之而无不及。

❖ 糖尿病的轻灵处方

组方遣药，要适于临床，中病则止，不宜过服，四川医家蒲辅周主张"汗而勿伤、下而勿损、凉而勿凝、湿而勿燥、补而勿滞、清而勿伐"，很有道理。同道冯一木告诉老朽调治糖尿病投药应轻灵，以小补、小滋、小凉为前提，不须大量重浊之品，如人参白虎汤、六味地黄丸、调胃承气汤。看似"果子药"，久服却有效。介绍其经验方，由党参 6g、黄芪 9g、地骨皮 6g、玄参 6g、生地黄 6g、玉竹 6g、麦冬 6g、天花粉 6g、黄精 6g、金钱草 6g、乌梅 3g 组成，专治饮多、尿多、食多、消瘦四大症，每日 1 剂，水煎分 2 次服，30 天左右即可把血糖、尿糖降下，再巩固 1 个疗程，就能转向健康。老朽经过临床实践验证，信而有征。

❖ 民间两首验方

社会上流传两个验方，一是医头昏脑涨，记忆力下降，精神不能振作，以远志 150g、石菖蒲 150g，碾末，水泛为丸，每次 5~8g，日 3 服，开窍、益智、健脑、鼓舞肾气，强化体魄；二是治风水从头面到下肢水肿，利用开鬼门、洁净府，发汗排尿，予以解除，取麻黄 9g，商陆 4g，水煎分 3 次服，每日 1 剂，肿消即停。老朽临床，经常给予患者，均言有效。商陆虽有一定毒性，但比甘遂小得多，且饮汤剂，副作用不大。

❖ 增白汤治白细胞减少

外周血白细胞低于 4×10^9/L，为白细胞减少，可由细菌、病毒、放射性物质、化疗及其他药物多种因素而致，症状可出现头昏、乏力、低热、身痛、腿酸、疲倦、怕冷、心悸、精神不振、懒于活动，感觉气血虚弱，中医谓之"劳损"，属脾肾两虚，宜补气、益血、温养精髓，投医界推荐的增白汤，有人参 3g、山药 15g、熟地黄 30g、制黄精 30g、甘草 15g、大枣（擘开）30 枚、枸杞子 15g，每日 1 剂，水煎分 3 次服。一般来说，连用 10 天即见疗效。

❖ 眩晕与五行汤

眩晕为常见症状，眩指眼花，晕是头晕，似坐小舟摇晃不定，同时发作即称眩晕。由于脑动脉硬化、高血压、贫血、神经衰弱、一过性脑缺氧、梅尼埃病引起，并非都因为"诸风掉眩，皆属于肝"，或髓海不足，脑为之眩。老朽所遇之证以阴虚浮阳上越为多，调治时应滋阴养血、镇纳潜阳。《红叶斋医话》收入一首小方，有生地黄 15g、山茱萸 15g、当归 9g、牡蛎 60g、珍珠母 60g，每日 1 剂，水煎分 2 次服。曾投予患者，7 天便可获效，命名五行汤。

❖ 除尿中管型方

慢性肾炎，小便管型与蛋白尿久不消失，民间医家孔庆元常用玉米须 30g、白茅根 30g、萆薢 30g、土茯苓 30g、鸡内金（碾粉，冲）3g、糯稻根 30g、山药 30g，水煎分 3 次服，每日 1 剂，消失为止。据老朽临床应用经验，很有效果。

❖ 朱氏益肾蠲痹汤

好友朱良春医家，为章次公入室弟子，功底深厚，临床多年，积有丰富经验，创制的益肾蠲痹汤对强直性脊柱炎、腰椎间盘突出、坐骨神经痛、类风湿关节炎，缓解疼痛、减轻症状，都有很佳作用，是一首良方。由当归 9g、熟地黄 9g、骨碎补 9g、鹿衔草 9g、肉苁蓉 9g、仙灵脾 9g、露蜂房 9g、乌梢蛇 9g、䗪虫 9g、僵蚕 9g、蜣螂虫 5g、甘草 5g、全蝎（冲）2g、蜈蚣（冲）2g。风湿重加羌活 9g、独活 9g、虎杖 9g、豨莶草 15g、老鹳草 9g；寒湿盛加苍耳子 9g、川乌 6g、苍术 9g、桂枝 9g，能舒筋活络，搜风祛湿，专治顽痹。老朽曾加减应用，功效可观。每日 1 剂，水煎分 3 次服。

❖ 肾盂肾炎用四味汤

老朽赴杭州开会，承西泠印社之邀，讨论吴昌硕画家生平事迹。一同道告诉吴氏曾患腰痛，小便灼热出血，屡医不愈，乃转聘绍兴民间郎中调治，只开黄芩 10g、海金沙 10g、土茯苓 30g、白茅根 30g，水煎分 2 次服，每日 1 剂，7 天症状消失。此案可能为泌尿系感染肾盂肾炎，按湿热下注组方旗鼓相当，称奇处仅四味药物，且突出应用土茯苓、白茅根，令人深思。

❖ 黎首汤治下肢酸痛

老朽从幼鲁笨，家严与诸父执、良师祝为庸人，因尚有自知之明、勤奋读书、独立思考，补充了部分食粮，但和其他学友相比，仍在孙山外。受业师耕读山人教诲，不入宦海，无攀贵野心，赖以平民百姓度过人生。曾写了四言俚句以舒心志：飞雪初降已暮天，烛影摇红忆残年，春来人言无限好，吾爱书城不羡仙。潘仕诚广州《海山仙馆丛书》漏刻二卷手抄本《痴子笔谈》，其中收录一首黎首汤，由黄芪 30g、牛膝 20g、当归 9g、川芎 9g 组成，治疗体力劳动者体倦、乏力、精神不振、营养状况低下，及腿、腰、膝、足酸痛。老朽不断验证，是验、便、廉之方。

❖ 飞龙汤治疗欲官症

凡因外界刺激或过度兴奋，导致精神异常，心猿意马，胡思乱想，昂首挺胸，喜欢浮夸，自笑窃语，彻夜不眠，杂方派谓之"欲官症"。应着重镇静，给予潜阳安神药，不宜按神经衰弱、焦虑、精神分裂处理。同道秦芳煜创制一方，名飞龙汤，有柏子仁 15g、珍珠母 20g、炙小草 15g、合欢花 15g、龙骨 20g、磁石 20g、酸枣仁 15g、朱砂（冲）0.3g、高粱米 30g、琥珀（冲）0.5g、紫贝齿 20g、全蝎 6g、代赭石 15g，每日 1 剂，水煎分 2 次服，连用 10~15 天。老朽临床投用，颇有效果，曾将龙骨加至 30g、代赭石加至 30g，增强沉降，抑制阳邪阴火之力，提升施治功能，较快缓解病情。

❖ 健脑宜用安神汤

桑分家种与野生，野生的名柘，为蚕的饲料，很少入药。家种者入药有桑叶、桑枝、桑椹、桑白皮、桑寄生。桑椹为树的浆果，能滋阴、补血、健脑、安神，属营养保健品，单吃、配方皆可应用。时方医家以桑椹 30g，加龙眼 20g、枸杞子 10g、酸枣仁 30g，水煎分 2 次服，调理肝肾亏虚，面色少华，惊悸易恐，浅睡多梦，每日 1 剂，连用 10~15 天，得到不同程度的改善，号安神汤。老朽临床投予此方，常添入茯神 10g，制首乌 15g，能令病态迅速转佳，治疗成绩不低于酸枣仁汤、归脾汤、茯苓甘草龙骨牡蛎汤。因无明显热象，不宜再加芩、连之类。夜交藤虽有较强的催眠作用，但滋补则处于劣势，归于二等品，非养生药物。

❖ 胃病小方仁黄丸

1953 年遇一农村医家，善治胃病胀满、消化不良，积有丰富经验，群呼马先生。因寻问清贤王孟英《归砚录》内容，与老朽相见，谈及其临床独到之处时，曾说取砂仁 200g、大黄 10g，碾末，水泛成丸，每次 5~7g，日 2~3 服。对纳呆、厌食、恶心、呕吐、胃炎、胃神经官能症，都有疗效，乃家传秘方，称仁黄丸。老朽试用多次，确如所言。

❖ 惊厥抽搐用四介三虫汤

任笑天前辈，为时方派高手，以调理热性病与内科杂病闻名，诊治流感高热，一般不投石膏、知母，常开大青叶 30g、银花 30g、板蓝根 30g、连翘 15g、青蒿 15g，清火解毒；加山楂 5g、神曲 5g，防止纳呆影响进食。汗出而热不退，加西洋参 10g、重楼 15g；身上无汗体温持续上升，将青蒿增至 30g，加麦冬 20g、生地黄 20g，壮水生津，强化汗源。口渴喜饮，喝梨汁、蔗浆、西瓜水。惊厥抽搐用四介三虫汤：龟甲 15g、鳖甲 15g、牡蛎 15g、玳瑁 15g、全蝎 10g、蜈蚣 2 条、僵蚕 15g。皆每日 1 剂，水煎分 3 次服，蝉联应用，病消辄止。老朽临床亦师此法，疗效颇好。他对附子、乌头、细辛、麻黄、桂枝、甘遂、芫花、大戟、巴豆、元明粉几乎尘封，可能同其流派观点、遣药规律、避免中毒有关。虽然不忌柴胡，但都局限在 6g 之内。

❖ 肃肺宁嗽三药汤

老朽之父收有民间流传一首验方，名三药汤，由桑叶 20g、枇杷叶 20g、五味子 20g 组成专门调治肺部感染气喘、喉痒、咳嗽，宜于风热袭肺口干痰少，给予支气管炎、支气管哮喘，或肺纤维化、间质性肺炎、多种慢性久嗽证。方小稳妥，功效较好，值得普及应用。1955 年老朽曾临床介绍与许多患者，每日 1 剂，连饮不辍，经过统计，在平喘止咳方面，10~20 剂，有效率达到 80%。

❖ 健脑三点状元膏

骨主髓，脑为髓海，胡桃仁温补肾阳，故有健脑作用。民间流传一首验方，专医头昏脑弱，昨事今忘，记忆力下降，智力锐减，神智不太清晰，类似发呆，有枸杞子 100g、熟地黄 100g、当归 100g、菟丝子 100g、远志 100g、石菖蒲 100g、丹参 200g、胡桃仁（打碎，浓缩时加入）500g，水煎两遍，去滓，浓缩，加蜂蜜 500g 收膏，每次 3 羹匙，日 4 服，连用 1 料，可明显改善，习称三点状元膏。老朽曾按法配制，给予患者，均言易食见效。

❖ 习惯性便秘开八味润肠丸

老朽在《医札三集》曾谈到习惯性便秘，常运用三方，一是《伤寒论》麻子仁丸（大黄、枳壳、厚朴、杏仁、白芍、麻子仁）；二是《温病条辨》增液汤（玄参、麦冬、生地黄）加番泻叶；三是《说医》肉苁蓉汤（当归、肉苁蓉、瓜蒌仁、元明粉），虽有一定效验，长时巩固殊感缺然。老朽的父亲创制八味润肠丸，可壮水增液、清火涤肠、通下燥结，由生地黄 100g、麦冬 100g、芦荟 50g、绞股蓝 100g、杏仁 50g、西洋参 50g、当归 50g、何首乌 100g 组成，碾末，水泛为丸，每次 5~8g，日 2~3 服，久用无不良反应，功效甚好，绝不会像因泻下而"殃人寿命"。

❖ 支气管扩张宜苓味夏车甘麻汤

老朽少时见一老医，年已 80，据云河北高阳人，均称刘爷，所诊对象多为贫困家庭，以方小量大给患者服务。凡不断咳嗽、痰多，遇寒冷则发作，即慢性支气管炎、支气管扩张，常开茯苓 30g、五味子 30g、半夏 10g、车前子 15g、甘草 10g，每日 1 剂，水煎分 3 次服，连用 7 天，病情大减，轰动四方。老朽运用确切有效，因肺为华盖，应加宣散之品，开阖共济，增强功效，添入麻黄 3~6g，还可防止过度收敛令肺气不张发生障碍的缺点。

❖ 健忘专方唤脑开窍汤

谷雨龙前辈专业神经内科，对神经衰弱诊治最多，经验十分丰富。调理神经不振、头昏脑涨、意识模糊，血压正常，主要是健忘，记忆力大减，喜投当归 10g、熟地黄 10g、红景天 10g、丹参 10g、石菖蒲 10g、郁金 10g、远志 10g，每日 1 剂，水煎分 2 次服，连用 10~20 天，名唤脑开窍汤，攻补兼施。老朽效仿，曾授予若干患者，都称见功较快，很有疗效。

❖ 三花加味汤治颜面色素沉积

大学教师何枫亭，精研文史，因病拜一老岐黄家习医，在乡镇执业，很有成就，被尊"孙真人复生"。调理颜面色素沉积、黄褐斑、鼻翼两旁蝴蝶留影，疗效闻名。认为由内在瘀血上泛所致，应仿照《医林改错》施治，投活血散瘀之法，常突出藏红花、凌霄花、月季花三花的作用，喜开三花加味汤，计桂枝 10g、川芎 10g、丹参 10g、三棱 10g、赤芍 10g、莪术 10g、牡丹皮 10g、凌霄花 15g、益母草 10g、藏红花（冲）6g、大黄 2g、月季花 15g，每日 1 剂，水煎分 2 次服，连饮 1 个月，功效显著。老朽临床多年，也不断授予患者，确属良方。

❖ 锁云煎治躁烦出汗

凡肝火偏旺、阴血内虚、自主神经功能紊乱，常表现性情烦躁，阵发性出汗，男女均易发生，无年龄限制，与围绝经期综合征并非同样类型。医家穆熙光按神经系统疾患调理，以镇静为主，加收敛汗腺固涩药物，创制锁云煎。有山茱萸 20g、五味子 20g、麻黄根 15g、麦冬 15g、龙骨 20g、牡蛎 30g、白芍

15g、甘草 6g，每日 1 剂，水煎分 2 次服，连用 15~30 天为 1 个疗程，其效可见。老朽临床给予患者，均感满意，值得普遍试之，以利总结。或曰加入乌梅 15g，能提高效力，建议甚好，宜参考使用。

❖ 肌衄子一线汤

紫癜，亦称肌衄，与紫癜为一病，除血管性常见于血小板减少、过敏性二者，呈现大小不等的皮下出血点，口、鼻、肛门、阴道、肌肉、关节也可发生，反复发作，缠绵难愈。多吃蔬菜、水果、补充维生素很有帮助，将大枣、红衣花生、龙眼、荠菜、荔枝、小蓟当作佐餐食品。药物调治，同道吉宪周喜投《金匮要略》黄土汤去附子、白术加味方，计生地黄 10g、黄芩 6g、阿胶 15g、伏龙肝（灶心土）30g、甘草 3g、仙鹤草 15g、连翘 6g、山茱萸 10g、白芍 6g、当归 6g、槐米 6g、地榆 6g、旱莲草 10g、侧柏叶 6g、花蕊石 10g，养阴、养血、止血，提升血小板，每日 1 剂，水煎分 3 次服，连用 15~30 天，疗效颇佳，命名一线汤。

❖ 辛氏半身不遂汤

近代医家辛前辈，不悉其名，由布商礼聘来鲁，调理脑血管意外偏瘫，他认为 3 个月之内能恢复大半，超过此限则比较困难。《医林改错》补阳还五汤（黄芪、当归、赤芍、地龙、川芎、桃仁、红花）功效太慢，须加减应用，突出黄芪一味，并不理想。主张在补气活血基础上兼利经络，扩张脑血管，降低血脂，以通开路，暂时不考虑血压问题，一般发生半身不遂后，高血压均能下降，且黄芪达到 50g 降压之力增强，无必要再加他药。曾拟具处方，有黄芪 80g、川芎 20g、葛根 15g、水蛭 10g、丹参 30g、藏红花（冲）3g、大黄 3g、独活 20g、鸡血藤 30g、桂枝 10g、路路通 10g、牛膝 20g，每日 1 剂，水煎分 4 次服，连用 15~30 天，都易见效。患者饮了 70 剂，未予更方，已可拄杖步行，群众叹为观止。老朽也试投数十次，确有良效。

❖ 二金汤的应用

老朽执行医业，受到许多前辈的指导、熏陶，对于胸痹、结胸的调理，常师法吴七先生，凡胸闷、憋气、痞满、疼痛，排除心脏冠状动脉粥样硬化供血不足，胃或胸腔炎症、停滞、积液，喜给予小陷胸配合小承气汤加味，谓之《伤寒论》二金汤。若伴有肠炎腹泻不止，则中止应用。药物为半夏10g、黄连10g、瓜蒌30g、枳壳10g、厚朴10g、大黄3g、桔梗10g、石菖蒲15g、薤白10g、枇杷叶30g，每日1剂，水煎分3次服，连用6~10天，功效明显。方义是宽中利膈，行气开结，消积化聚，健运通肠。

❖ 驯青汤治神经性头痛

老朽少时见一孔姓医家，善治头痛，通过检查无有高血压、脑外伤、器质性病变、医院诊为神经、血管性疼痛，缺乏调理良法。他排除肝火、内风萌动，谓之阴火上冲，以宣散为主，兼加疏泄、镇痉、潜阳药，师从李东垣和费伯雄先贤经验，投动、静结合疗法，十分精巧，称御龙升降，方名驯青汤。有川芎15g、白芷15g、全蝎15g、石决明30g、大黄3g、藏红花3g、羌活15g，每日1剂，水煎分2次服，连用7~15天。老朽临床曾授予患者，其效可观，门生陈慕韩亦乐道此方，推为春风杨柳、红杏出墙来。

❖ 久咳宜服华盖饮

《驼背翁随笔》介绍南皮12岁入泮才子张之洞，因致力公务疲劳不堪，肺阴亏损干咳无痰，已转久嗽。自拟处方，师法清燥、养阴两救肺汤，加入肃降药，名华盖饮，有桑叶10g、杏仁10g、川贝母10g、麦冬10g、阿胶（烊化）10g、生地黄10g、百合10g、玄参10g、人参6g、枇杷叶10g、白芍10g、五味子10g、紫菀10g，每日1剂，水煎分3次服，收效良好。老朽临床常给予慢性支气管炎、肺纤维化、间质性肺炎，对肺痿证十分适宜，并嘱患者配合吃秋梨、地栗、萝卜、海蜇、罗汉果，远离酒烟，少喝茶水。

❖ 保婴丹医小儿偏食营养不良

医家陈枫林，专业幼科，临床多年后经验丰富，对小儿偏嗜，营养不良，发育状况低下，主张健脾益气、开胃消积，攻补兼施，改变纳呆、挑食，欢喜吃肉，厌恶蔬菜，导致身体亏损，气血失调，所需不足，微量元素缺乏，处于羸弱状态。曾组建一首验方，由山楂100g、炒神曲30g、茯苓10g、砂仁10g、鸡内金10g、人参10g、苍术10g、厚朴10g、陈皮10g、炒面粉30g、冰糖100g

合成，碾末，调匀，水泛为丸，每次 3~6g，日 2~3 服，连用 15~30 天，普遍有效。在改善体质、促进营养吸收、增强食欲方面，起良好的作用，命名保婴丹。老朽给予患儿，均乐于接受。

❖ 睡乡汤针对三症

调理神经性失眠，包括心阳过扰、肝阴匮乏、水火不交，近代医家遣药虽然不同，但都局限在镇静、安神方面，投予百合、酸枣仁、莲子心、茯神、龙骨、阿胶、牡蛎、鸡子黄、合欢花、珍珠母、山栀子、夜交藤、御米壳、朱砂、琥珀。王孟英派传人柳睦竹道兄则另辟蹊径，抓住心烦、易醒、多梦三症，专用百合花 15g、何首乌 30g、石决明 30g、当归 10g、桂圆 30g、柏子仁 10g、远志 10g，每日 1 剂，水煎分 2 次服，名睡乡汤，突出滋阴潜阳、健脑养血，老朽亦常给予患者，均有较好的效果。

❖ 疏利附件汤专治输卵管粘连不通

《壶天杂存》谓人之寿命有限，知识无涯，应追逐时光，化古为今，有所创造，停留的观点是背离祖先自陷囹圄。提出学习《伤寒论》《金匮要略》二书，要吸取精华，与后世方药结合，促进岐黄之业长足发展。曾祖建一方，调理妇女输卵管炎、积水、粘连不通，影响妊娠，把下瘀血汤与近代张锡纯先生活络效灵丹配伍，加入他药，名疏利附件汤。计大黄 3g、桃仁 10g、蟅虫 10g、当归 10g、丹参 15g、制乳香 6g、炒没药 6g、桂枝 10g、益母草 15g，每日 1 剂，水煎分 2 次服，连用 15~30 天。老朽临床经验多次，确有效果，值得介绍推广。

❖ 甲状腺肿大一号方

时方派房文昌，为民国时期乡村医家，然非叶、吴系统继承者，执业过程中治愈了不少疑难大病，声誉鹊起，被称一代宗师。老朽曾见其调治甲状腺肿大，即粗脖子，不完全考虑含碘多少，很少投予紫菜、昆布、海藻，喜开软坚散结，化瘀消瘰药物，常用夏枯草 15g、牡蛎 30g、贝母 15g、黄药子 15g、猫爪草 20g，亦有功效。老朽参考此项疗法，将处方命名甲大一号，不断授予患者，都能日渐缩小，写出提供研究。

❖ 糖尿病可开消渴汤

三清观紫东道长精通岐黄术，为人疗疾常投宋代以前遗方，为清末名家，且寒热、攻补合用乃其施治特色。曾创制消渴汤，专医糖尿病。老朽应用能降血糖、尿糖，抑制多饮、多食、多尿、消瘦，三多一少，有桑叶 30g、黄精 30g、苍术 30g、枸杞子 30g、玄参 30g、山药 30g、黄芪 50g、黄连 9g、山楂 5g，每日 1 剂，水煎分 3 次服，连饮 15~30 天，功效良好。证情大减后，将原量压缩一半，继续 2~4 周，防止反弹。

❖ 阴虚手足心热宜加减六味地黄丸

《论证随笔》记有妇女围绝经期综合征五心烦热，手足心灼热，认为阴虚不能制火，应注水生津育液，抑制阳邪偏旺，指出忌投膏、知、芩。连、栀、柏灭火生燥，亦不宜盲开六味地黄丸，应用《金匮要略》温经汤去桂枝、吴茱萸，把养血放在补阴之中，能水到渠成。计当归 10g、川芎 6g、白芍 10g、人参 6g、阿胶 10g、牡丹皮 10g、半夏 6g、麦冬 15g、甘草 3g、生姜 3 片，每日 1 剂，水煎分 2 次服，连饮 10~20 天。对这一经验，老朽也有同感，加当归、白芍、女贞子、旱莲草，功效亦不低下，今特书之，诸说并存。

❖ 沙弥祛瘀汤有妙用

沙弥僧，乃伤寒名家，非佛门和尚，有真才实学，精通仲景先师学说，擅长考据探本寻源。认为《金匮要略》肝着病，"其人常欲蹈其胸上，先未苦时，但欲饮热"，属气热郁滞，按压能活血开络、行气散结，重点为瘀血盘聚，王清任《医林改错》已有记述，应活血破结，旋覆花汤（旋覆花、新绛、青葱管）难担重任，要加入丹参、川芎、赤芍、桃仁、桂枝、红花、三棱、莪术、䗪虫、乳香、没药、当归、少量大黄，方可见效，否则无有战功。曾创建祛瘀汤，由川芎 10g、旋覆花 15g、藏红花 6g、桂枝 10g、三棱 10g、莪术 10g、青葱管 10段、大黄 3g 组成，每日 1 剂，水煎分 2 次服，连用 7~15 天。老朽临床以之调理肝、脾肿大，疟母、斑秃综合征、雷诺病，都有一定作用。1982 年诊一妇女，患有宫黏膜下肌瘤，约 10 年史，月经来潮即流血不止，已导致贫血，为了保留子宫，未有切除，乃吃中药，便取此方予之，6 个月饮了 50 剂，瘤体逐渐缩小，出血量减少，最后消失，欢喜地说，逢凶化吉，遇难呈祥。

❖ 声音嘶哑用发音汤

田大姐，号白云，家庭四世均以刀圭鸣，为温病系统时方派。调理声带麻痹说话嘶哑，音域低下，常以滋阴濡润为主，创制发音汤，业医 60 年，仍喜用本方，人称"仙姑"。与枇杷叶 15g、蝉蜕 15g、麦冬 15g、金莲花 15g、败叫子 1 个（吹唢呐苇哨）、玄参 15g、诃子 15g，每日 1 剂，水煎 2 次服用，连用10~20 天，其效明显。老朽临床，不断给予患者，未予加减，均言功效可观。

❖ 柴芩寒青汤能退高热

古方旗手戚士扬，读书极博，临床多年，有知识，有见解，有奇技，萃珠宝于一身，人称"大先生"。他说，遇内热高热患者，投《伤寒论》白虎汤，收效不大，反弹率高，非十足理想药物。若将石膏改为寒水石，加入柴胡、黄芩、青蒿三昧，则功效即可提高。因而组建一方，名柴芩寒青汤，计寒水石 30g、知母 15g、柴胡 20g、黄芩 20g、青蒿 20g，水煎分 3 次服，5 小时 1 次，日夜不停。对流行性热病、阳明经病，皆起作用，比由银花、连翘、黄连、山栀子、羚羊角、牛黄之组方效佳。老朽实践观察，洵属济世良剂。

❖ 气阳双虚大便干结宜温脾汤

阳虚阴盛胃肠停积，腹胀而痛；或身体羸弱感受寒邪，发生肠道梗阻粪块聚结，干硬，数日不下，卧床呻吟，老朽常投温脾汤，开大黄 6g、干姜 9g、炮附子 9g、人参 9g、当归 30g、元明粉 6g、甘草 3g，每日 1 剂，水煎分 3 次服，谓之寒实证，连用 3~5 天便可解决。如患者汗多加附子至 15g；羊屎状攻之无效，加元明粉至 10g，增添麻仁 15g，把人参改为 15g 保护元气，以固根本。

❖ 三痹汤治风寒湿身痛

《橘井杂谈》调治风寒湿形成的身痹，腰膝怕冷、四肢麻木、关节刺痛、屈伸不利、阴雨天加重，伤及筋骨发生拘急，取独活寄生汤化裁，组成三痹汤。有独活 15g、羌活 15g、秦艽 15g、制乳香 9g、炒没药 9g、麻黄 6g、白芷 6g、干姜 9g、防风 9g、川芎 9g，每日 1 剂，水煎分 2 次服，连用 1~3 个月。老朽临床试用，疗效明显，是经锤炼的良剂。若加入黄芪 40g，给予手足麻木不仁患者功效最好，能超越其他处方。

❖ 制火汤可疗干燥综合征

人过中年，由于阴虚津液亏损易发生干燥综合征，出现口干、眼干、鼻干、大便干、阴道干、皮肤干，甚至瘙痒。此时应壮水补阴，投予大量滋润生津助液药，从根本上解除燥的病情。《橘井杂谈》指出可开生地黄 15g、麦冬 15g、何首乌 15g、当归 15g、天花粉 15g，名制火汤，每日 1 剂，水煎分 3 次服，连用 20~30 天。老朽曾临床给予患者，均有不同程度的改善，功效明显。

❖ 腰痛宜肾府汤

民国时期医家傅文轩，善理内科杂症，乃当代翘楚，人称半仙翁。调治劳伤或久病后遗阴阳两虚的腰痛不已症，常投熟地黄 30g、山茱萸 15g、狗脊 15g、续断 15g、杜仲 15g、炒没药 10g、生姜 10 片，每日 1 剂，水煎分 2 次服，连用 15~30 天。老朽应用此方，给予腰肌劳损、腰肌纤维炎、腰椎间盘突出症所致者均见功效，名肾府汤。经验证明，若加入木瓜 15g 舒筋活络，兼健胃止呕，对促进该药的吸收甚为有益。

❖ 升降汤治口臭、牙龈肿痛

《黄村医案》谓治口臭、牙龈肿痛，应清火解毒、芬芳祛湿、导浊下行，可投升降汤，有石膏 15g、知母 10g、牛膝 10g、藿香 15g、山栀子 10g、枇杷叶 15g、黄芩 10g、茵陈蒿 10g、厚朴 10g、白豆蔻 10g，每日 1 剂，水煎分 2 次服。注意经常漱口，饭后刷牙，少吃黏腻食物。老朽不断应用本方，有一定功效，根除较难。

❖ 膜性痛经开四一承气汤加四仙汤

冯四嫂医子宫内膜脱落，不能及时酶解，排出困难，呈现膜性痛经，如兼有大便秘结，则投四一承气（小、大、调胃、桃核承气）汤加四仙，收效较好。计厚朴 9g、枳壳 9g、大黄 3g、元明粉 3g、甘草 3g、桂枝 9g、桃仁 9g、当归 9g、川芎 9g、香附 9g、益母草 15g，每日 1 剂，水煎分 3 次服，3~5 天月经即可下行来潮。一般不开其他药物，如红花、三棱、莪术、刘寄奴、马鞭草、水蛭、蟅虫、赤芍等，这是一大特色，与熟读《伤寒论》有关。

❖ 阴虚血热发热用养阴清火汤

阴虚血热发热，体温轻度升高，骨蒸盗汗，神疲厌食，两颧潮红，口干烦躁，暮热早凉，常见于肺结核、温病后期，尚有原因不明者。《黄村医案》创制养阴清火汤，由银柴胡9g、胡黄连9g、鳖甲15g、地骨皮9g、牡丹皮9g、知母9g、青蒿9g、生地黄15g、黄芩9g、麦冬9g组成，每日1剂，水煎分3次服。严重者6小时1次，日夜俱进，病退方止。咳嗽加白前9g、紫菀9g、百部9g、川贝母9g。老朽多次应用，功效可观，如再加白薇9g、黄柏6g、白芍12g，效果更佳。

❖ 咽喉肿痛、干咳无痰投增液汤加五味子

时方派友人马晓池，信奉叶桂、吴瑭、王世雄三家，善调温热疾患。对老朽讲，曾得一首验方，即《温病条辨》增液汤加五味子，专治咽喉红肿、疼痛、干咳无痰，且润肠通便，疗效很好。其量为生地15g、麦冬15g、玄参15g、五味子30g，每日1剂，水煎分2次服，连用7天病去大半。老朽屡投之，确有作用，与百合固金汤药力相若。

❖ 胃病良方五王汤

孟繁芳学理精湛，经验广泛，堪称学验俱丰的医家，治疗消化系统疾患，如胃炎食欲不振、脘内胀痛、嘈杂、口臭、吐出酸腐气，味觉减退，常投四王汤，即木香10g、半夏曲10g、砂仁10g、槟榔10g，每日1剂，水煎分2次服，10天病去大半，且能控制恶心、泛酸。老朽应用时，又加入藿香10g，芳香化浊、开结散湿，可提高助力，改名五王汤。

❖ 飞龙汤治复发性口腔溃疡

《千金要方》《外台秘要》所收方剂比较庞杂，寒热、攻补、有毒物一齐上阵，使人感到乱而无章，不敢原方投用。友人胡照卿专门选取二书之"杂方"加以化裁，为临床服务，得到好评。曾组建一方，名飞龙汤，计蔷薇根15g、

白薇 15g、牡丹皮 15g、黄芩 15g、蒲公英 30g、菊花 10g、沙参 10g、石斛 10g、桔梗 10g、生地黄 10g、牛膝 10g、败酱草 15g，每日 1 剂，水煎分 4 次服，调理复发性口腔溃疡疼痛，屡发不止，有良好效果。

❖ 继发性痛经服八彩汤

友人隋文声告诉老朽，民国初期豫北一医家，善治妇科病，对继发性痛经以失笑散为主，调理许多患者，均有疗效，从来不开益母草、香附、郁金、桃仁、红花、延胡索。常投八彩汤，有炒五灵脂 15g、蒲黄 10g、荔枝核 30g、炒没药 10g、小茴香 5g、当归 10g、鬼箭羽 15g、白芍 20g，每日 1 剂，水煎分 3 次服，8 小时 1 次，服至第 3 天停止。老朽亦不断应用于临床，作用良好。

❖ 六仙汤解除头面丹毒

《半筒草》认为《金匮要略》所载阳毒非红斑狼疮，从发病迅速、时间短暂看，与热证温毒有关，不能排除头面丹毒，遣用之药重点为升麻。结合历代本草，由此可以窥出，升麻属清热品，有发散作用，切勿单纯定性升举，将其埋没。提议处理头面丹毒应给予六仙汤，即升麻 30g、蒲公英 30g、板蓝根 30g、败酱草 30g、黄芩 30g、连翘 30g，水煎分 3 次服，6 小时 1 次，日夜兼进，4 天后便热退、肿消、火毒祛去。比升麻鳖甲汤功效要强数倍，且原方内蜀椒、雄黄并不对症，饮之反而为虎作伥，导致医疗事故。

❖ 外感高热有降火汤

《古仪轩记事》言淮北一医家，善调流行性热病，因投药量大，常把患者惊走。在高热阶段，不投《伤寒论》白虎、三承气汤，专用时方，只开四味药，即柴胡 30g、银花 30g、黄芩 30g、连翘 30g，名降火汤，每剂水煎分 3 次服，6 小时 1 次，不戒口，连饮 3 天便汗出、热退、身凉，体温恢复正常，疗效很好，从无闪失，被称"扁鹊神光"。老朽临床亦曾仿效，确有超过古方的作用，值得学习，可转介同道。

❖ 小儿风寒感冒可用香苏散加神曲

儿科名手谢福生，从事刀圭工作 70 年，善理外感疾患，对小儿感受风寒头痛无汗、胸闷胀满、不思饮食、体温不高，按普通感冒调理，不投麻黄、桂枝、荆芥、藿香、银花、香薷、连翘，指出稚阴稚阳之体不耐攻伐，以免损伤蓬勃生机，专开香苏散。计苏叶 6g、香附 4g、陈皮 6g、甘草 3g，加神曲 3g 保护食欲，每日 1 剂，水煎分 2 次服，一般微汗即愈，很有效果。突出平妥、味淡、易饮 3 个优点，也可添入冰糖 6g 改变口感。

❖ 风湿性心脏病验方

据杂志报道，社会流传一首验方，由沙参 10g、夜交藤 10g、牡丹皮 10g、当归 12g、没药 7g、甘草 5g、琥珀 3g、朱砂 1g 组成，水煎分 2 次服。专治风湿性心脏病，二尖瓣关闭不全，初期心力衰竭水肿、心悸、听诊有杂音，均见效果。老朽应用次数较少，无法总结经验，写出供作参考，以利研究。

❖ 益母草汤治崩漏、月经先期

妇女月经来潮或产后腹痛，均按瘀血论治，民间验方投益母草膏。老朽改为汤剂，将其扩大应用，给予血出淋漓不断，或每月 2 次来潮。计当归 9g、熟地 9g、白芍 6g、川芎 4g、益母草 15g，每日 1 剂，水煎分 3 次服。药少廉价，疗效突出，名益母草汤。方义是四物汤养阴益血，益母草祛瘀促进子宫收缩起复旧作用，腹痛止，血下即停。

❖ 体温不高的感冒投六味药

老朽闻业师耕读山人言，太师杜公调治一般感冒，头痛、流涕、鼻塞、身上骨楚，无发热症状，只投六味药，以藿香 15g 为君，其次苏叶 9g、独活 6g、白芷 6g、生姜 15 片、红糖（冲）20g，每日 1 剂，水煎分 2 次服，3 天即愈。易购、效速、价廉，尊为圣方。

❖ 支气管扩张服枇杷饮

《蒙山医话》载治胸闷痰多，黏稠，每日咯出甚多，寒冷加剧，常有支气管扩张，肺纹理增粗、紊乱现象，主张投枇杷饮。含枳壳 15g、桔梗 15g、枇杷叶 30g、紫菀 15g、黄芩 15g、茯苓 30g，每日 1 剂，水煎分 2 次服，连用 9~15 天。老朽应用时曾加入半夏 10g，将枇杷叶升至 40g，收效很佳。枇杷叶以生者为好、蜜炙后影响功效，可在火上烤去其毛。

❖ 面部色斑服窥面汤

颜面皮肤黑和黄褐色集居，俗名色素沉着，以额、颊、鼻翼两旁多见，尚有黑眼圈者，统称色斑。调理此症大都按血瘀局部论治，投活化药，少吃含有黑色的食物。老朽阅览《医林闲话》，发现所载法案，与老朽处方似乎雷同，但遣与品味存在差异，疗效较高，计赤芍 10g、牡丹皮 10g、凌霄花 15g、三棱 10g、莪术 10g、当归 6g、川芎 6g、桂枝 10g、红花 10g、益母草 10g、丹参 10g、生姜 9 片、大枣（擘开）10 枚，叫窥面汤，每日 1 剂，水煎分 3 次服，20~30 天为 1 个疗程。对麻雀屎样的黑点、黑痣均无作用，属于实验良方。

❖ 肺痈专品排脓汤

同道许乐山，对呼吸系统疾病很有研究，经验甚多，调理肺痈即肺脓肿在急性期高热、气短、胸痛、咳嗽、吐脓、痰内带血，有恶臭味，以大剂清热解毒为主，重点投予桔梗、鱼腥草、芦根、冬瓜子、蒲公英、败酱草，开排脓汤。计银花 30g、桔梗 30g、冬瓜子 40g、蒲公英 60g、连翘 15g、败酱草 40g、薏苡仁 30g、红藤 30g、黄芩 15g、大青叶 30g、芦根 60g、鱼腥草 40g，每天 1 剂，水煎分 4 次服，6 小时 1 次，昼夜不停。往往 1 周便愈，疗效称奇。

❖ 夏季气阴两亏宜地黄生脉汤

单开旭属杂方派医家，阅历多，能写寡言，或谓其抱残守缺，实乃笑对人生，不露锋芒，是一位才华大师。对夏季伤暑口渴、汗多、尿少、消瘦、倦怠、精神不振，气阴双虚证，常投两仪汤，由于津液匮乏，人参、熟地黄功效薄弱，变同生脉散内麦冬、五味子合用，称地黄生脉汤，提高了疗效，成为一首名方。老朽临床仿照此意，又加入红景天，命曰天地人三才生脉饮，计人参 9g、红景天 15g、熟地黄 30g、麦冬 15g、五味子 20g，每日 1 剂，水煎分 3 次服，连用 3~7 天。红景天在增强人体免疫方面，超过人参，无毒副作用，值得重视。

❖ 冠心病布阵七味药

医友韦青峰，喜开小方，量大，主次分明，对心脏冠状动脉硬化胸闷、短气、疼痛、呈堵塞感，心电提示供血不足，投心痹通脉汤，由丹参 40g、黄芪 60g、川芎 20g、葛根 15g、薤白 15g、郁金 15g、瓜蒌 30g 组成，每日 1 剂，水煎分 3 次服，连用不停，15 天为 1 个疗程，功效较佳。他以黄芪补气先行开道，丹参活血辅佐，通利络脉，其余川芎、葛根、薤白、郁金、瓜蒌五卒攻楚，兵指垓下，好似军事家的布阵"七巧图"。

❖ 仇氏消垒丸治结节、炎块、结核、肿瘤

铃医仇绍馨，手举蛇竿卖药走四方，掌握验方，有丰富治疗经验，年近九旬仍从事业务活动，人称医仙。据其弟子讲，曾由古方中经过加减，组成一首消垒丸，有蜂巢 100g、鳖甲 300g、柴胡 100g、鼠妇 50g、大黄 50g、桂枝 100g、桃仁 100g、厚朴 50g、枳壳 50g、牡丹皮 50g、凌霄花 50g、血竭 50g、乳香 100g、没药 100g、䗪虫 100g、蜣螂 100g、干姜 50g、葶苈子 100g、川芎 50g、水蛭 50g、虻虫 50g、藏红花 50g、三棱 100g、莪术 100g、丹参 100g、石韦 50g、石打穿 100g、蜀羊泉 100g、黄芩 100g、当归 50g，依法炮制，碾末，水泛为丸，每次 6~10g，白水送下，日 3 服。专疗癥瘕、积聚、痞块、硬肿日久不消，实际指慢性炎块、结核、息肉、囊肿、结节、肿瘤、增生物，坚持应用，能收到较好的效果。方义行气活血、利水祛瘀、消积通胀、化痰解郁、软坚破结，起抗癌作用。此方尚待验证，但希望前辈之术得以流传。

❖ 脑萎缩健忘宜加味六味地黄丸

吴七先生医老年健忘，固肾主骨，脑为髓之海，常从补肾阴入手，师法徐灵胎投六味地黄丸加味。所谓健忘，实际为脑萎缩，由于脑动脉含氧降低，细胞缺少氧，丢三落四，失去了记忆。有时还伴有头晕、失眠、四肢酸软、麻木、自私、多疑、行动缓慢、说话重复无逻辑性，对家人亦缺乏情感，逐渐转为痴呆。通过益阴补血修复受损的神经细胞，使病情得到顺化，症状递减。处方为熟地黄 300g、山茱萸 200g、山药 200g、丹皮 50g、茯苓 50g、泽泻 50g、远志 200g、石菖蒲 200g、女贞子 100g、枸杞子 200g、人参 100g、当归 100g、丹参 100g，碾末，水泛成丸，每次 6~10g，日 3 服，连用不辍，50 天可见功效。

❖ 二活汤加味治疗手足麻木

老朽学医时，见一石印本《医林藤萝》，记有野葡萄轶事，言岐黄家崔某喜开时方，因嗜食野葡萄闻名遐迩，临床投药以清热解毒声闻四方。调理痢疾用黄连 15g、黄芩 15g、银花 20g；恶心呕吐用竹茹 30g、鲜芦根 100g、橘红 15g；胃痛厌食用白芷 15g、九香虫 15g、炒神曲 20g；手足麻木用苏木 15g、当归 15g、川芎 15g、桂枝 15g、桃仁 9g、藏红花 9g；四肢关节疼痛用独活 30g、羌活 20g，称二活汤。老朽将其二活汤加苏木 20g、川芎 15g、黄芪 50g、藏红花 3g，每日 1 剂，水煎分 3 次服，治疗手足麻木不仁，或如电击状失去知觉，收效较好，命名通络饮，可给予颈椎、腰椎病压迫供血不足和末梢神经炎。

❖ 阴寒起用三军汤

友人朱小荔，精通仲景先师学说，善调阳虚阴寒疾患，专投三军汤，含附子 15~30g、干姜 15~20g、桂枝 10~30g，每日 1 剂，水煎分 3 次服。临床诊断，以面色黧黑或晦暗为主要指征，次则为畏寒怕冷、四肢发凉、大便稀薄、脉沉迟无力。若纳呆加砂仁 9~15g；阳痿加鹿茸（冲）3~6g；汗多加人参 9~15g、黄芪 30~60g；关节疼痛加乌头 15~30g、独活 15~30g、制乳香 9~12g、炒没药 9~12g；有汗恶寒甚者，将附子改为天雄 20~50g，要先煮 2 小时破坏乌头碱，消除其毒性。老朽开始因量大不敢贸用，尔后由小剂试投，未发现不良反应，且效果可观，在辨证指引下也常给予患者，皆言受益颇多。

❖ 虚热困扰用二藤汤

银花为广谱抗生素，应用广泛，因而售价升高，宜取其茎忍冬藤代之，投 3 倍量，功效相若。夜交藤亦可代替何首乌，虽通利肠道作用较差，然安眠、止痒的效果，却超过首乌。老朽之业师治虚热困扰夜难入睡，反复颠倒，用忍冬藤 15g、黄连 9g、黄芩 9g、夜交藤 30g，水煎分 3 次服，每日 1 剂，6~10 天即见良效，称二藤汤。

❖ 阳、气、阴、液四亏饮六顺汤

《伤寒论》白芍与甘草相配，酸甘化阴；桂枝与附子为伍，辛甘化阳，大瓢先生对身体虚易于出汗、妇女围绝经期日夜汗出沾衣，称营卫失调不能自护，常投以上药物加黄芪扶正固表、大枣益气生津，调理阳、气、阴、液四亏，名六顺汤，计白芍20g、桂枝6g、附子6g、甘草6g、黄芪15g、大枣（擘开）30枚，每日1剂，水煎分2次服。若功效不大，加山茱萸15g、龙骨20g、牡蛎30g、便会解除。老朽临床常常用之，均见疗效。老人还语重心长说，药后不显也可不添其他，将白芍之量升至30g。

❖ 胃胀闷痛验方

传说清末有一汪姓举子，从南方来北京会试，沿途行医谋生，携带药丸叫卖，专医气滞郁结，胸闷、打嗝、食欲不振、胁下胀满、腹中不舒、大便难解。由柴胡200g、甘松200g、郁金200g、香附200g、神曲200g、大黄50g组成，研末，水泛为丸，每次9g，日3服，用者称道很效。老朽据此方复制，给予胃炎、胆囊炎、肝炎、肋间神经痛，抓住胀、闷、痛三字，可立竿见影，是一首验方。

❖ 黄坤载补正健身汤

《杂云楼琐忆》谓清末湖南长沙、岳阳岐黄界推崇山东先贤黄元御学说，其著作不胫而走，尊为杏林典范。因而温补贵阳论点盛行，临床投予干姜、桂枝、人参、白术、甘草、附子者扶摇直上，得病家称赞。所办学医机构以《黄氏八种》《素问悬解》《灵枢悬解》《难经悬解》为教材，形成了黄派。老朽遇一汨罗同道，他赞扬黄氏思想独特，别开生面，乃大师之绝。曾组建一方，名黄坤载补正健身汤，收有人参10g、干姜10g、白术10g、当归10g、熟附子10g、甘草6g、大枣（擘开）10枚，每日1剂，水煎分2次服，益气、壮阳、补血，调治身形虚弱，亚健康体质，能提高免疫、抵抗、修复力低下，长时应用，疗效甚佳，属不倒翁方。老朽临床试之，确见功效。

❖ 风湿性心脏病用丹归合剂

风湿性心脏病、二尖瓣关闭不全，呈慢性、进行性发展，属危重疾患，控制易，根治难，心悸、虚弱，听诊有杂音，逐渐出现心力衰竭、下肢水肿。老朽从社会上获得一个流传方，计沙参9g、牡丹皮9g、夜交藤9g、当归15g、炒没药 9g、甘草 6g、琥珀（冲）3g、朱砂（冲）1g，水煎分 2 次服，每日 1 剂，连用 6~10 天，命名丹归合剂。通过临床观察，功效较好。朱砂含汞，对人体有害，且勿超过 1g。

❖ 麻黄汤药物的变异

伤寒派医家杨雪晨，书海泛舟，知识广博，善用运用经方，临床遣药与众不同，达到了精而巧的程度。以投麻黄汤为例，凡外感风寒，若恶寒较重，以桂枝为君，超过麻黄之量；骨楚无汗，以麻黄为君，超过桂枝之量；兼有咳嗽、哮喘，以杏仁为君，超过麻黄、桂枝之量。甘草矫味，不占重点，开量很少。认为甘草补中壅气，给予量多，使人呼吸不利、胸闷、厌食，含激素样物质，久吃发胖，惟咳嗽不已者可以增量，一般每剂不要超过 10g。他还提出如麻黄投量极大，桂枝量小，麻黄汤即转为利水剂，降低了解表发汗之力，疗效荡然不显了。这些经验应当记取，甚具参考价值。

❖ 三味一皮汤

有三种辛凉解表药疏风散热、宣肌透外、退无汗发热，薄荷善清头目；浮萍利水消肿、止身瘙痒；青蒿祛暑，医骨蒸、五心烦热。三味合于一起，服务临床，功力较优，在降体温方面，有特殊作用。民国初期胡文腾翔，调理时令疾患探囊取物，富有经验，属先进大家。对夏季伤暑、温邪初起停留卫分，若体表鬼门不开，或微汗似无，常投以上三味。计薄荷 10~15g、浮萍 10~15g、青蒿 15~20g，加西瓜翠衣 100g，水煎分 2 次服，即能汗出热解，名三味一皮汤，属典型的吴门苏派药。老朽承接其意，给予相应病友，均称有效，随笔录之和同道共享。

❖ 虚弱人宜服保身汤

大枣药食两用，北方所产优于江南，健脾和胃、益气生津，入药矫味，改善口感，与甘草配伍缓解急迫、精神障碍，如《金匮要略》甘麦大枣汤（甘草、小麦、大枣）；在《伤寒论》桂枝汤（桂枝、白芍、甘草、生姜、大枣）内辅助桂枝、白芍调理营卫；对过敏性紫癜亦起作用。家父临床，喜于温补方内加入本品，每剂用大枣（擘开）10~30 枚，佐使人参、黄芪、白术、熟地黄、当归、白芍提升功力，可同枸杞子、龙眼平分秋色。遗有小方一首，计大枣（擘开）30 枚、人参 10g、红景天 10g、葡萄干 20g、当归 10g，水煎分 3 次服，称保身汤。若体型羸弱、气血亏损，表现头眩、疲倦、下肢酸软、行走无力、面容憔悴，经常饮用，都有明显转化的效果。老朽 50 岁后曾一度健康落差，因夜晚读书时间太长，发生风雨欲来衰竭先兆，遂取此汤服之，连吃 1 个月，恢复了既往状态。

❖ 活络调血汤

近代经方派大家洪少卿，对叶桂先贤所谓久病入络，血行郁阻，流通不畅，产生疼痛，临床上确实易见，和风、寒、湿形成之痹不同，若强名之，应成血痹。不一定投予苏木、桃仁、青葱管、红花、丹参，起用《伤寒论》桂枝汤（桂枝、白芍、甘草、生姜、大枣）加味就可解除，礼失而求诸野，呼风唤雨，未免庸人自扰。老朽根据这一创见，将此方重组改量，给予身体四肢肌肉、骨骼麻木、疼痛，屈伸不利，活动困难，外观尤红肿、障碍现象，坚持口服，功效良好。其中突出桂枝、白芍活血行瘀，养血止痛，他药点缀，亦有清扫绊脚石的作用。计川芎 10g、当归 10g、桂枝 30g、没药 10g、白芍 30g、甘草 6g、生姜 10 片、大枣（擘开）6 枚，水煎分 3 次饮下，连用 15~30 天。1973 年医一 40 岁左右妇女，患病 8 个月，左侧上肢从肩胛到手腕隐痛不休，按风寒湿施治，大吃羌、独二活，并为转佳，来济求援，当时即取本汤授之，服了 40 余剂，终于获愈，比较典型，命曰活络调血汤。

❖ 肝硬化腹水两张处方

老朽调理肝体缩小、变硬、韧度减退，脾大，门脉增宽，习称肝硬化，常用活血、软坚、散结法，投新灵丸。计鸡内金 100g、鳖甲 600g、川芎 100g、郁金 100g、人参 200g、三七参 300g、砂仁 50g、炒山楂（去核）100g、丹参 200g、柴胡 50g、制乳香 50g、炒没药 50g，碾末，水泛为丸，每次 5~7g，日 2~3 服，连用 1~3 个月，能明显转化。若发生腹水，胀满如裂，下肢浮肿，按之深陷不起，则给予加味五苓散，开桂枝 10g、猪苓 15g、泽泻 15g、白术 30g、茯苓 30g、大腹皮 20g、桑白皮 30g、牵牛子 6g、郁李仁 15g，每日 1 剂，水煎分 3 次服，水消便止，有理想作用；气虚无力、精神不振，增入黄芪 60g，即可解决。在老朽业医数十年当中，推为平妥、温中、无害处方，和十枣汤、疏凿饮子、己椒苈黄丸比较，是最可信任的药下如攫之剂。

❖ 香连汤治痢疾、肠炎

香连丸改为汤剂，同样生效，调理痢疾下利脓血，乃民间简易处方；以之施治急性肠炎便溏日行五六次，亦有较好的功力。老朽经验，若频繁如厕不止，以黄连之量居首，占 2/3，腹内疼痛严重，则二者平分，提升木香，疗绩最佳。如患有明显里急后重，俗称"蹲肚"，即解不完的感觉，叫下坠症状，加槟榔 1/4，就可解除。老朽所定，属普通之量，计黄连 15g、木香 7g、槟榔 4g，每日 1 剂，水煎分 3 次服，连用 7 天痊愈。

❖ 生男育女试二方

老朽曾将道家所传秘方两则加以改进，重订剂量，投向临床。一龟龄集：人参 50g、细辛 15g、炒杜仲 50g、丁香 15g、朱砂（丸外挂衣）3g、绿蜻蜓 50g、熟地黄 200g、肉苁蓉 100g、地骨皮 15g、炙甘草 15g、天冬 20g、枸杞子 100g、制附子 50g、仙灵脾（煮水入药）100g、锁阳 50g、怀牛膝 50g、砂仁 50g、炮山甲 20g、麻雀脑 50g、菟丝子 100g、破故纸 50g、海马 50g、急性子 15g，碾末，水泛成丸，每次 5~7g，日 2~3 服。主要调理性功能低下，阳痿、勃起无力，精子数减少，活动量不足，精液黏稠，久不液化，男子生殖能力缺陷不育症；二定坤丹：人参 50g、鹿茸 30g、藏红花 30g、鸡血藤（煮水入药）100g、肉桂 30g、熟地黄 200g、白术 100g、当归 200g、白芍 100g、茯苓 50g、甘草 15g、川芎 50g、鹿角胶 100g、乌药 20g、制香附 50g、川牛膝 50g、枸杞子 100g、砂仁 50g、益母草（煮水入药）100g、细辛 30g、黄芩 15g、炒杜仲 100g、延胡索 50g、炮姜 30g、柴胡 30g、炒五灵脂 30g、三七参 30g，碾末，炼蜜为丸，每次 5~10g，日 3~4 服。重点治疗女性月经周期紊乱、痛经、卵巢早衰、子宫发育不良、不能按时排卵，内分泌失调造成的不孕症。老朽实践运用未见异常反应，有一定效果。友人柯少逊喜开上述二方，列为专药，据云生男育女者屡见不鲜。

❖ 越鞠丸治三炎

老朽少时见一年迈医家，以两首成方治疗许多疾患，一是丹栀逍遥散（牡丹皮、山栀子、柴胡、当归、白术、白芍、茯苓、薄荷、生姜、大枣）；二是越鞠丸（苍术、香附、川芎、神曲、炒山栀子）。他投越鞠丸除调理气、血、痰、火、湿、食郁症，重点治疗胃炎、胆囊炎、十二指肠炎，只要脘闷、泛酸、嘈杂、腹胀、灼心、口苦、反流，胁下不舒、疼痛，便给予患者，效果很佳，被尊为丹溪复生。

❖ 巧用桂枝汤

安福寺方丈浦庄，乡试中举，因断绝尘缘，逃禅为僧。精通岐黄术，常给周围群众调理疾病，水到渠成，被称医神。喜取桂枝汤加味治疗三症，一四肢肌肉、关节疼痛，开桂枝 20g、白芍 30g、甘草 10g、制乳香 10g、炒没药 10g、老鹳草 30g、穿山龙 20g、生姜 10 片、大枣（擘开）10 枚；二胃炎、肠系膜淋巴结炎，腹痛日久不止，开桂枝 15g、白芍 30g、甘草 10g、香附 10g、延胡索 15g、炒五灵脂 15g、白芷 15g、生姜 10 片、大枣（擘开）10 枚；三小腿转筋，腓肠肌痉挛，剧烈疼痛，开桂枝 15g、白芍 30g、甘草 30g、独活 15g、吴茱萸 10g、生姜 10 片、大枣（擘开）15 枚，均每日 1 剂，水煎分 3 次服。老朽临床，效果可观。他的经验是白芍偏于寒凉，体弱阳虚者不宜，都以酒炒后入药，既改变了此弊，也利用酒的温通激发处方活力，增强动的功能，居心良苦令人钦佩。

❖ 厚朴麻黄汤加味功比小青龙汤

高僧浦庄调理风寒感冒咳嗽，兼有哮喘，一般不投小青龙汤或苓甘姜味辛夏仁汤，专开《金匮要略》厚朴麻黄汤去石膏，加紫菀、款冬花，收效颇佳。认为该方药纯，宣肺透表，缓解气管痉挛，且有小麦保护胃气，一举三益，比较理想，属标准名汤。投量厚朴 10g、杏仁 10g、麻黄 10g、半夏 10g、干姜 10g、细辛 6g、五味子 15g、小麦 30g、紫菀 15g、款冬花 15g，每日 1 剂，水煎分 3 次服。吐浊痰、涎沫，加桔梗 10g、炙皂荚 6g、旋覆花 15g、茯苓 15g。并说，非有口渴、烦躁、出汗、体温升高，石膏切勿轻开，与麻黄配伍不影响发汗外散表邪，否则反成绊脚石，起了驱病障碍；方中紫菀、款冬花是姐妹同选，和乳香、没药一样，禁忌分为两家，不然很难发挥内在机制，等于手足分离，肢解了太极图，能丧失功力。

❖ 瓜蒌薤白半夏汤之效可观

过去老朽参加原卫生部在南京召开的整理中医文献会议时，苏州友人曹鸣高说，时方派亦打仲景先师牌，其家乡一医家调理心痛彻背、气短、痞闷、不能卧床，喜开《金匮要略》瓜蒌薤白半夏汤加柴胡、砂仁、郁金，然投量较小。1993 年老朽于山东中医学院门诊部遇一胸痹患者，发病 1 个月，以胸区压痛为主，兼有闷感，呼吸不利，客观检查，心、肺正常，怀疑神经性，药后未效，乃来求治，忆及此事，即取本方授之。计瓜蒌 60g、半夏 10g、薤白 15g、柴胡 15g、砂仁 10g、郁金 15g，因脉弦、易激动、性格暴躁，加重了柴胡、郁金之量，每日 1 剂，水煎分 3 次服，连用 6 天，排出硬屎多枚，症状锐减，宿疾附睾炎转轻，习惯性便秘被解除，因家境不丰，逐渐停药，而后电话告诉，已恢复健康。通过该案，既了解经方实验，又体会到学术交流、闲谈、同道间的往来，都能传播知识、见闻，遍地皆是学问。

❖ 减味六合定中汤

铃医调理春、夏、秋三季感冒，头痛、恶心、胃呆、无汗、便溏，常投减味六合定中汤，有藿香 15g、木瓜 15g、木香 10g、苏叶 10g、炒神曲 10g、炒山楂 10g、炒谷芽 15g、厚朴 6g、枳壳 6g、炒扁豆 15g，每日 1 剂，水煎分 2 次服，连用 3 天便愈。民国时期宗教、慈善团体以此方制成药丸，赠送贫穷患者，亦言其效。老朽临床不断用之，对停食、消化不良、腹胀、胃肠道炎症上吐下泻，都有献技之地，覆杯立瘳很起作用。1956 年于山东省中医院诊一中暑患者，头面出汗，身上恶寒，呕恶不已，将胃内容物完全吐尽，严重脱水丧失营养，即以此汤予之，共饮 3 剂，病情大减，嘱其蝉联续服，遂恢复了健康。

❖ 大解毒汤疗效第一

民间所传验方大解毒汤，由蒲公英 40g、败酱草 30g、红藤 30g、银花 30g、紫花地丁 40g、皂刺 15g、大黄 6g、桃仁 10g、牡丹皮 10g 组成，专医急性阑尾炎、盆腔炎、睾丸炎、前列腺炎、附睾炎，每日 1 剂，水煎分 4 次服，一般 7 剂便愈。老朽临床观察，药性平和、稳妥，投量虽大，无不良反应，不会发生闪失，在消除急性炎症中，堪称首选方。

❖ 长命药百姓延寿汤

老朽禀赋拘谨，亦有跌宕，遵师训洁身自守，躲开名利场所三洗白圭，在学术上少谈无为尴尬戚朋事，有限度的争鸣，获得了"好好先生"称号，无仰观宇宙、怀才未遇之感，愿作干净人。正由于这般，故难以培养火炬传送者，实现了百工技艺的戒言"宁缺毋滥"。师门遗有一首验方，叫百姓延寿汤，由人参 10g、山药 10g、黄芪 10g、当归 10g、白芍 10g、麦冬 10g、黄精 10g、枸杞子 10g 组成，可健身护命、颐年，提高免疫功能，增强抗病力，吃上百岁红桃，夺取彭祖寿旗。

❖ 偏瘫活血行气救痪汤

社会上流传一首验方，调理脑血肿、脑梗死、脑血栓、脑出血，利用活血化瘀通利络脉，能扩张血管，改善微循环，抑制血小板聚集、凝血酶生成，降低毛细血管通透性，消除自由基，实现恢复正常生活目的。所遣药物有当归 10g、川芎 10g、红花 10g、桃仁 10g、苏木 10g、牛膝 10g、香附 10g、赤芍 10g、泽兰 10g、丹参 10g、牡丹皮 10g，每日 1 剂，水煎分 2 次服，专医脑血管意外发生的后遗症半身不遂。它和小续命汤的方义完全不同，无有风药、宣散之品，靶点驱逐血行障碍，促进通畅，上荣髓海，转化脑的供血，偏瘫现象得到纠正，所有症状便会瓦解，逐步恢复健康。该方名救痪汤，是从补阳还五汤化裁而出，特色去掉了大量黄芪，把补气学说演为治血。老朽投向临床，获效程度不亚于含有黄芪 100g，事实表明黄芪在降血压、扩张脑血管方面，属飘扬的旗帜，因太欠活血功能，其推陈致新则空荡缺如，建议同道，切勿把希望之星全部寄托在黄芪一味上。

❖ 桑杏汤加减治干咳

浙江医家苗乐田来山东执业，为时方派大腕，服务对象以中、上层人物居多，长袖善舞，精通辞令、典故，口若悬河，在刀圭界中十分罕见。临床特点，虽喜投"果子药"，却量大称奇，人们推测大概恐"轻灵"影响疗效，乃出此上策。对外感咳嗽，不投细辛、干姜、五味子，回避《伤寒论》方，专开桑杏汤，只要喉痒、干咳无痰，就给予桑叶 30g、杏仁 15g、沙参 20g、川贝母 15g、麦冬 15g、西洋参 10g、牛蒡子 20g、梨汁（冲）1 杯，每日 1 剂，水煎分 2 次服，一般 7 剂便愈，患者反应良好，赠送百名伞，颂扬为"当代孙真人"。老朽在调理肺火、风热感冒、燥邪侵犯上焦所致的频嗽不止，口干，津液短少，习用本方，确见其功。

❖ 小方壮腰汤

《陵州医案》载有调理妇女因精神刺激、心情抑郁、家务繁忙、劳动过度，发生胁下胀满、胸闷、腰脊疼痛，制定一方，名壮腰汤，能疏肝解郁、理气、益肾止痛，只有 4 味药物。计柴胡 15g、白芍 30g、香附 15g、续断 15g，每日 1 剂，水煎分 2 次服，连用 10 天。老朽临床常给予腰肌劳损、腰肌纤维炎、腰椎间盘突出症，皆有作用。曾在其基础上加入活血之品，计制乳香 10g、炒没药 10g，比原方提高功力，增强了治愈率。汤内柴胡、白芍突出为君，收效显著；香附利气开滞；续断补肾，兼调任带二脉，无将领能量，放在次要地位；乳、没两药入络散瘀，辅助、推动，起澎湃发挥宣化作用。1995 年进行科研验证，授予许多患者，信息反馈，均言掷地有声。

❖ 瘰疬丸

民间验方瘰疬丸，专治颈部甲状腺结节、淋巴结核即瘰疬疙瘩，由牡蛎 200g、玄参 200g、浙贝母 200g、泽漆（煮水入药）100g、蜀羊泉 100g、柴胡 50g、大黄 10g，碾末，水泛成丸，每次 5~8g，日 3 次服，坚持不停，病块消失为止。老朽经验，以 3 个月划 1 个疗程，大都明显好转，情况较差，继续应用，功效确切。知医学者厉某告诉，他诊疗 50 余人，皆以胜利收场。

❖ 五味枣桂合剂疗头眩、失眠症

据刊物报道，谓酸枣仁 30g、五味子 15g、山药 15g、当归 15g、桂圆 30g，每日 1 剂，水煎分 2 次服，能医梅尼埃病之头眩、耳鸣、呕吐，临床应用颇有功力。老朽以此为坐标，又加入何首乌 30g、半夏 10g，还上升一个台阶提高疗效，同时对失眠易梦、一夜多醒也起作用。1975 年在山东新泰诊一妇女心绪不宁、烦躁、悲伤、喜回忆失意事、卧下难睡，遵着《伤寒论》《金匮要略》，按脏躁调理，加入石膏 20g、甘草 15g、大枣（擘开）20 枚、浮小麦 100g，每日 1

剂，水煎分 3 次服，连饮 10 天，病情锐减，继用 7 剂，完全治愈。尔后实践总结，本方的主药酸枣仁、五味子、桂圆三味药属杠杆升降之品，至关重要，可将投量放大，获得显著效果。

❖ 菊花茶调散治头痛

民间常用验方菊花茶调散，由川芎茶调散加菊花、僵蚕合成，宜于外感风热发热、眩晕、鼻塞，重点解除偏正头痛，升阳散火、宣发郁邪，对神经性头痛疗力较佳。老朽将它改为汤剂，习开之量为川芎 15g、菊花 15g、僵蚕 10g、荆芥 10g、白芷 10g、羌活 15g、细辛 6g、防风 6g、薄荷 15g、甘草 3g，每日 1 剂，水煎分 3 次服，外邪所致 3~5 天，神经性饮 15~20 剂，均可见效。若神经性头痛药后其功不显，加全蝎 10g、蜈蚣 2 条。因非顽痰和肝风内动，天麻、胆南星、钩藤、羚羊角，都不要盲投，不仅无益，反会引狼入室，导邪于里转为祸害。

❖ 佛手散加味调治妇科病

民国时期圣教寺老尼精通医术，善调妇科疾患，常以佛手散当归 15g、川芎 10g 养血为基础，施治经、带、胎、产诸症，当归之量占 2/3。血虚月经减少，加熟地黄 15g、桂枝 10g、桃仁 10g；月经提前量多，加白芍 10g、生地黄 15g、阿胶 15g；气滞血瘀，行经腹痛，加香附 10g、延胡索 15g、小茴香 5g、五灵脂 10g；闭经不潮，加红花 10g、三棱 10g、莪术 10g、刘寄奴 10g、马鞭草 10g、益母草 10g；功能性子宫出血，崩漏不止，加黄芩 10g、白头翁 20g、鸡冠花 10g、艾叶 10g、地榆 15g、茜草 10g、槐花 15g；白带频频下流，加白果 15g、苍术 10g、泽泻 15g、黄柏 10g、薏苡仁 30g；慢性盆腔炎，输卵管积液，少腹部坠痛，加丹参 10g、制乳香 10g、炒没药 10g、䗪虫 10g、蒲黄 10g、罗勒 10g、蒲公英 30g、大黄 3g；子宫肌瘤，逐渐增大，加肉桂 6g、牡丹皮 10g、赤芍 10g、三七参 10g、鳖甲 15g、凌霄花 10g、王不留行 30g、干漆 3g；进入围绝经期经常背冷、腰酸、腹内隐痛，加生姜 10 片、羊肉 200g，水煮吃肉喝汤；先兆流产加白术 10g、菟丝子 15g、桑寄生 10g、苎麻根 15g 保胎；产后恶露不绝加炒山楂 10g、马齿苋 30g、贯众 10g、茺蔚子 15g，促进子宫收缩，血即停止。老朽不断用之，有实践意义，很富参考价值。

❖ 六合同春汤治虚燥

两仪、生脉、佛手三方组成一起，名六合同春汤，调理气、阴、血伤损，口苦舌燥，眼少泪水，干咳无痰，便秘尿赤，皮肤皱揭失去润泽，宜于老年水亏火旺、津液缺乏。经常饮用，能改善这一状况，得到长寿。计人参 10g、熟地黄 15g、麦冬 10g、五味子 10g、当归 10g、川芎 3g，每日 1 剂，水煎分 3 次服，连用 15~30 天，比六味、麦味、知柏地黄丸配伍精纯，功效优越。老朽常给予体形瘦弱、阴血不足、虚热内扰之症，亦适于慢性支气管炎久嗽不止、痰上困难、燥邪形成的肺痿，作用可观。

❖ 阳黄不倒翁方

老朽少时习医，唧父命增广见闻，寻求多渠道知识，不囿于一家之言、门户之见，曾晋谒百余位岐黄前辈，聆听训教。诸师不仅经验丰富，为人宽厚，且在文史哲学领域，亦给予指导，提出业医要有多学科基础，才能掌握辨证论治，孤家寡人单一思想，难以获取良好的成就。强调熟读《周易》，抓住"道穷则变"，一个变字，能应付无数的难题，均可涣然冰释，此书使人闪战、腾挪，俗称滚地雷，打击病魔，解脱自己，巧步阵图。老朽将该术用于刀圭，受益甚多，今年及九旬，仍执此旨，高屋建瓴，还奠立了淡泊名利的人生观，冷眼看大千世界，受王雪渔先生影响较大，他是日月耆宿，医术功底亦属先锋一流，擅长调理黄疸型肝炎，急性期采用《伤寒论》茵陈蒿汤加味。计山栀子 15g、茵陈蒿 30g、大黄 6g、黄芩 10g、黄柏 10g，每日 1 剂，水煎分 3 次服，6 天左右即可热退黄消，很起作用，乃历验不爽之方，由巽卦演化而来。

❖ 九连环医肝硬化腹水

民国时期有一江湖老医，姓田，善调疮疡、内科杂症，往来于运河沿岸故城与泊头之间，常开一扇（乌扇，即射干）、二活（羌活、独活）、三将军（大黄、蜣螂虫、巴豆霜）、四门消（山楂、神曲、麦芽、槟榔）。他在流动执业过程中，留有一方，名九连环，专治肝硬化腹水，脾大，肚脐凸出，胀满难忍，腿足肌肉按之凹陷不起，很见功效。计牵牛子 6g、醋炒芫花 3g、面煨甘遂（冲）0.5g、大腹皮 15g、制大戟 3g、猪苓 10g、泽泻 10g、茯苓皮 20g、蟋蟀 10

只，每日 1 剂，水煎分 3 次服，连用 3~5 天，利大小二便，把积水消除。继饮补养气血药，低盐 3 个月，病即转愈。岐黄领域属速决战术、武攻疗法，能收捷报，对虚弱之人要慎重，根据实际情况区别予之，切勿盲投发生不测。

❖ 葱豉汤应用对象

葱白温里通阳、宣散解表，淡豆豉养胃和中，二味组方，名葱豉汤，对轻度感冒，头痛、恶寒、无汗、纳呆、胸内烦闷，都可应用，尤其身体较虚、活动量少的白领阶层最为适宜。民间常开葱白 3 根（切段）、淡豆豉 15g，加生姜 6 片、红糖（冲）30g，每日 1 剂，水煎分 2 次服，3 天便效。老朽经验，本方解表作用，端赖葱白、生姜，通过激发腠理开启玄府，即汗出而愈。要卧床盖被取暖方见其功，否则汗泄不畅，表邪难除。咳嗽加桔梗 10g、白前 10g、白芥子 10g，表邪不解，体温上升，加紫苏 10g、防风 10g；若汗出口渴、热仍不减，为寒已化热，则改饮青蒿、石膏、黄芩、板蓝根、七叶一枝花诸药。

❖ 增液汤第二

热性病、久病初愈，阴虚津液匮乏，肠道干枯，大便燥结不易下行，除开《温病条辨》增液汤（生地黄、麦冬、玄参），尚可给予民间流传之方，名滑涌汤。有生何首乌 40g、沙参 40g、生地黄 40g，每日 1 剂，水煎分 3 次服，一般 2 天能使如羊屎状干粪顺利排出。由于患者身体虚弱，一切攻下药均在禁忌之列，不只元明粉、番泻叶戒用，就连瓜蒌、火麻仁亦勿轻投，易引起气散，发生暴脱。老朽经验，在口服此汤时，预防充阴伤损阳气，加入人参 10g，即可避免，不宜墨守"有故无殒亦无殒也"，僵化式教条，要灵活对待。

❖ 气郁与八花汤

时方妇科医家，调理妇女肝胃不和，气机障碍，胸胁胀痛，月经来潮先后不一，精神激动，不思饮食，打嗝，腹内不舒，吐出噫气乃快，自云积有闷气，已成郁结，创制八花汤。计玫瑰花 10g、腊梅花 10g、佛手花 10g、百合花 10g、厚朴花 10g、合欢花 10g、月季花 10g、芍药花 10g，每日 1 剂，水煎分 3 次服，连用不停，病症消除方止。老朽亦曾授予患者，回声有效。

❖ 大癥瘕丸软缩肝脾

肝硬化体积缩小、脾脏肿大，不论有无腹水，都应通过药物软缩，常用《金匮要略》鳖甲煎丸配合大黄䗪虫丸，利用行气散结、活血化瘀、消除积聚多种疗法，才会完成全面调节，就目前而言，民间流传的大癥瘕丸已吸收了古方的精华，功力较佳，可以试用。计柴胡 50g、醋炙鳖甲 200g、大黄 10g、水红花子 50g、佛手 50g、鸡内金 50g、三七参 50g、藏红花 10g、三棱 50g、莪术 50g、丹参 50g、制乳香 20g、炒没药 20g、人参 50g、川芎 50g、肉桂 20g、凌霄花 30g、䗪虫 50g、露蜂房 50g、蜣螂 50g、白芍 50g、水蛭 30g、桃仁 50g，王不留行 50g，碾末，水泛成丸，每次 6~9g，日 2~3 服，坚持连用，2 个月为期，进度较慢，再转第 2 个疗程。老朽临床小结，很见效果，值得推广为患者服务。1970 年诊一 45 岁男子，发现肝硬化 3 年，无腹水，脾大，白蛋白低下，因大量饮酒而致，医院印象酒精宿积中毒、丙肝待查、酒精性肝硬化，针药并施，未有明显起色，乃委老朽医之，即以本丸相授，凡 130 天，已彻底治愈，2 年后来济办事，十分健康。

❖ 鼻炎验方

鼻炎为常见病之一，除初感多为慢性发作，以头痛、鼻塞、流涕为主要症状，迁延日久，则嗅觉失灵，不闻香臭，记忆力下降，头昏脑涨，发音沉浊，"声如从瓮中出"，因大量流涕，习称"脑漏""鼻渊"。友人范九如曾贡献验方，名消炎止漏汤，有藿香 15g、夏枯草 15g、苍耳子 15g、辛夷 15g、野菊花 15g、黄芩 15g、银花 30g、鱼腥草 15g、苦参 15g、白芷 15g、鹅不食草 6g，每日 1 剂，水煎分 3 次服，蝉联应用，症状解除即止，很有作用。

❖ 误下损伤胸阳

老朽曾上承吴七先生经验，若胸阳不振，感觉内空，心慌无主，怕冷，手足发凉，常投《伤寒论》桂枝去芍药加附子汤，给予熟附子 30g、桂枝 20g、甘草 15g、生姜 10 片、大枣（劈）15 枚，每日 1 剂，水煎分 3 次服，连用 10~20 天。对神经性心悸、胆怯、恐惧不安、忐忑如人将捕之，均有功效。1959 年在山东中医学院诊一 40 岁妇女，被认为自主神经紊乱、围绝经期综合征，发病 7

个月，怔忡不宁，怕闻声音，听到呼叫则惴惴然，一夜数惊，张目难眠，怀疑天塌地陷，视人生极度悲观，即给予本方，凡 30 剂，竟彻底治愈。

❖ 减肥剩方亦有效

岐黄前辈柯永茂说，清末东昌一乡村医案，在陶公祠应诊，善治肥胖病，许多地主大商、阔官贵宦登门求医，他索取铜元 100 枚，授予小药丸一大包，嘱咐每次吃 5~10g，日 3~4 服，2 个月为期，疗效较慢，无副作用。老人为了生存，思想保守，不公开处方，迨其回归天国，该水丸始由县城代行配制的药店透露出来，外界才了解所含成分，大概有 10 余味，仅知用过生何首乌、泽泻、极少量大黄，服者反应均见效果，60 天确能减掉脂肪，降下体重 5~10kg。老朽曾以此为基础，又加入他药，也水泛为丸，功力可观。

❖ 雪里送柴

铃医、江湖医家，多属攻邪派，掌握验方以治病为主，能当场开彩，立竿见影，很少投予补养之剂。1945 年与满庭芳弟子相遇，询及专业继承，言每年祭祀张仲景、孙思邈、张子和三人，作为供奉之祖，崇拜对象。曾说其师乃庠生出身，19 岁乡试落第改习岐黄，满腹经纶不露锋芒，是难觅的知识宝库。老人对流行性热证高热不退，常用《伤寒论》方，给予雪里送柴（行业用语），即白虎汤加柴胡，乃公开的。计石膏 60g、知母 15g、柴胡 20g、黄芩 20g、甘草 6g、粳米 60g、大黄 3g。大黄一味引药下行，防止呕止，兼通大便，和胃净化肠道，作用数举，含有妙意，极其巧思。

❖ 调理肾盂肾炎验方

老朽少时赴安国参观药市，大量原生货物与饮片堆积商场，由京、津大户开盘，无地霸干扰的现象。据药肆业人员讲，常有医家出售验方，果遇一 60 岁左右妇女手持小本叫卖，购后归来翻阅，其中载有治疗尿频、尿急、尿热、尿痛、尿少，且兼腰痛如折，即治疗泌尿系统感染、肾盂肾炎的验方一首，由土茯苓 30g、柴胡 10g、蒲公英 30g、穿心莲 10g、大黄 3g 组成，每日 1 剂，水煎分 3 次服，连用 10 天。老朽曾按是说授予患者，普遍见效，堪称良方。

❖ 壮筋骨方

民国初期报刊转载，康有为在青岛做寓公，安度晚年，曾患腿痛，走路酸楚，外籍医生诊断风湿病，屡治无效，改聘胶州岐黄界一 80 岁医家，投草根树皮调理，认为风寒侵入筋骨，要大热温补，开乌头（先煎 1 小时）30g、干姜 15g、吴茱萸 10g、牛膝 15g、独活 15g、伸筋草 10g、制乳香 10g、没药 10g、苏木 10g、三七参 6g，每日 1 剂，水煎分 2 次服。康氏广东亚热带人，见乌头十分恐惧，又无良法应当，只好大胆试之，分 4 次饮下，药后没有不适感，未发生不良情况，继用不停，凡 15 剂症状基本解除，霍然而愈。说明此方功力可观，平妥无异常反应。老朽临床验证多次，确有搜风祛寒的作用，也是壮筋骨一首不倒翁方。

❖ 伤于暑湿治法

夏季雨水过多，土润溽暑，人在气交之中易于感受，常表现头昏、口腻、胸闷、舌苔白滑、身热不扬、肢体沉重、脉象变缓，民间谓之夏季潮热。此时应清暑祛湿，不宜开三仁汤（杏仁、滑石、通草、厚朴、薏苡仁、半夏、白蔻仁、竹叶），应投利水为主的藿朴夏苓汤，给予半夏 6g、藿香 10g、茯苓 10g、杏仁 10g、薏苡仁 15g、白蔻仁 3g、猪苓 6g、泽泻 6g、淡豆豉 10g、厚朴 6g，每日 1 剂，水煎分 3 次服，连用 5~9 天便可治愈。这是老朽的点滴经验，可以试之。

❖ 二龙戏珠

老朽少时于白衣庙见一"扎彩匠"，专做亡人送终阴宅、牛马，习称冥活。曾毕业上海名牌大学，因失恋隐居民间，精通医学。为人诊病喜开二龙戏珠，即《伤寒论》大小青龙汤加小瓜蒌一枚。认为感冒风寒烦躁、发热、咳嗽、哮喘，都需开胸散结、肃降肺气、泄热、通利肠道，清除体内淤积，防止外邪依附、减轻压力，属釜底抽薪法，可缩短施治时间，提前获愈。开始人们不太理解，指责妄疗，经过不断观察，却含有妙术深意。老朽一持异议，然在小青龙汤（麻黄、白芍、细辛、干姜、桂枝、五味子、半夏、甘草）应用当中加入瓜蒌，确能提高效果，咳喘二症明显低发，投量 15~30g 比较适宜。大青龙汤（麻黄、桂枝、杏仁、石膏、生姜、大枣、甘草）添入此药，经验不多，难以总结，据说也受到患者欢呼。

❖ 高僧治哮喘

晚清光绪刻本《蒲团遗语》，不悉作者，可能为名刹知医高僧笔记，谓佛门普度众生，同岐黄界济世活人是一个概念、同一宗旨，因而禅院弟子应精通医术，给大千世界服务，责无旁贷，涅槃世俗，轮回人生。指出《伤寒论》《金匮要略》乃主攻方向、师法对象，论证明确、处方严谨，选药恰当，能一针见血，速起沉疴。其中少阴篇麻黄附子细辛汤扩大用途，治疗阳虚痰气郁阻发生哮喘，加杏仁、厚朴功力很佳，大剂临床见效快，无毒副作用，值得提倡。所开之量，麻黄 10~15g，细辛 6~10g、附子 15~20g、杏仁（去皮尖）10~15g、厚朴10~15g，每日 1 剂，水煎分 3 次服，连用 5~10 天。老朽曾遵照介绍患者，确切可考，未言不良反应。

❖ 阴七阳三敛汗法

民国时期宁津商人藏有一册手抄《叶眉寿医案》，约 3000 字，视若珍宝，索价甚高，与程门雪《未刻本叶氏医案》不同，和社会上流传的多种叶天士医案也不一样。老朽送了礼品，恳求借阅一日，赵体工笔小字，非常俊秀，令人爱不忍释，古书俗写混用，恐为清末举人、进士所为。处方小巧，不超过 10味。调理多汗症，认为阳虚易汗，能致阴亏，因一般盗汗各异，可投黄芪，不应滥开附子，此病不分昼夜，随时即湿透衣衫，要以固阴当先，阴中助阳，阴平阳秘，阳有依附，汗出便止，阴七阳三疗法比较适宜，载入固本汤。计黄芪10g、麻黄 4g、五味子 6g、白芍 6g、山茱萸 6g、龙骨 10g、牡蛎 10g、糯稻根须10g，忌烦躁、暴怒、喝茶、饮酒。每日 1 剂，水煎分 2 次服，连续勿停，症消而止。老朽曾授予患者，反应良好，特介绍公诸于世。

❖ 塔内藏有浮屠汤

中医学术受道家影响较多，从《内经》养生方面就可看出；唐代孙思邈《千金方》不仅道家，尚有浓厚的佛教色彩，收入禅门方药。《伤寒论》《金匮要略》二书基本纯属学术记录，宗教理论的渗入非常之少。尔后随着吸取各界知识，出现了若干释、道家的内容，如天尊饮、菩萨汤。老朽少时到开福寺登塔，在第 5 级发现墙壁上贴有一首小方，由莲子 10g、荷叶 10g、猪苓 10g 组成，专治夏季伤暑腹泻。老朽记下后，常给予慢性肠炎患者，水煎分 2 次服，颇富疗效，乃命名为浮屠汤。

❖ 头痛眩晕孙郎中丸

医生称号，南名郎中，北呼大夫，被民间广泛执行，其实皆属既往的品级官场尊称。老朽少时于药店见一保健品，叫孙郎中丸，专治肝火过旺，风邪内动，头痛、眩晕、耳鸣、烦躁、失眠、感觉足下无根，走路飘飘然。就目前应用而言，可医高血压、高血脂导致的头重脚轻、上盛下虚的多种临床症状。所含成分有天麻 200g、茯苓 300g、菊花 200g、莲子心 100g、女贞子 100g、神曲 50g、决明子 200g、槐花 100g，碾末，用旱莲草 100g 煮水，制成水丸，每次 6~10g，日 2~3 次，连用 15~30 天。曾介绍给予患者，颇有效果，特录出之，以利验证。

❖ 口疮治疗求本

复发性口腔溃疡，俗名口疮，时发时止反复不停，与人体免疫功能紊乱有关，中医谓之肾水不足虚火上炎，然非东垣所说的阴火，实际属于慢性炎症。应注意日常生活，戒烟酒、膏粱厚味、刺激性食物，多吃青菜、水果，勤刷牙、漱口，保持口内清洁，大便通畅。老朽发现清热、解毒、泻火药，只能暂时取效，不易持久，甚至发作更加频繁。能延长 10 年。卢复于《芷园臆草存案》中讲，可仿照温补派大家薛立斋疗法，给予八味丸加减。老朽调治此病，曾汲用这一经验，习开生地黄 15g、山茱萸 10g、牡丹皮 10g、桂枝 10g、熟附子 10g、女贞子 10g、制何首乌 10g、旱莲草 15g、蒲公英 30g，每日 1 剂，水煎分 3 次服，连用 10~20 天，效果甚佳。根据症情减量蝉联饮之，还可防止复发。

❖ 妇科宜用八味思兰汤

明代江西易大艮，受丹溪学说影响，善于调治郁证，以行气、消积为主，开字当头，常用川芎、神曲、香附、苍术、枳壳、苏梗、桔梗、甘草，留下医案十八则，卢复刊出，收入《医林指月》中，开人心眼，为杏苑之杰。老朽将其所选八味药物，组成一方，名思兰汤，投量各 10g，每日 1 剂，水煎分 3 次服，专疗妇女胸闷、厌食、胁痛、背胀、忧郁、情志不畅、消化不良，堪称不倒翁方。1957 年于山东省中医进修学校诊一未婚者，缘婚姻问题同其父母争吵发病，茶饭懒进，到处游荡，打嗝，胃脘堵塞，大便 2 日一行，被认为忧郁、精神分裂，即以本汤予之，连饮 15 剂，症状锐减，停药后恢复正常。

❖ 生脉散加附子治炎夏汗多

夏季气候炎热，汗流浃背，甚至如洗，能耗阴大伤津液，导致气、阳双方亏损。滑伯仁先贤的《十四经发挥》滑代传后叙提出投白虎汤加人参、黄连，后考虑气阴方面，未有把亡阴亡阳亦散脱列入其中，令人遗憾。老朽数十年来遵照临床经验，以生脉散加味最为适宜，开人参 15g、麦冬 15g、五味子 30g、山茱萸 30g、熟附子 15g，每日 1 剂，水煎分 3 次服，还可添入黄芪 30g 增强药力。1958 年于济南诊一患者，时值七月暑气盛行，坐在深堂大厦犹湿透衣衫，他全身乏力，酸懒，血压下降，眼冒金花，脉沉而微，即给予此汤，连饮 3 天，情况转化，大汗收敛，功效显著。

❖ 奋斗汤的应用

学海无涯苦作舟，大学毕业，获得研究生学位，虽然是学历的尽头，实际乃为运用知识向社会各方学习的开始，非船到码头车到站，经过千锤百炼才能展现才华发挥应有的作用。以 70 岁为例，亦得读书、阅报、做力所能及的工作，否则便被淘汰。徐灵胎先贤所写"秋深雾冷蝉将蜕，春老花谢蝶倦飞"说明与日俱增的人生感叹，并不含有自我休止的警世劝言，他本身就属一个勤奋力学，"读到鸡鸣三唱"的大学问家。老朽感激家父严教，铭刻五内，谢世前数日尚在此庭训传授经验，谓清哲叶桂指出业医之难，阅万卷书、走万里路，饱经风雨、屡受寒霜，才能进入岐黄殿堂，无作为滥竽充数，最后均要失败，自掘归墓。曾留一首验方，成奋斗汤，调治不知力学、嗜睡、记忆力下降，起改善作用。计人参 10g、黄芪 15g、石菖蒲 10g、柴胡 6g、熟地黄 10g、旋覆花 6g、半夏曲 10g、苍术 6g、丹参 10g，每日 1 剂，水煎分 3 次服。可益气、养阴、宣开，祛痰、活血、醒脑、回苏、化浊，适愈头昏、健忘、颠顶，却反智慧者，对庸、懒、散不学自弃之人无效。

❖ 姜氏组方特殊配伍

温补与攻邪派博弈由来已久，非朝夕所能消除，争论焦点在人和邪上，前者主张保人为主，后者认为邪乃害人之物，治病就是祛邪，邪去则人自安。二家申述不一，实际殊途同归。民国初期姜雨声前辈，为著名攻邪人物，绰号"又一戴人"。临床60年，经验十分丰富，喜遣石膏、黄芩、山栀子、大黄，巧妙令人叹绝。开石膏清热，加柴胡宣散，使药力弥补；开黄芩胜湿，加白芍养阴，能壮水制火；开栀子退胸闷烦躁，加黄连防止大便溏泻；开大黄攻下，加人参益气护正，避免邪去人虚。老朽将其四味组成一方，名猛虎汤，专门调理多种热证，口渴苔黄、体温升高、懊恼不眠、脉象洪大、肠道秘结、邪毒化火。计石膏40g、黄芩20g、山栀子20g、大黄10g，每日1剂，水煎分3次服。病情较重，根据需要，亦可分4次饮之，5小时1次，日夜不停，连用3~6天。攻邪派之长，也应师法。

❖ 瘙痒症脱敏

皮肤瘙痒，除老年皮肤缺乏濡养，谓之血燥，由多种因素引起，大都属过敏性，要戒食海味、鱼虾，躲开风寒刺激、灰尘、羽毛，改善周围环境，宜吃脱敏药，常用地龙、浮萍、乌梅、牡丹皮、人参、夜交藤、徐长卿、柴胡、地肤子、鬼箭羽、蝉蜕、苍术、白蒺藜、蛇蜕、黄芪、胎盘、防己、珍珠、丝瓜藤、石韦、麻黄、秦艽、甘草，内服、外洗、坐浴。老朽习投佛笑汤，计浮萍10g、夜交藤15g、白蒺藜15g、苍术10g、蝉蜕10g、柴胡10g、鬼箭羽15g、汉防己6g、徐长卿15g、秦艽10g、麻黄10g、牡丹皮10g、土茯苓30g、地肤子30g、连翘15g，每日1剂，水煎分4次服，连用不停，症消则止，很有功效，如感觉恶心加大黄2g，无毒副作用。

❖ 清热滋阴缓解肺燥

丁甘仁前辈，属时方马派，善投清凉濡润，言七情内伤，六淫外感，皆能致咳，烦劳过度，五志化火，火刑于肺，咯痰不爽，喉中介介如哽状，乃炎热刑金，滋少阴肾，使水升火降，嗽症自消，从根本上解除。开玄参、麦冬、茯神、远志、杏仁、川贝母、瓜蒌皮、柏子仁、玉竹、芦根、冬瓜子、甘草、梨膏。老朽调理该症，师法喻昌先贤燥焦上首结合本方，组成沃焚汤，有桑叶10g、玉竹10g、杏仁10g、麦冬10g、瓜蒌15g、川贝母10g、石膏15g、知母10g、鲜青果15g，每日1剂，水煎分3次服，连用7~12天。无论支气管炎或间质性肺炎，只要鼻干喉痒、咳嗽痰少，都起作用。既治肺燥、形体枯萎，也疗火邪灼金，壮水涵木，土不受克，即可养金，通过相生、制约关系，达到获愈的目的。

❖ 姜芩连参泽泻汤治肠炎

《伤寒论》《金匮要略》处方的扩大应用，通过加减可医治许多疾患，尊为祖方之源，转成不倒翁方。先贤王清任援据黄芪桂枝五物汤抽出黄芪，调理半身不遂；陈伯坛据桂枝芍药知母汤抽出附子，施治风湿性关节炎；张锡纯师法白虎汤抽出石膏，用于高热症，大量投用，获得杏林典范。老朽仿照三清观道长经验，将干姜黄芩黄连人参汤化裁，组织回泻汤，专题解除肠炎大便滑泻，里急后重，日行五六次。计人参10g、干姜15g、黄芩15g、黄连15g，加泽泻15g，每日1剂，水煎分3次服，连用5~8天，功效甚佳。1979年诊一40岁左右妇女，西医断为慢性肠炎，已有7个月腹泻史，吃药、打针、脐部热敷，均无起色，当时即以此汤予之，凡18剂，未有更方，彻底治愈，尔后来济告诉，再没复发。

❖ 小儿发热有效汤

老朽1958年教山东中医进修学校，曾为门诊部制定一首处方，专医小儿流行性感冒少汗，高热持续不退，注射抗生素、吃解热药物无效者，投《伤寒论》小柴胡汤反弹，热降复升，加板蓝根一味，有理想成果，比麻杏石甘汤、银翘散化裁，功力超过而无不及，开鬼门宣散泄火，和解表里，施治许多病例，反馈称好。计柴胡12g、黄芩10g、太子参6g、半夏6g、甘草3g、生姜3片、大枣（擘开）3枚、板蓝根15g，水煎分4次服，4小时1次，日夜连进，一般3~4剂病去人安。此为6岁儿童用量。咽痛加牛蒡子6g、射干6g；咳嗽加前胡6g、浙贝母6g；胸闷加瓜蒌10g、枇杷叶6g。歌诀记诵：生姜大枣太子参，清热解毒板蓝根；半夏黄芩炙甘草，柴胡发表汗涔涔；小儿感冒热不退，饮用3天效如神。

❖ 糊涂人用益智汤

菖蒲生于水滨，正品为九节之根，民间置水缸内防疫，有解毒作用。清代医家王孟英非常赏识，视为良药，投予最多，人送绰号菖蒲郎中。功能宽中健胃，芳香化浊，促进食欲，开窍醒神，治霍乱转筋、赤白痢疾。老朽取其医耳鸣、暴聋，和柴胡、石决明、龙胆草配伍，疗声音嘶哑、口难发言，同诃黎勒、蝉蜕组方均见作用。另一重点调理头昏、健忘、意识颠顶、有糊涂感，年逾七旬大脑萎缩表现痴呆者亦可试之，有改善功效。由远志 15g、人参 10g、桂枝 10g、九节菖蒲 10g、丹参 10g、川芎 6g、黄芪 15g、枸杞子 10g、熟地黄 15g、附子 6g、乌龙茶 3g，每日 1 剂，水煎分 3 次服，连用 10~15 天，便可生效，命名益智汤。

❖ 调理精神疾患

老朽临床发现病情志不伸，抑郁，日处烦恼中，能缩短寿命，易得杂症，应疏肝理气，宣散内结，以条达、开、利为主，首选柴胡，升降气机、和解表里、通行内外，习称圣品；次则香附、郁金、甘松。胸闷心烦加瓜蒌、菖蒲、黄连、山栀子；悲伤喜哭加百合、甘草、小麦、大枣（擘开）、荷花；乱说、狂笑、语言失谱加茯神、胆南星、旋覆花；幻觉恐惧加龙骨、牡蛎、珍珠母、紫石英；夜不入睡加酸枣仁、莲子心、夜交藤、柏子仁；打人毁物，不认亲疏、逾垣登屋，发作躁狂，无论便秘与否加大量大黄、元明粉，兼服控涎丹、礞石滚痰丸。1956 年于德州诊一男子疯闹不眠，手执木棍打碎门窗，马路上追逐行人，时轻时重，有 3 个月史，关于室内，仍破锁而出，邀老朽诊之，当时亦乏良策，乃学刘药轩先生法，投桃核承气汤加味。授予桂枝 15g、桃仁 10g、大黄 30g、元明粉 10g、甘草 6g、当归龙荟丸（冲）20g，水煎分 3 次灌下，6 小时 1 次。第 1 剂肠道未通，将大黄升到 40g、元明粉 20g，大解 3 回，量较多，色黑，干稀混杂，味奇臭，似烂肉样，病状锐减，感觉疲乏，卧床即眠。善后把处方改为大黄 10g、桃仁 10g、桂枝 10g、元明粉 6g、甘草 6g，删去当归龙荟丸，继服 7 剂，未再复发，宣告治愈。得效之速，出乎预料。

❖ 十皮饮治水肿

杂方派大家卢中夏，德术双优，知识、经验之富，同道感叹望尘莫及，善调水肿症。若肝硬化腹水初起，常投平妥缓利剂，很少开益气健脾药，认为温补易加剧病情，增重痛苦，不补之中含有补义。喜用十皮饮，计桑白皮 20g、茯苓皮 30g、大腹皮 15g、苍术皮 10g、冬瓜皮 30g、楮树皮 10g、猪苓皮 15g、生姜皮 15g、葫芦皮 30g、西瓜皮 60g，每日 1 剂，水煎分 3 次服，连用 15~30 天为 1 个疗程。老朽曾师其意，探寻经验，加入少量人参、黄芪、白术，患者遂觉胸闷、不思饮食、胀满减不足言，把三味去掉，仍予原方，乃即消失，说明所创此汤，是从实践总结而来。且对心衰、肾炎、营养不良性水肿病，也有良好的作用，但应坚持，一般超过 7 剂见效。

❖ 费氏和缓疗法

孟河医家费伯雄七世业岐黄之术，学通古今，自成一派，认为疾病虽多，不越内伤、外感，不足补之，"平淡之极乃为神奇"。慢性疾患施治过程，蝉联不停，一般常服数十剂，除养阴、潜阳开 20g，其他局限 10g 左右，柴胡、薄荷只用了 3g，谨小慎微，不走险路，为生平特色。医肝胆火旺彻夜不寐，严重失眠，给予甲乙归藏汤，有珍珠母 25g、龙齿 25g、柴胡（醋炒）3g、薄荷 3g、生地黄 20g、当归 6g、白芍（酒炒）5g、丹参 6g、柏子仁 6g、夜合花 6g、沉香 2g、夜交藤 15g、红枣 10 枚，每日 1 剂，水煎分 2 次服。重点壮水抑火、补血安神、育阴涵阳。老朽临床数度用之，易见功效，沉香降气醒脑，宜于郁证，芳香化浊、开窍，方内并不需要，可以减去。柴胡炒后入血，已无升阳之力，是受叶派影响，同薄荷配伍，利用宣散发挥作用，属逍遥散的再版，固然精巧有利疏泄甲乙木横，但置于镇静行列中，也似乎多余，仍应拜而远离。

❖ 新定麻木汤

老朽对手足麻木，曾诊为神经元病、末梢神经炎，开始按血痹调治，给予《金匮要略》黄芪桂枝五物汤，效与不效各半，尔后发现黄芪必须大量应用方能见功，然成绩不够理想，在实践过程中，加入独活、丹参、微量大黄通利络脉，取病久入络疗法，可提高效果，长时口服最佳。计黄芪 60g、桂枝 20g、白芍 15g、生姜 10 片、大枣（擘开）10 枚、独活 20g、丹参 30g、大黄 2g，每日 1 剂，水煎分 3 次服，连用 1~3 个月。1980 年诊一患者，双手麻木不仁，感觉如风吹，或电击样，肌肉已出现萎缩，发作严重时拿不住筷子，即以此方授之，命名新定麻木汤，嘱其先饮 40 剂，麻木停止，改为 2 日 1 剂，凡 70 天，彻底痊愈。

❖ 重组二金鳖甲煎丸

临床家沈芝野老人善开古方，左右逢源，将《金匮要略》《千金方》所载鳖甲煎丸，取其精华合于一起，组成新方，名二金鳖甲煎丸，有柴胡 50g、射干 30g、鳖甲（醋炙）100g、鼠妇 30g、干姜 30g、大黄 15g、白芍 30g、肉桂 30g、厚朴 30g、牡丹皮 30g、凌霄花 30g、人参 30g、䗪虫 30g、桃仁 30g、露蜂房 30g、蜣螂（醋炒）30g、大戟 5g，加丹参 50g、郁金 50g、川芎 30g、红花 30g、三七参 50g、黄芩 30g、蛴螬 30g、三棱 30g，碾末，水泛为丸，每次 5~8g，日 2~3 服，调治癥瘕、积聚，起宣散、活血、化瘀、利水、消炎作用。适于肝脾肿大、子宫肌瘤、慢性盆腔炎、甲状腺结节、多种良性肿瘤，也可给予囊肿、结核、癌症。老朽常介绍此类患者，长期应用，都见效果，特别是子宫肌瘤、肝脾肿大、慢性盆腔炎治愈率最高。

❖ 防疾保康丹

《金匮要略》薯蓣丸，属平补药，有防病功力，起预防作用。《医门琐记》尚载有一首简易方，由人参 200g、黄精 300g、枸杞子 300g、生地黄 100g、菟丝子 100g 组成，碾末，水泛为丸，每次 6~10g，日 2~3 服。调理身体虚弱，气血亏损，长期应用，可强化健康体质，防患于未然，使大病轻发，小疾不生，在养生药物领域中，誉为仙方。老朽曾单独授予赢友，皆称可转变弱不禁风状态，精神振作，体魄增强，懒惰无为的现象都有改观，乃命名曰防疾保康丹。

❖ 归一汤的应用

老年阴虚火旺，泪水减少，夜间口干舌燥，属生理性能转化现象，应滋水养阴，抑制火焰腾扬，泻实药物芩、连、知、柏起治标作用，均不宜开，伤阴耗液，摧残生机，反会引发他病。老朽临床调理，若以助阴涵阳为主，投《景岳全书》左归饮（熟地黄、山药、山茱萸、茯苓、枸杞子、甘草）；突出清热壮水用《伤寒论》竹叶石膏汤（半夏、竹叶、石膏、人参、麦冬、甘草、粳米）。根据需要亦可二方归一。1954年从衡水来一患者，男性，60余岁，发病较久，最近心烦意乱、梦多、口涩咽干、无有唾液，皮肤燥痒，舌红少苔，小便黄赤，吃过丹栀逍遥丸、六味地黄丸、栀子金花丸、葫芦汤（天花粉、知母、石斛、天冬），功效不显。就以归一汤予之，计生地黄15g、西洋参10g、山茱萸10g、竹叶15g、石膏15g、麦冬15g、山药15g、枸杞子10g、甘草6g、茯苓6g、粳米30g、半夏6g，将人参改为西洋参，每日1剂，水煎分3次服，连饮20天，未加损益，来函告知，已经治愈，所有症状都逐渐消失。

❖ 耳鸣用潜降龙火汤

中医执业有四忌，一宣扬自己，贬低同道；二开大方，卖贵药；三恐吓患者，借机敛财；四重病推托，嫁祸他人，又名四大犯罪。范竹青先生对此不正之风提出严厉批评，因而处方不超8味，药费低廉，疗效拔高，堪称杏林之尤。曾遗留验方一首，给予阴虚火升神经性耳鸣，夜间更重，枕头上蝉叫不已，连续投用，症消而止。计龙胆草10g、山茱萸15g、天麻10g、何首乌15g、龙骨40g、牡蛎40g、大黄1g，每日1剂，水煎分3次服，30天为1个疗程。老朽所写《岐黄人物剪影》，将其位列第三。1986年诊一教师头眩、耳鸣，发病6个月，感觉如处云雾、树林中，久医无效，即以本方原量予之，连饮4周，逐渐好转，嘱咐继续应用，共50天，已完全治愈。命名潜降龙火汤。

❖ 止痢良方

老朽学医过程中，细心观察当代时贤病历，辨证遣药不同，各具特色，内含经验绝招，询之则称个人隙见，欲言辄隐，深叹得术之难。其中一医家为人憨厚，从不藏私，绰号大哈哈，能尽将所知赠送他人，因不爱读书、学习，喜欢吹拉弹唱、吃喝玩乐，业务无有进展，停留在原来位置上，仍抱老、残、逆水行舟，望都而退。靠乃父遗下验方维持生计，当中一首止痢汤，专疗红白痢疾，脓血交杂，阵发性腹痛，里急后重，系香连丸、白头翁汤的化裁，很有功效。由白头翁20g、秦皮10g、黄连10g、木香10g、槟榔10g组成，每日1剂，水煎分 2 次服，连用 6 天即愈。老朽多次投入临床，效力的确可观。

❖ 腰腿痛用七仙丸

老朽少时见一游方医家，骑一匹红马到山东执业卖药，听口音为河北人，被称为马上医李大伯，乐善好施，贫寒者求诊，慷慨赠药不收分文，数月一来。年余未至，据云已经作古，群众皆掩面哭泣，感人之深于此可见。他调理腰、腿疼痛，不开附子、乌头、马钱子有毒之物，专用平妥之剂，曾创制七仙丸，有独活 300g、老鹳草 300g、狗脊 300g、牛膝 300g、制乳香 200g、炒没药 200g、大黄 20g，碾末，水泛成丸，每次 6~10g，日 2~3 服。1990 年遇一 60 岁男子，被诊为类风湿、腰椎间盘突出，膝关节肿大，腰痛如折，靠止痛药维持，乃以本方授之，连用 40 天，病情缓解，已能生活自理，从事日常工作。尔后给予多例患者，反馈均言有效。

❖ 春季感冒风热汤

《夏丹峰医案》石印者老朽未窥见，只借阅过手抄本一卷。谓执业人员除师法经典名著，应大量涉及清代医药文献，既有继承性，又有新的发展，最为实用。时方、杂方都属社会的进化学派，熟读他们的著作，学习其理法方药之运用，是唯一的成功捷径。不宜再从先秦开始，直到而今，不仅时间太长，收获并不可观，这一笔细账，要认真核算。夏氏采用时方经验调理春天外感风邪，口干、咽痛、低热、咳嗽、不呼春温，而称季节性感冒，投予苏叶 6g、桑叶 10g、荆芥 6g、菊花 10g、柴胡 10g、石膏 15g、连翘 10g、牛蒡子 10g、桔梗 10g、浙贝母 10g、金莲花 10g，每日 1 剂，水煎分 2 次服，连用 4 天，便可解除。老朽实践，效果颇佳，若将苏叶、荆芥减去，疗力依然如故，因此改为 9 味，命曰春感风热汤。

❖ 奔豚汤加桂枝疗奔豚

《伤寒论》《金匮要略》所载奔豚病，都以腹中气体上冲如猪跑状为主症，处方有二，即桂枝加桂汤与奔豚汤。临床少见，的确存在。老朽遇到数例，非惊恐而得，虽不十分典型，却有一股逆气上行，直抵咽喉，授予奔豚汤加大量桂枝颇见效果，比桂枝加桂汤占优选地位。2010 年遇一乐陵男子，50 岁，农民，发病 10 个月，感觉腹中不舒，隐痛，出现一股热气动荡，上行至胸部，冲到咽喉，二三分钟自行消失，张口向外倾喷，无有物出。开始诊称梅核气、慢性咽炎，尔后则曰癔症，除消炎、调气、虚散、开结，也吃过逍遥散、小承气汤、半夏厚朴汤（苏叶、半夏、厚朴、茯苓、生姜），毫无反响。乃考虑按奔豚施治，给予奔豚汤加桂枝试之，计川芎 10g、当归 10g、半夏 15g、黄芩 10g、桂枝 20g、葛根 10g、白芍 10g、李根白皮 30g、甘草 10g、生姜 15 片，每日 1剂，水煎分 3 次服，连用 10 天，疗力明显，未再发生气体上冲，继续饮之，没有复发。方内半夏、桂枝、李根白皮，属于卧底主药，降逆下气起重要作用，量宜加不可减，否则其效付诸东流。

❖ 五味药物的运用

1954 年老朽外出应诊，在河北遇到一驼背医家，谦虚好学，平易近人，喜开经方。其曾对老朽讲，将麻黄、附子、白术、独活、生姜组成一方，命名麻附术活姜汤，调理风寒湿所致的颜面虚浮、身体拘急、关节肿胀，得效理想。专疗风水、痹证，宜于肾炎、关节炎、肌肉疼痛。投量应大，能见奇功。其经验是要达到麻黄 20g、附子（先煎 90 分钟）40g、白术 50g、独活 30g、生姜50g，每日 1 剂，水煎分 3 次服，蝉联勿停，病消而止。因量重，遭用原方很少，录出供作研究，观之以洗心目。

❖ 咳嗽要用十老汤

老朽秉承家父经验，调理支气管炎、支气管扩张、间质性肺炎多种咳嗽，常投《伤寒论》三良、《金匮要略》四英，加杏仁、桔梗、茯苓，名十老汤，对咳嗽频作很有效果。同小青龙、苓甘姜味辛夏仁汤相比并无逊色，且超而过之。计干姜 10g、细辛 6g、五味子 10g、紫菀 10g、款冬花 10g、白前 10g、泽漆 10g、杏仁 10g、桔梗 10g、茯苓 15g，每日 1 剂，水煎分 3 次服。哮喘加麻黄 10g，痰多加白芥子 10g，声音嘶哑加蝉蜕 10g，久嗽不停加全蝎 10g、吐血加三七参（冲）6g。1990 年于聊城诊一公务员，患有老年性慢性支气管炎，发作时连咳数十声，仰卧更甚，痰量极少，即授予此方，加知母 10g、麦冬 10g，劝其坚持应用，7 剂病减大半，15 天症状消除。

❖ 清暑良方五元汤

同道贺羡鸿对老朽讲，伤寒派授药少而精，内容庞杂，如桂枝石膏、大黄附子同方，学者不易掌握，发生事故有口难言，端出《伤寒论》《金匮要略》亦不会得到听证洗刷。且药源少，只百余味，很难满足临床需要，乃其裹足不前处。时方相反，因而大行刀圭之道，发展迅速，广受欢迎。他调理中暑头昏、舌红、口渴、易汗、饮食懒进，喜开五元汤，对内科杂症长袖善舞，蜚声医坛。小方五元，由麦冬 10g、人参 10g、石膏 15g、佛手 10g、石菖蒲 10g 组成，每日 1 剂，水煎分 2 次服，配合吃海蜇 60g，在补气、养阴、醒脾、健胃、化浊方面，极有作用，可与生脉散、竹叶石膏汤媲美，并行于世，老朽曾试之确有疗效。还叮咛说，汗出过多，见食就饱，加入清暑、收敛、助酸的乌梅 20g，代替五味子，最使功力转化呈现强势提高。

❖ 产后中风竹叶汤

矿物药，不宜配入丸散，如益元散、半硫丸、黑锡丹，重坠不易消化吸收，且有毒性。《金匮要略》调理产后烦乱、呕逆所投之竹皮大丸，亦不可多用，是桂枝同石膏合组的又一处方，改为汤剂，能防止发生此弊。干姜与黄连、大黄与附子寒热互伍，比较典型，忽略了尚有治疗产后中风的竹叶汤，未被摆上方例，该药为竹叶和桂枝、附子联袂，医发热、喘而头痛，品位不多却杂，就连经方家也望而止步，不敢问津，转成了冷僻汤。道友赵君尧介绍，他诊一妇女，分娩后感冒，出汗，习称中风，项强、低热、身体酸痛，曾取本方授之，计竹叶 30g、防风 10g、葛根 15g、桔梗 10g、桂枝 10g、人参 10g、甘草 6g、附子 10g、大枣（擘开）10 枚、生姜 10 片，每日 1 剂，水煎分 2 次服，连饮 3 天，便病去转愈，说明有效，古方的传承，确属经验总结。

❖ 三合汤降气祛痰涤饮

《广和堂古方配本》载有一经方医家，善将半夏、代赭石、旋覆花三味组成一方，化痰祛饮、开胸散结，令逆气下行，消除胸膈胀满、痞硬、打嗝、噫气、呃逆、咳嗽、哮喘，称三合汤。老朽临床以其调理胃气不降、痰饮内停、上焦闷满、逆气上冲、呼吸不利、喜唾、咯吐大量痰涎，则取此汤予之。计半夏

15g、代赭石 30g、旋覆花 30g，水煎分 3 次服，一般 6~10 剂，即可邪去而安，虽为小方，确有效验，值得剖析研究。

❖ 眩晕可用葵子茯苓汤

《伤寒论》《金匮要略》常投普通利尿药为猪苓、茯苓、泽泻，调理水道、痰饮、湿痹、水肿，和大戟、甘遂、商陆、芫花的峻泄不同。另一医水饮的卫足花种子，名冬葵子，性味甘寒，润肠通便，催乳下行，却被忽视。它和茯苓配伍，称葵子茯苓散，除治孕妇感受水邪、身重、头眩、小便不利，亦可用于水肿、便秘、眩冒之症，若血压不低也不过高，皆能应用。老朽临床，定一标准，头眩眼黑，发晕不止，肠道功能迟缓，大便难下，以冬葵子为主，开 30~50g、茯苓 10~20g；更衣无变化，小便不利，以茯苓为主，给予茯苓 30~40g、冬葵子 10~20g，均水煎分 3 次服。1990 年见一男性患者，接近 50 岁，头眩，感觉天旋地转，严重时不敢站立，恐怕摔倒，大便数日 1 行，软而不干，无呕吐、耳鸣现象，曾诊为神经性，非梅尼埃病，已有 2 年史。经其友介绍来诊，曾授予苓桂术甘汤加天麻、石决明、钩藤，未获效果，乃改为本方，计茯苓 30g、冬葵子 40g，因尿少加入泽泻 10g，每日 1 剂，吃了 25 天，原药未有更易，症状消失。速度之快，出乎预料。

❖ 宋氏腰腿二友汤

牛膝甘平，活血利水，通下月经，医腰膝酸痛，小便淋漓，排出死胎。怀地产者偏补肝，四川所生长于行血祛瘀。河北张锡纯喜投怀牛膝，上海张山雷欣赏川牛膝，南北二张遣药不同，应据需求而用。岐黄大家宋小民久经临床，阅历丰富，写有《憶语》一卷，记有业医过程、用药法象，指出本品功力平妥，适合临床，宜开大量，少则难见其效，对于下肢酸软、麻木、疼痛，均起作用，配入杜仲、狗脊、续断以强壮为主，加少量细辛、独活通经络最佳，堪称三折肱方。1957 年老朽在山东省中医进修学校执教，一学员腰痛如折，双腿麻木，进行性加剧，无力步入课堂，乃取此方授之。计怀牛膝 60g、杜仲 15g、细辛 6g、狗脊 20g、独活 15g、续断 15g、生姜 10 片，水煎分 3 次服，每日 1 剂，连饮 7 天，病去过半，将怀牛膝减至 30g，又继续 1 周，已愈 80%，命名曰腰腿二友汤。

❖ 三虫加味丸

鼠妇亦名蛜蝛，性味酸温；蛴螬习呼土蚕，性味咸温；䗪虫俗称土鳖，性味咸平。三味入药，破血逐瘀，消癥，软坚散结，医久病入络、跌打损伤、慢性炎块、月经闭止、肝脾肿大、多种肿瘤，鼠妇且有利尿作用。族伯瑞奇公各取 200g，加丹参 400g、制乳香 100g、炒没药 100g、川芎 200g、鳖甲 300g、大黄 30g，碾末，水泛为丸，每次 6~10g，日服 3 次。施治疟母、淋巴结核、慢性盆腔炎、皮下硬块、前列腺肥大、精索静脉曲张、甲状腺结节、陈旧性附睾炎，均起作用，命名曰三虫加味丸。1971 年老朽于山东新泰诊一约 40 岁妇女，患慢性附件炎，输卵管双侧积液，腔道阻塞，婚后始终未孕，腹内坠胀、隐痛，热敷则舒，白带较多，即以此方予之，每次 10g，日食 3 次，共 2 个月，输卵管已通，水液吸收，证候解除，彻底转愈，第 3 年生下男孩。

❖ 脉结代、心动悸试服新方复脉汤

成年人心律不齐属于功能性者，有心动过缓，表现迟脉，每分钟不及 50 次（运动员例外），用麻黄、麝香、鹿茸、附子、绿茶、细辛治之；心动过速，表现数脉，每分钟超过 120 次，用石斛、瞿麦、灵芝、徐长卿、玉竹、罗布麻、当归、柏子仁治之。惟心脏期外收缩，"脉结代，心动悸"，俗名心跳，表现间歇脉的，因反弹率高，治疗时间长、颇感棘手，老朽临床除开《伤寒论》炙甘草汤，以人参、桂枝、炙甘草为导向，习用新制复脉汤，有生地黄 10g、麦冬 10g、人参 10g、苦参 30g、桂枝 10g、炙甘草 10g、茵陈 10g、甘松 10g、柴胡 10g、延胡索 10g、黄芪 15g，也突出苦参的作用，每日 1 剂，水煎分 3 次服，连饮 15~30 天，可见明显的效果。还要注意节食，每餐只吃八分饱。

❖ 汲取多家经验组成催眠相济汤

承前启后的医林人物，大多属于临床家，有著述者仅占 10%，真正有自己思想、独立见解，不人云亦云，则凤毛麟角，如刘完素、李杲、张景岳、赵养葵、叶桂、徐大椿、王清任、张锡纯，皆能树起个人旗帜，与众不同，其理论学说，尽管也存在偏颇，但含有创新性，堪称开动机器的进步大家。老朽虽非温补、寒凉派，然这些先贤的思想、成就，却盘旋于脑海之中，并深刻地体会到，只有改革开放才可促进岐黄事业的发展，屹立不败之地，固守陈规者，无任何前途。老朽认为失眠与精神因素有关，工作压力、社会竞争、家庭不太和谐、人际关系矛盾、主观愿望无法实现，均易导致浅睡、多梦、一夕数醒、张目难以安息，严重者有厌世情绪，不能正确对待人生。调治时遵着经验，很少单投栀子豉汤、酸枣仁汤、归脾汤、黄连阿胶汤加交泰丸，只取其中部分药物，组成相济汤。有黄芩 10g、山栀子 10g、黄连 10g、酸枣仁 30g、百合 15g、合欢皮 30g、桂圆 20g、夜交藤 40g，每日 1 剂，水煎分 3 次服，从下午开始，2 点、6 点、10 点各饮 1 次。连用 7~10 天，很见疗效。

❖ 风寒咳嗽用两化汤

咳嗽皆有气逆现象，分有痰、无痰两种，根据寒热不同类型，降气镇冲要加半夏、代赭石、竹茹、瓜蒌、枇杷叶、旋覆花、干姜；痰多加橘红、桔梗、前胡、桑白皮、贝母、竹沥、猴枣、海浮石、泽漆；无痰加知母、款冬花、沙参、玉竹、白前、五味子、百部、御米壳、白屈菜、马兜铃；兼有哮喘加佛耳草、白芥子、杏仁、苏子、葶苈子、厚朴、茯苓，比较适宜。老朽临床遵照止嗽散、小青龙汤、苓甘姜味辛夏仁汤组建一首处方，专门调理风寒咳嗽，即急性肺炎、急性支气管炎，在宣散外邪的基础上加止嗽药物。计麻黄 10g、细辛 6g、紫菀 10g、干姜 10g、半夏 6g、前胡 15g、款冬花 10g、枇杷叶 15g、白屈菜 6g，每日 1 剂，水煎分 3 次服，连用 3~6 天便会解除，命名两化汤。

❖ 解痛丹属复方

老朽在药店坐堂时，曾据虎骨酒加减制成药丸，专治腰膝酸软、筋骨疼痛、四肢麻木、行走困难，宜于关节炎、腰椎间盘突出、强直性脊柱炎、坐骨神经痛、老年运动系统退化症。有鹿角胶 100g、仙灵脾 100g、牛膝 100g、熟地黄 100g、人参 100g、独活 300g、乌药 100g、当归 100g、川芎 100g、五加皮 100g、苍术 100g、防风 100g、白芷 100g、木瓜 100g、枸杞子 100g、红花 100g、制乌头 100g、制草乌 100g、老鹳草 300g、穿山龙 100g、寻骨风 100g、红曲 300g、制乳香 100g、炒没药 100g、肉桂 100g、丁香 100g、砂仁 100g、杜仲 100g、续断 100g、丹参 100g、鸡血藤（煮水入药）300g、秦艽 300g、细辛 50g、鬼箭羽 100g、三七参 100g，碾末，水泛为丸，每次 6~10g，日 3 服，连用 1~3 个月，能起明显功效，命名解痛丹。为了抵消药味、改善口感，方内可加红糖500g。

❖ 肺胃燥热开三味汤

芦根清热、透散痧疹，枇杷叶解暑疗咳，二味性凉，均能肃肺和胃，降气逆上冲，祛恶心、呕哕，止渴。从叶桂先贤开始，温病学派十分欣赏，受到青睐，列为呼吸、消化系统良药，重点调理肺燥、胃火、气不下行。老朽由清医验方中见到一首署名香岩治肺降胃肠，即本品加桑叶，专医燥邪入里肺热咳嗽、无痰，胃阴匮乏，虚火上腾，频频呕哕，大便困难，饮水量多。因药少投予量小，将其化裁，改为霜桑叶30g、蜜炙枇杷叶30g、活水芦根60g，每日1剂，水煎分3次服。实践观察，虽功力较慢，却有远期长效。1978年诊一40岁女性，患肺胃阴亏，火邪上泛，经常打嗝，即以此方予之，连饮10天，病减大半，且嗝气停止，已信报平安，乃命名三味汤。

❖ 四吴汤疗胃病

清末齐门医家华云彩，为伤寒派传人，乡试落第，执刀圭为业。学识、经验丰富，当地进士、翰林皆尊之称师。调理胃病灼心、嘈杂、吐酸、疼痛、腹满、背胀、消化不良，喜投四逆散、吴茱萸汤合方，人们回忆其医疗技术，交口同赞。老朽曾师法所制的四吴汤，投诸临床，开吴茱萸10g、人参10g、生姜10片、大枣（擘开）10枚、柴胡10g、枳壳10g、白芍10g、甘草6g，每日1剂，水煎分3次服，对胃炎、胃溃疡、胃下垂、胃神经官能症，功力彰显，是一首佳方。1964年赴安徽开会，在合肥诊一胃癌疑似病，纳呆、腹胀、灼心、疼痛、食管反流、胁下苦满、嗳气，就医半年，仍无好转，即授以此汤，未予加减，2周立见起色，出乎预料，35天停药而安。

❖ 十消汤降血脂

广和堂药店喜搜集流传验方，发现许多药物对高血脂、黏稠度升高有抑制降下作用，能改善心、脑血管硬化斑块形成供血不足，适于头痛、眩晕、胸闷、憋气、心慌、怔忡、哈欠、瞌睡、四肢麻木、上腹部左侧阵发性刺痛。长时应用，效果理想。其中由川芎10g、葛根10g、蒲黄10g、何首乌20g、山楂15g、丹参20g、赤芍10g、决明子15g、泽泻10g、益母草10g组成的十消汤，每日1

剂，水煎分 2 次服，连用 15~30 天，80% 都峰回路转，症状消除大半。2005 年在东营，老朽诊一高血脂 60 岁男子，三酰甘油超过正常值 5 倍，吃了不少中西商品抗动脉硬化药，疗力不显，曾以本方予之，坚饮 2 个月，已恢复正常，称道良好。这首小型汤剂，无毒副作用，物美价廉，值得推广。

❖ 半龙汤治咳嗽

民国初期山西庠生卢梦苓，来山东经商，常给经济界诊治疾病，处方小巧，量大，为其特色。凡外感风寒咳嗽，不论有汗无汗，喜投半个小青龙汤，再加他药，能咳止痰消，对急慢性支气管炎，老年慢性支气管炎作用良好。计麻黄 6g，细辛 6g，半夏 10g，五味子 30g，茯苓 30g，白芥子 10g，紫菀 15g，款冬花 15g，每日 1 剂，水煎分 2 次服，连用 5~10 天，命名半龙汤。1956 年，老朽在冬季调理呼吸系统炎症，曾取此为法，发现并不十分理想，始于方内加入露蜂房 10g，百部 10g，可使疗力提高，通过数十例患者观察，有效率达到 90%，对肺结核咳嗽缺乏根除成果。

❖ 如神汤治咳嗽多痰

医友召秋桐，大学毕业后，从事刀圭术，枕经抱史，醉心经方，汲取前贤经验，甚有成就。曾将《伤寒论》调理咳嗽规律三药，哮喘二品加茯苓，组成如神汤，给予慢性支气管扩张，吐大量白痰，遇寒则剧，治愈较多。计干姜 15g、细辛 6g、五味子 30g、杏仁 10g、厚朴 15g、茯苓 60g，咳嗽、哮喘轻重非至关重要，以祛痰为主。老朽临床应用，果如所言。1990 年徐州一 60 岁男子来诊，医院印象支气管扩张、肺纤维化，24 小时吐出痰涎约两中碗，咳而不喘，脉弦滑，夜间入睡连醒四五次，吐痰后又呼呼再眠。即取此方予之，每日 1 剂，水煎分 3 次服，7 天病情稍减，凡 30 剂，终于恢复健康。

❖ 第二越婢汤疗热痹

《伤寒论》《金匮要略》所载桂枝、石膏合方，已有数首，厥阴病麻黄升麻汤药组庞杂，怀疑非书内原方，其中亦有桂枝、石膏二味。家父同年陶乐渔世伯讲，通过化裁尚有大用，曾创制第二越婢汤，取麻黄 10g、知母 10g、当归 10g、黄芩 10g、白芍 30g、桂枝 10g、石膏 30g、白术 30g，调理风水发热、身肿、四肢酸痛、关节红肿、屈伸不利，习称热痹，起用桂枝活血通络，很有作用。1955 年老朽诊一辛集干部，患急性风湿热、关节炎，身体沉重，体温升高，口渴不欲多饮，汗出极少，感觉骨头疼痛，饮食、睡眠、二便未受较大影响，即以此汤予之，每日 1 剂，水煎分 3 次服，连用 6 天，已见好转，让其继续勿辍，共进 20 剂，的确见效，病去人安。

❖ 杂方治失眠

1985 年老朽赴南京参加整理古籍会议，一老教授求诊，患失眠症已有数年，近来转剧，双目难合，稍睡便醒，头昏脑涨，烦躁不宁，询其生活状况，答非所问。曾吃多种药物均乏效果，仅交泰丸、归脾汤、补心丹、酸枣仁汤、黄连阿胶汤就吃过百剂，也是灯灭无影。当时抓耳挠腮，乱索空肠，忽然想起《验方类编》一杂方可试，开了山栀子 15g、黄连 10g、龙骨 30g、远志 15g、夜交藤 40g、珍珠母 30g、丹参 10g、天麻 10g、全蝎 10g，重点清火潜阳、交通心肾、滋肝抑亢、祛痰安神，每日 1 剂，水煎分 3 次服，连饮 1 周，感觉好转，效不更方，嘱咐连续勿停，40 天后夜间可入睡 6 个小时。老朽忆及此事，加以小结，方内山栀子、龙骨、远志、夜交藤、天麻、全蝎起了核心作用。

❖ 全竹汤施治对象

医家朱春晨，久于临床，经验丰富，喜用竹类药物。老朽见其调治肺胃虚热稍食即饱，呼吸不畅，感觉脘内嘈杂，吐黄色黏痰，大便二三日一行。认为火犯上中二焦，宜清肃华盖、良降仓廪之官，给予竹叶 20g、竹茹 30g、竹节 20g、竹枝 20g、竹笋 30g、竹沥（冲）20ml，加雪羹汤地栗（切片）10 枚、海蜇 60g，每日 1 剂，水煎分 2 次服，且让患者吃竹箪。药后 1 周即言舒适，症状逐渐消除。似此处方，实属罕见。1956 年历城一农民来诊，咳嗽，咯血，痰涎很多，脉象滑数，灼心、于是发热，输液打针未有好转，曾以本方予之，仍照原量，连饮 10 剂，即行治愈，命名全竹汤。

❖ 颜面色素沉积用净美汤

清末赵青筠先生，贫穷无力读书，出身白丁，常到知识家庭借阅经、史、子、集，自强不息，终成大学问家，被举荐南方乡试主考，托病谢绝，执刀圭为业。曾说《外台秘要》到《玄宗开元广济方》取白术、白及、白芷、白敛、鹰屎白、碾末，水煎外洗，祛脸上色素沉着，能转洁白，实际作用不大。若用丹参、桃仁、红花、三棱、莪术、桂枝、川芎、当归、䗪虫、凌霄花、刘寄奴、益母草、泽兰，少量大黄制成水丸，长时口服，反有明显功效。为此老朽组建一方，名净美汤，有桂枝 10g、丹参 10g、红花 10g、三棱 10g、桃仁 10g、莪术 10g、泽兰 10g、益母草 10g、凌霄花 10g、大黄 2g，通过活血逐瘀消散黑眼圈、黄褐斑、云雾般色素凝集，清除率很高，每日 1 剂，水煎分 3 次服，1~3 个月为 1 个疗程，病状转化后停止吃药。

❖ 妇科名方疏泄郁结汤

岐黄前辈赵青筠，认为杂方派知识广泛，择善而从，不拘一二家狭隘学说，超出流派范围，无门户之见，为最大优点，而且亦思想庞杂，学无所宗，调理疾病缺乏规律方法，难以总结经验，摆在桌面上是一碗"杂烩菜"。对其弟子讲，曾见一翰林院福修，为人正直廉洁，一尘不染，晚年贫困开门业医，被称杂方高手，成绩很佳。组方遣药均在 20 味之上，寒热、功补合用，人皆咂舌，称韩信将兵采群攻战术以多取胜。他从其治疗妇女肝火旺盛、气郁不舒，胸闷胁痛，多思善感处方中，抽出六味药物，计柴胡 15g、白芍 15g、香附 10g、川楝子 10g、瓜蒌 30g、山栀子 15g，组为一方，每日 1 剂，水煎分 2 次服，同样 10 剂即可得愈，名疏泄郁结汤。老朽临床常给予适应患者，均言有效。

❖ 身痛速疗汤的应用

风寒感冒身痛，长时不愈，可以结合久病入络调理，投《金匮要略》乌头汤加《临证指南医案》活血、虫蚁搜剔法，二者互动提高效果。适于关节、筋骨、肌肉剧烈疼痛，施治手段祛风散寒 2/3，通利络脉不逾过 1/3，抓住风寒背景，突出温热两字解除阴霾，老朽常用麻黄 10g、白芍 30g、乌头（先煎 90 分钟）20g、黄芪 30g、甘草 10g、桂枝 15g、全蝎 10g、丹参 15g、制乳香 12g、炒没药 12g、红花 10g，每日 1 剂，水煎分 3 次服，连用 15~30 天，命名身痛速疗汤。麻黄开启玄府促使外解；黄芪、白芍固表收敛，不会汗出过多，放收同方，属先圣特殊配伍，人们惧其药杂拜而远之，是一大损失。1984 年诊一电影演员，因外感遍体疼痛，关节尤甚，怕风吹寒冷，脉象弦紧，舌苔白腻，乃以本方予之，将乌头增至 30g，凡 20 剂，彻底转安。

❖ 大顺汤与抑郁症

抑郁症，临床表现不一，常有胸闷、紧张、急躁、食少、疲劳、情绪低落，对事物不感兴趣，入睡困难，早醒梦多，甚至悲伤厌世，怨恨人生。经方派调理，喜投《金匮要略》百合地黄、甘麦大枣、桂甘龙牡、酸枣仁汤合剂，以镇降安神、潜纳浮阳为主，投百合 15g、生地黄 10g、甘草 10g、浮小麦 30g、大枣（擘开）15 枚、知母 10g、川芎 6g、茯苓 15g、酸枣仁 20g、桂枝 6g、龙骨 20g、牡蛎 20g，加远志 15g、柴胡 6g，名大顺汤，每日 1 剂，水煎分 3 次服。老朽取其疏肝、补血、养心，兼清虚热、沉降阴火，同炉共冶，一以贯之。柴胡小量条达解郁，多则开腠发汗，伤损阴液，加剧病情。龙牡超重，肠蠕动弛缓，发生便秘，不越 30g，一般无碍，有生地黄相配，能防止这一事端。远志健脑改善髓海功能，在安神方面也可挂帅长征，过去把它列为壮阳、祛痰品，专一、得效、治全，现已放入镇静剂中。岐黄老人大瓢说，远志必须去心，幼苗叫小草，宜蜜炙，同远志根作用相若，疗力较低，对心慌、惊悸发挥功效，并非中流砥柱、栋梁药物，切莫混淆为一。

❖ 三药组成的解郁散结汤

经方运用柴胡，调理少阳，和解表里，治疟疾、寒热经来。尔后还将重点移植到疏肝开郁上，因而不少处方含有本品，形成医肝通利气机的专药。民国初期巾帼名家丁二姑的妇产科鸣世，喜投柴胡，推崇第一，和白芍、砂仁组方，约定俗成，称解郁散结汤，给予心情不舒、精神抑制、饮食低下、多思善感、烦躁易怒、胸闷胁胀、腹中隐痛、脉象弦紧。以行气散结为主，重用柴胡；清热养阴，突出白芍；健胃宽中，助力消化，用砂仁打开药效发挥之路。从不加入他物，功勋很佳，是一首良方。其量为柴胡 10~20g、白芍 10~20g、砂仁 10~15g，每日 1 剂，水煎分 2 次服，根据实际情况，连用 7~15 天。老朽临床经验，能够兑现所言，若胁、腹胀重加柴胡至 25g，疼痛不止升白芍到 30g，更为完美。

❖ 尹氏起身汤

岐黄前辈尹骁,读书破万卷,论述之广、见解之博,医术之精,世称三多,自号三小堂主。对老朽讲,评价医家,要观其临床,书面知识直接应用的多少,总结经验,了解失败的记录,从中吸取教训,改过的数字,有否建树,这样才能促之乘胜前进,爬上高峰。学以致用,读书再多,无有回报,也是消耗光阴,等于吃纸的"白鱼",到头来反成人间弃物。他留下一首调理风、寒、湿所致的验方,名祛痛汤,适于腰、腿、关节、遍体疼痛,计麻黄 15g、独活 30g、白芍 40g、汉防己 15g,每日 1 剂,水煎分 3 次服,连用 10~30 天。老朽曾师法疗效甚佳,加入制乳香 10g、炒没药 10g,功力更强,命名起身汤。

❖ 欢喜丸治水肿

济生药庄藏有数首一针见血的验方,其中专医头面、胸腹、腿足水肿者,名服就消,又称欢喜丸,含有牵牛子(二丑)150g、干姜 100g、神曲 50g,碾末,加红糖 100g,水泛为丸,每次 3~6g,日 2~3 服,逐渐加量,老朽临床给予肾炎、肝硬化腹水,只要身体健康,状况未衰,大小便不利,均见效果。虽属治标法,却能缓解。消除燃眉之急,尔后再予以补脾益气,固正保本。因红糖黏腻不易打丸,也可改为汤液,开牵牛子 10g、干姜 10g、神曲 6g、红糖(冲)10g,每日 1 剂,水煎分 3 次服。

❖ 慢性肠炎与止泻六味汤

《柳亭客话》谓岐黄典籍汗牛充栋,未必皆出自医家,由文士、爱好者、组织他人所写为数不少,如汪昂《本草备要》、唐宗海《中西汇通》、周澄之《医学丛书》,起了发扬作用。正由于此,亦收入脱离实践内容。以历代《伤寒论》注释家而论,不在方药上下功夫探讨疗途,反从六经方面纠缠大做文章,后人头昏脑涨无法适从,如堕五里雾中。举白虎汤为例,不考虑表里发热,反在"表有热,里有寒"的文字错简抖空竹,糊涂了自己,贻误了别人,要求著述者开门见山,纠正谬讹,一锤定音。弦外之意,突出务实,防止浪费笔墨打口水官司,很有道理,值得称赞。书内载有四逆汤加味施治长期腹泻,即慢性肠炎、肠功能紊乱、肠结核、肠易激综合征,若表现虚弱、怕冷、手足发凉、喜吃热物、脉象沉迟、舌苔白滑、体温偏低、面晦暗，都可应用。计熟附子30g、干姜15g、甘草10g、白术15g、茯苓30g、泽泻15g，每日1剂，水煎分3次服，连饮10~15天。老朽曾投向临床，效果确切，命名止泻六味汤。

❖ 借尸还魂汤

"借尸还魂"是迷信荒唐语，在医学领域有时取用，将濒临死亡者眼角膜、内脏移植于健康者身上；用死人天灵盖调治骨伤；药物有还魂草（卷柏）；方剂名有还魂汤（麻黄、杏仁、甘草），均称借尸还魂、借药还魂、借方还魂。清末法云禅师精岐黄术，受《景岳全书》影响，遇阴亡阳衰证，由滋阴基础加附子大补命门火，以阴壮阳、以水助火，二者双理，亦名借尸还魂。凡大汗、久病、虚脱发生元阳衰竭，便阴阳双补，突出振兴阳气，挽救灯火欲灭，投借尸还魂汤。计熟地黄15g、麦冬10g、五味子10g、人参20g、附子30g、甘草6g，水煎分4次服，5小时1次，日夜连用，能扶危苏困起立沉疴。老朽应用不多，经验欠缺，有案可考者仅有10余剂，原方未加更改，效果可观，富临床价值。

❖ 弱智方

"借尸还魂"之名进入岐黄领域，不宜滥用，对癌病晚期、肝硬化腹水昏迷，谓之行尸走肉，亦应禁止，类似隐语，有的地方公开化，不仅刺激患者，也是社会的秽言污染，要防其流传，纯洁精神文明，清扫环境市场。过去个别医家曾将精神分裂、弱智患者呼为行尸走肉，缺乏怜悯心，很不恰当，闻之令人反感。广和堂药店所藏古方配本，载有一首调理智商低下、表情冷漠、意识幼稚、痴呆，只知吃、喝、拉、撒、睡，若非先天性者，则给予药物，对动作缓慢、精气神的改善，有一定促进作用，就称行尸走肉方。有益智仁10g、人参10g、石菖蒲10g、桂枝20g、红花10g、丹参15g、远志10g、黄芪20g、川芎10g、当归10g，每日1剂，水煎分3次服，连用不辍，情况转佳即止，虽不易根治，却见效果。老朽授予数十精神缺陷者，都有不同程度的转变。

❖ 黄芪当归补血汤加味应用

黄芪、当归二味组成的补血汤，凡阴血不足大便干燥者，以当归为君20~40g；身倦乏力，动辄出汗，以黄芪为君30~60g；心动过缓，脉象迟弱加鹿茸 3~6g、附子 10~20g；面色苍白无华，加桂圆 10~15g、熟地黄 20~30g；精神不振加人参 10~15g、韭子 10~15g；头目眩晕，血压低下加补骨脂 10~20g、五味子 10~20g；手足逆冷加桂枝 10~15g、吴茱萸 6~10g，功力较好。1977 年诊一懈惰病，疲劳，不愿活动，具有上述情况，处于软瘫，就取此方予之，开黄芪 30g、当归 20g、人参 10g、韭子 10g、补骨脂 10g、五味子 15g、桂枝 15g、吴茱萸 6g，每日 1 剂，水煎分 3 次服，连用 10 天，大有改善，血红蛋白、红细胞上升。将量减半，继续未停，不及 2 个月彻底得愈，未再复发。

❖ 张氏止嗽饮

民国初期辽宁张自鸣先生精通法律，因主持正义，拒绝金钱收买，避豪绅迫害，流落山东，业医为生，临床以经方为主，举袖而舞，应用甚巧。曾将《伤寒论》药物转成时方，切合实践，谓之"古意新体"，很具特色。如调理风寒咳嗽，以小青龙汤为背景进行化裁，更名止嗽饮，重点之品量大突击，点缀者起辅助作用，量小极微，在排列上甘草 10g、桔梗 10g、五味子 15g、紫菀 15g、露蜂房 10g、百部 10g；其次细辛 3g、麻黄 3g。不开桂枝、半夏，下气降痰加大黄 2g。方内甘草、五味子，目的宁咳、缓解支气管痉挛。老朽学以致用，其效较佳。1962 年于济南诊一企业人员，感冒 2 周频嗽不止，咽干无痰，取本汤加麦冬 15g 予之，每日 1 剂，水煎分 3 次服，连用 6 天，即基本解除。另外尚有若干患者，也饮此方，均药后得愈。

自创经验方

❖ 急性盆腔炎一号方

急性盆腔炎，为妇女常见病，多由子宫内膜炎转来，高热、头痛、少腹部一侧或双侧胀痛，白带脓性混有血液，脉搏弦数，宜投银花30g、大青叶30g、土茯苓30g、蒲公英30g、丹参10g、山栀子15g、板蓝根30g、贯众15g、柴胡15g、黄芩15g、大黄6g，每日1剂，水煎分3次服，名一号盆腔炎汤。如转成慢性，下腹部隐痛不止，月经来潮加重，出血时间长、量多，白带频仍，检查能触到大小不等的肿块，输卵管阻塞导致不孕，可饮二号盆腔炎汤。计川芎9g、香附9g、丹参15g、三棱9g、莪术9g、制乳香9g、炒没药9g、枳壳6g、赤芍9g、蒲黄9g、桂枝6g，输卵管积水加细辛6g、红花6g、益母草9g、泽兰9g，每日1剂，水煎分3次服，蝉联应用，15~30天为1个疗程，老朽经验，均见功效。

❖ 妇女盆腔炎宜用祛瘀汤

通络活血散瘀，川芎9g、当归9g、丹参15g、桃仁9g、红花9g、苏木9g、制乳香7g、炒没药7g、泽兰15g，能舒张血管，抑制血小板聚集，降低毛细血管壁通透性，改善微循环，清除自由基，促进炎肿吸收。调理心脏动脉硬化供血不足，纠正脑梗死、水肿、出血后遗症。先贤王清任治疗半身不遂，以大量黄芪为主，扩张血管、下降血压，给予此类药物，如补阳还五汤；张锡纯消肿止痛的活络效灵丹，都是取法这一作用的。老朽组建一方，名祛瘀汤，即由上9味合成，专医慢性炎块、疼痛、日久不愈，尤其适于妇女盆腔炎、积液、输卵管阻塞、子宫肌瘤、子宫腺肌症（内膜异位），均可收到不同的效果。

❖ 七二要方调治痛经

女子月经来潮前或行经时，少腹部疼痛，重者呈痉挛性，谓之痛经。原发性始于初潮，与子宫内膜脱落未得到酶解，或子宫颈口狭窄，排除困难有关；继发性常为存在慢性盆腔炎症，累及月经来潮，且放射至腰腿。子宫腺肌即子宫内膜异位者，经后仍有余痛，与此不同，当行另论。老朽调理本病，重点放在气滞血瘀方面，利用活、散、通三字解决，兼治盆腔炎，给予七二要方，计当归10g、川芎10g、香附10g、延胡索10g、丹参10g、制乳香10g、炒没药10g、大黄2g，每日1剂，水煎分3次服，月经来潮前5天开始应用，连饮8剂，4~6个周期划1个疗程。月经量少或延后，加肉桂6g、红花10g、益母草10g。坚持不停，收效甚佳。

❖ 妇女白带用收摄汤

妇女白带，指阴道分泌物增多，呈脓性或水样，习称阴道炎。黄色如泡沫，有腥臭味，为滴虫感染；白色如豆腐渣，痒感较重，为霉菌感染；由子宫颈糜烂而致者，常兼有背部疼痛。老朽处理此症，以清化湿热第一，兼加解毒药，喜投收摄汤：蒲公英30g、银花15g、败酱草15g、薏苡仁30g、白果15g、泽泻10g、芡实子30g、海金沙10g、黄柏10g、苍术10g、鸡冠花10g，每日1剂，水煎分3次服，连饮7~15天。外用苦参30g、蛇床子30g、川椒30g、土槿皮30g、五倍子30g、硼砂30g、夜交藤30g、雄黄10g、没食子20g，煮水放在大盆内坐浴，每日2次，1剂可连洗3天，再换新药。

❖ 带状疱疹与十味大黄汤

缠腰龙，又名缠腰火丹，由水痘病毒引起，现称带状疱疹。在胸或腰部一侧发生串串小疱，内含透明液体，逐渐变为混浊，一周水疱干燥结痂，脱落后不留瘢痕。以烧灼感剧痛为特点，令人难忍，疼痛能持续月余。处理此症，老朽以龙胆泻肝汤加减，效果可观，投柴胡20g、赤芍20g、丹参20g、龙胆草20g、山栀子20g、连翘20g、大青叶20g、板蓝根20g、贯众20g、黄芩20g、大黄3g，每日1剂，水煎分4次服，6小时1次，日夜不停，连用9~16天，即十味大黄汤。

❖ 腰痛投八福健腰汤

腰肌劳损、腰肌纤维炎，主要表现为腰痛，严重者俯仰困难。因腰属肾之外府，均按肾虚处理。老朽临床师法前贤经验，采取多、快、好、省的简易疗法，以温补为主，兼活血化瘀，常投八福健腰汤，计续断 15g、木瓜 15g、炒杜仲 15g、狗脊 15g、牛膝 15g、制乳香 9g、炒没药 9g、生姜 9 片，水煎分 3 次服，每日 1 剂，连用 10~20 天。如遇冷转剧加制乌头 9g、桂枝 9g，症状较剧，累及下肢加三七参 9g、鬼箭羽 15g，一般都可见效。若药后功效不显，则加草乌 6g。

❖ 男科三症试服人参加味丸

人参大补元气，运脾益肺，生津安神，有救危回苏作用。同石膏配伍，固气清热养阴，如白虎加人参汤；同附子配伍，补中温里壮阳，如四逆加人参汤；同白术配伍，健脾和胃止泻，如理中丸；同大黄配伍，升气祛浊通便，如黄龙汤；同柴胡配伍，益气和解少阳，如小柴胡汤；同桂枝配伍，助气温调血脉，如桂枝人参汤；同旋覆花配伍，保本下噫气开结，如旋覆代赭石汤。老朽治慢性前列腺炎、附睾炎、精索静脉曲张，凡日久未愈，疼痛不止，均投人参加味丸，即人参 100g、制乳香 100g、炒没药 100g、丹参 100g、三七参 100g、川芎 50g、白芷 50g、吴茱萸 50g，碾末，水泛成丸，每次 6~9g，日 3 服，30 天为 1 个疗程，利用益气、活血、祛滞、化瘀，收效很佳。

❖ 上焦风火吃泻青丸

老朽对上焦风热，肝火炽盛、头痛、目赤、耳鸣、口干、面肿、尿少、便秘，不投龙胆泻肝汤，喜开泻青丸，改为水剂，有当归 6g、薄荷 9g、川芎 9g、山栀子 15g、大黄 6g、羌活 9g、防风 6g、竹叶 9g，水煎分 3 次服，6 小时 1 次，日夜不息，证消停止。如颜面红肿较重加大青叶 15g、板蓝根 30g、贯众 15g；淋巴结炎变加连翘 15g、野菊花 15g、蒲公英 30g；牙痛加石膏 30g、牛膝 15g、黄芩 15g；腹胀肠道积存燥屎加元明粉 9g，收效良好。由于施治范围局限，和具广泛作用的当归龙荟丸（黄芩、龙胆草、山栀子、当归、黄连、黄柏、大黄、芦荟、青黛、木香、麝香）相比，则甘拜下风，调理上部风火仍居上游。

❖ 心痹可服六味寿仙汤

心脏冠状动脉粥样硬化供血不足所致的心绞痛，常见于 40 岁以后，每遇饱食、登楼、精神刺激、顶风行走、遭受寒冷而发作，呈钳夹、压榨样疼痛，从心区向左肩部放射，甚至到达肘、腕、小指头，持续数秒至 5 分钟。中医谓之心痹或胸痹，称心痹最为恰当。目前应用治法较多，活血化瘀为首位。老朽处理此症着重扩张血管、降血脂，促进血流量，改善缺氧状况，通络脉，兼散瘀止痛，制有六味寿仙汤。计葛根 15g、川芎 15g、黄芪 50g、瓜蒌皮 30g、三七参 10g、丹参 30g，每日 1 剂，水煎分 3 次服，连用 7~10 天，便会缓解。长时久饮，将量减半，功效颇好，无不良反应，可投向临床赠给患者。纳呆开胃加山楂 10g，助行药力加大黄 1~2g。

❖ 驱水开络汤治蛇头胖

凡手指头发胀，无痒、痛感，类似充血水肿，外观只见粗大、发硬，不能持箸，用勺子取菜，民间谓之蛇头胖。乃络脉积液，气血郁滞而致，宜行气活血，利水通络，加有宣散作用的风药。每遇此症，老朽常给予驱水开络汤，计独活 15g、汉防己 15g、泽泻 15g、丹参 15g、益母草 15g、大黄 2g，每日 1 剂，水煎分 3 次服，连用 7~15 天。临床观察，消失较快，若脚趾出现者，亦有同样作用，但对心力衰竭、肾炎、肝硬化发生的浮肿病，均不起疗效。

❖ 老年口干身燥用加减炙甘草汤

老朽临床诊治老年人口腔干燥，唾液分泌减少，身体外表缺乏润泽，甚至发生瘙痒、皮肤甲错现象，倦怠无力，一派阴亏气虚症状，很少盲目投予六味地黄、八仙长寿丸（六味地黄丸加麦冬、五味子）加人参、红景天。常开《伤寒论》炙甘草汤去桂枝、麻仁，添入山药、枸杞子、何首乌，凸出益气、补血、增助津液，计人参 10g、甘草 6g、生姜 6 片、生地黄 30g、阿胶 15g、麦冬 15g、大枣（擘开）10 枚、山药 20g、枸杞子 15g、何首乌 15g，每日 1 剂，水煎分 3 次服，连用 15~30 天，都可得到不同程度的改善，体重由消瘦逐渐上升，精神焕发，口舌已转湿润，行走有劲。注意不要给予黄芪，防止利水伤阴影响全局。

❖ 男子壮阳育麟汤

老朽调理男子阳痿、早泄、客观检查精子数量减少，活动力低、原地打转、不能上行到子宫，液化时间长，通过补肾益阴壮阳可以改观。常投龟鹿二仙加温养药物，制定了促进育麟汤，有仙灵脾20g、熟地黄20g、仙茅10g、巴戟天10g、鹿茸3g、龟甲10g、胎盘（冲）10g、人参10g、肉苁蓉15g、菟丝子10g、锁阳10g、蜂王浆（冲）15ml，每日1剂，水煎分3次服，连用20~40天，能见功效，不少患者获得了子女。处方公开后，群起效尤，证明疗效较好。友人张天健提出再加杜仲10g，升高治愈率，更为理想。

❖ 五元汤加乳没治多种疼痛

同道沈秋农，言其师罗天翁喜投附子，凡感受寒邪无论腰、腿、四肢、关节、腹中疼痛，均常用之，和桂枝、独活、当归、生姜组方，能温里祛寒，活络，解除肌肉、骨骼多种疼痛，谓之五元汤。开量为附子（先煎1小时）20~30g、当归15~20g、桂枝15~20g、独活20~30g、生姜10~15片，每日1剂，水煎分3次服，病情改观停止。老朽临床发现，虽有疗效，不易持久，若增入制乳香10g、炒没药10g行血化瘀，则令人满意，是据张寿甫先辈的经验而添加。他告诫说，白芍酸凉阴柔，尽管有镇痛之力，却不可收入本汤。其语重心长，令学者肃然起敬。

❖ 三补方益气养血生精

亚健康状态，或劳动过度、病后未复、营养缺乏、性生活较多，则导致气血两虚，症见精神不振、全身无力、体重下降、喜睡好卧、懒于活动，民间谓之先天不足、房劳、弱证。老朽受《医宗金鉴》影响，组成益气、养血、生精三补方，有人参100g、当归150g、黄精300g，碾末，水泛为丸，每次6~9g，日3服，20~60天为1个疗程，名三仙丹。应多吃瘦肉、蛋类、高热量食物。如畏寒怕冷加熟附子50g，四肢发凉加肉桂30g，健胃增进食欲加炒神曲40g。同时也可投予糖尿病，对降血糖、尿糖很起作用。

❖ 大降汤治呃逆

呃逆一症，大都因横膈膜痉挛引起，中医认为胃气不降反而逆行上冲，甚则恶心、呕吐，食物难下。老朽习开代赭石30g、旋覆花9g、竹茹30g、枇杷叶30g、柿蒂9g、丁香5g、大黄3g、半夏15g、生姜9片，水煎分3次服，6小时1次，连用不停，一般3剂便止，兼治神经性呕吐。若便秘加大黄至9g，添元明粉6g，命名大降汤。反胃证与此不同，切勿混为一病。

❖ 预防流感方

流行性感冒，风热型多，属于温邪侵袭人体，传染性很强。流行时也要"治未病"加强预防，这样发病率低，症状减轻。据老朽经验，可用板蓝根10g、大青叶15g、贯众15g、银花10g、连翘10g，水煎分2次服，每日1剂，3~7天连续不停，追踪观察，有一定防御作用，宜于实践。若矫正苦味，可加冰糖10g。

❖ 健身汤治胃病

老朽在行医过程中，受到温补派三位同道影响，汲取东垣老人学说，强调脾胃为滋养元气之源，精微升降枢纽，伤损后百病由生，治疗时要补益脾胃，升发清阳，下潜阴火。处方以黄芪15g、人参9g为君；白术6g、苍术6g为臣；砂仁6g、神曲6g为佐；升麻2g、柴胡2g、黄芩3g、白芍3g为使，命名健身汤，每日1剂，水煎分3次服。适于体弱、胃呆、腹胀、消化不良，常给予慢性胃炎、十二指肠炎和胃下垂。灼心加黄连6g，泛酸加瓦楞子9g，疼痛加荔枝核30g，水多硬满加大腹皮15g。

❖ 肝硬化用四味丸

老朽调理肝硬化伴有脾大，属单腹胀证，以消积散聚为主，投四味丸：人参100g、三七参100g、鸡内金100g、炙鳖甲400g，碾末，水泛成丸，每次6~8g，日3服。发生腹水，下肢浮肿，按之凹陷，以大量白术40~100g领先，加黄芪30~100g、大腹皮10~20g、桑白皮15~30g、茯苓20~50g、猪苓10~20g、泽泻10~20g，水煎分4次服，每日1剂，小便增多，肿消停止。其中鳖甲软肝、回缩脾大，白术、黄芪清除尿内蛋白，勿随意减少定量，按法开之，有较好的作用。患者口干而渴，若加入石斛、天花粉、生地黄、麦冬，并不影响逐水，下利小便，方名荡水汤，也治疗粗腿大蛋冬瓜脚，即丝虫病，得到缓解、改善。

❖ 五福捧寿汤治顽痹

凡风湿、类风湿关节炎，久治不愈，疼痛、关节变形日益严重，谓之顽痹。老朽师法前人经验，常投两头尖10~20g、鬼箭羽15~25g、雷公藤（先煎60分钟）10~20g、老鹳草15~30g、秦艽10~20g，名五福捧寿汤，水煎分3次服。功效不显者增虫类通经穿络，攻开郁阻，加全蝎9~15g、蜈蚣2~4条、僵蚕10~15g、露蜂房10~15g、蛴螬虫10~15g、地龙9~15g、䗪虫9~15g、鼠妇6~9g，能提高疗效。如活血化瘀加制乳香9~12g、炒没药9~12g、藏红花3~6g。

❖ 乳腺炎急用快消汤

老朽调理乳痈初起，乳房红肿热痛，按之膨硬，治不及时，易于化脓，投快消汤，有银花15g、瓜蒌30g、连翘15g、柴胡9g、蒲公英30g、橘叶15g、白芷9g、大青叶30g，清热、疏气、通络、凉血、驱毒，水煎分3次服，6小时1次，日夜饮用，5剂即可解除。若表现化脓趋向，加皂刺9g、穿山甲9g，既能内消也可酿脓外出。未化脓者绝对不要托里开人参、黄芪，否则增重疼痛，延长病程，缠绵难愈。

❖ 补水制木防风汤

蜀医蒲辅周，客居京华时对头晕、目眩、耳鸣、四肢颤抖，将视点归于肝肾两虚，主张益阴潜阳，投予牡蛎、石决明、龟甲、玳瑁大量介类，配入龙骨、磁石、酸枣仁镇静降浮，易见功效，有针对性。老朽认为尚应加滋润壮水之品，如麦冬、何首乌、生地黄、枸杞、女贞子、山茱萸、五味子、白芍、当归，方能注根保本，龙骨、磁石、介类无力制约阳光。按着叶桂先贤的要求，亦不宜离开菊花。因此老朽常把三者汇合一起，组成一首处方，称补水制木防风汤，计生地黄、女贞子、白芍、何首乌、枸杞子、菊花、石决明、玳瑁、龙骨9味，前6味投量各10g，后3味均用30g，水煎分3次服，每日1剂，症情消失为度。适于肾水不足、肝火过旺、内风始动，可熄止其初期萌芽。

❖ 泌尿系结石宜降石汤

泌尿系结石，指肾、膀胱、尿道由于下焦湿热蕴结形成的砂石颗粒，中医谓之石淋，络脉损伤，迫血妄行，则转为血淋。一般表现腰痛、坠胀，卡在输尿管，尿液排出不畅、剧痛，通过客观检查，方可做出诊断。调理本病，老朽以清、利、溶、下为主，重点投金钱草、大麦秆、冬葵子、猪苓、琥珀、滑石、石韦、鸡内金、穿山甲、萹蓄、瞿麦、海金沙、小蓟、三七参、石燕子、鱼脑石、大黄、两头尖、草薢、车前草。并组建一方，计金钱草 90g、大麦秆 60g、冬葵子 15g、海金沙 9g、鱼脑石 15g、石燕子 15g、瞿麦 9g、穿山甲 6g、萹蓄 9g、鸡内金 15g、琥珀（冲）2g、猪苓 6g、石韦 15g、大黄 2g，每日 1 剂，水煎分 3 次服，排净停止，名降石汤。

❖ 焕春汤调理妇女围绝经期形容之变

妇女进入围绝经期 50 岁左右，月经停止，随着社会发展、生活改善、保健加强，已延长到 55 岁。由于久服避孕药、流产、工作压力、家庭纠纷、乱用有毒化妆品诸种因素，在 40~50 岁当中，易发生未老先衰，脸上皱纹转多，黑褐色斑沉积，月经超前、延后无定，不能逐月来潮。此时宜用中药调理，纠正内分泌紊乱。老朽常以桃红四物汤为基石，加入其他滋养冲任二脉之品，计熟地黄 9g、当归 9g、川芎 9g、白芍 9g、桃仁 9g、红花 9g、丹参 9g、益母草 9g、凌霄花 9g、香附 9g，每日 1 剂，水煎分 3 次服，连用 10~15 天。有抗人老珠黄、防止肌肉松弛、改变色泽加深、缓解皮肤粗糙，起到健美容颜效果，命名焕春汤。

❖ 健忘多梦服安神汤

神经衰弱，症状表现不一，大多头昏、失眠、易梦、疲劳、心慌、精神萎靡、耳鸣眼花、气短、情绪波动、健忘、思想不集中、食欲不振、缺乏进取心。处理此病要让患者消除顾虑、了解人生、自我疏导、乐观豁达、解脱烦恼，配合药饵治疗，可投安神汤，有桑椹子 30g、女贞子 10g、酸枣仁 20g、夜交藤 15g、远志 10g、神曲 10g、茯神 10g、菊花 10g，每日 1 剂，水煎分 3 次服，连用 10~20 天为 1 个疗程，均见效果。忧郁加石菖蒲 10g；烦闷加郁金 15g、枳壳

6g；彻夜不眠加莲子心 10g、制何首乌 30g；心悸严重加龙齿 15g、紫石英 30g；恐惧、易惊加牡蛎 30g、珍珠母 30g；便秘难下加麦冬 30g、肉苁蓉 30g、麻仁 10g。

❖ 肺结核投虚损治疗汤

肺结核为慢性传染病，初起无明显症状，进行期咳嗽、乏力、体重减轻，吐白黄黏痰，下午低热，两颊发红，夜晚盗汗，月经失调，脉象细数，严重者咯血、呼吸困难，转向典型的潮热、骨蒸，谓之痨瘵。老朽调理本病除用抗结核药外，也配合中医处方，无论浸润或空洞型，都宜应用，称虚损治疗汤。由百部 15g、黄芩 12g、夏枯草 15g、沙参 9g、牡蛎 15g、川贝母 9g、阿胶（烊化）9g、银柴胡 6g、胡黄连 6g、地骨皮 9g、生地黄 9g、牡丹皮 6g、丹参 6g，每日 1 剂，水煎分 3 次服，出血量多加白及 9g、三七参（冲）6g，并日食紫菜 20g 以助药力，症情大减，改为 2 天 1 剂，即 24 小时半剂，分 2 次饮下。

❖ 温化经络汤治坐骨神经痛

腿痛门包括坐骨神经痛，原发性由寒冷引起，继发者因神经遭受邻近组织病变所致，开始发自腰、臀部，沿大腿后侧放射到脚跟，持续性加剧，如针刺或灼热感，站立时腰向一边弯曲，严重者无法行走和翻身。老朽常投温化经络汤，有独活 15g、桂枝 15g、白芍 30g、乌头（先煎 60 分钟）15g、丹参 30g、川牛膝 15g、当归 9g、细辛 6g、两头尖 15g、制乳香 9g、炒没药 9g、秦艽 15g，每日 1 剂，水煎分 3 次服，连用 20~60 天，可见良效。躲开潮湿，避免扭伤腰膝。

❖ 输卵管炎用盆腔炎新制方

妇女慢性盆腔炎，约 80% 为输卵管发生红肿炎变，影响怀孕。常见少腹部隐隐坠胀、疼痛，日久会出现积液、月经失调。治疗以行气、散瘀为主，习开桃红四物加木香、香附，大黄䗪虫丸，加减温经汤，效果不一，不够理想。老朽受《医学衷中参西录》活络效灵丹的启发，重新组建一首处方，有丹参 15g、川芎 10g、当归 10g、红花 10g、三棱 10g、制乳香 10g、莪术 10g、香附 10g、炒没药 10g、益母草 15g、生姜 10 片，每日 1 剂，水煎分 3 次服，1~3 个月为 1

个疗程，很见功效，化验检查，炎症消失，输卵管通畅，积液吸收，可完全转愈。经过反复应用，不断总结，成为定方，由门人命名称盆腔炎新制方。

❖ 湿热聚于下焦宜饮泌尿二号汤

老友孟繁芳，调理下焦湿热，遇尿路感染，喜开八正散，对小便急骤、频数、灼热、疼痛都有作用，亦适于急性前列腺炎。老朽在此基础上将木通减去，加入柴胡、黄芩、蒲公英，收效十分满意，改成泌尿二号汤，计车前子10g、瞿麦10g、萹蓄10g、滑石10g、甘草3g、山栀子10g、大黄6g、柴胡10g、黄芩10g、蒲公英40g，每日1剂，水煎分3次服，投予急性肾炎、肾盂肾炎、膀胱炎、尿道炎，很见功效。若症状改善较慢，加半边莲15g、鸭跖草30g，伴有结石，加金钱草60~100g。

❖ 胆结石投胆石一号方

胆结石常由胆红素、胆固醇、钙盐沉积形成，分胆囊结石、胆管结石、肝内胆管结石，厌食油腻，消化不良，急性发作恶心呕吐，上腹部右侧胀痛，触之反跳明显，严重者身发黄疸，大便色白，农村所见因胆道蛔虫与卵而致的颇多。中医调理以疏肝利胆、泻下溶逐为主，投《伤寒论》柴胡剂。老朽经验，宜开胆石一号方，计柴胡15g、黄芩15g、枳壳15g、白芍15g、人参10g、郁金20g、姜黄20g、大黄10g、元明粉10g、鸡内金15g、金钱草60g、海金沙15g、茵陈蒿15g，每日1剂，水煎分3次服，连用15~30天。待结石大部分排出，改为2日1剂，直至痊愈。功效较慢，可增加柴胡、郁金、大黄、金钱草之量，也可转入第2个疗程。

❖ 流行性感冒用表里分消汤

调理流行性感冒，症见发热、头痛、鼻塞、流涕、咽喉红肿、尿黄、大便不爽，老朽应诊在医院组建一方，名表里分消汤，内外双解，宣散、清热、降火、祛毒。有大青叶20g、板蓝根20g、金荞麦30g、蒲公英20g、柴胡15g、青蒿15g、黄芩15g、大黄3g，水煎分3次服，6小时1次，连用4剂即可转愈。通过临床观察，在流感药物中功效能占上风，比桑菊饮、银翘散之类效果更佳。

❖ 寒入经络身痛宜麻独细辛汤

老朽调治风寒感冒，全身肌肉、筋骨疼痛，微汗不解，无恶寒现象，按邪入经络处理，投《千金方》三黄汤减去黄芪、黄芩，计麻黄 10g、独活 30g、细辛 6g，每日 1 剂，水煎分 3 次服，名三小汤，收效很好。由于个别患者出现恶心症状，又加入生姜 9 片，这一反应即刻消失。门生赵纯修不断应用，推为大众化方。

❖ 妇女围绝经期综合征与解郁汤

老朽在山东中医药大学中鲁医院调理妇女围绝经期综合征，曾以柴胡 10g、白芍 10g、香附 10g、神曲 10g 组成处方，名解郁汤。宣散以柴胡为君、滋阴以白芍为君、调气以香附为君、消积以神曲为君，医内分泌失调、卵巢衰退、自主神经功能紊乱，月经停潮前后 40~60 岁出现的异常病状。烦躁加酸枣仁 10g、莲子心 10g；失眠加山栀子 10g、夜交藤 30g；阵发性出汗加龙骨 15g、牡蛎 15g；耳鸣加大黄 1g、龙胆草 10g；记忆力下降加远志 10g、人参 10g；精神恍惚加百合 15g、生地黄 15g；头昏脑涨加菊花 10g、石菖蒲 10g；眩晕加天麻 10g、茯苓 20g；便秘加生首乌 15g、瓜蒌仁 20g；坐卧不宁有精神分裂躁狂现象，加吃当归龙荟丸，每次 10g，日 3 服。

❖ 偏瘫协定方治脑化瘀汤

张山雷先生据山东蓬莱张士骧之作深入研究，写出《中风斠诠》，强调"血菀"，气血并行于上，使人薄厥。将脑血管意外导致的半身不遂，暴发性死亡，归咎于人体司令部大脑髓海与相关组织破坏性病变。就现代来说，调理半身不遂，除了三化汤、补阳还五汤、大活络丹，仍无较好的对应疗法。老朽曾把以上三方汇聚一起，予以化裁，又加他药，组成治脑化瘀汤，计大黄 3g、黄芪 60g、水蛭 9g、䗪虫 9g、川芎 15g、地龙 9g、丹参 20g、藏红花（冲）3g、制乳香 6g、炒没药 6g、当归 9g、桂枝 9g、桃仁 9g、牛膝 15g、羌活 6g，每日 1 剂，水煎分 3 次服，1 个月后改为 2 天 1 剂，分 4 次用，日服 2 次。从发病开始，连用半年，可获得一定的效果，有的能去掉拐杖。方义是补气、活血、通利经络，增入虫类搜剔沉混之邪，扩张血管，降血脂、血压、血黏度，促进血流量，改善血液循环，纠正缺血、缺氧脑供血不足状态。经验证明，坚持耐心治疗，要争朝夕，抓住时间就可取得理想的成绩，此乃老朽给医院的协定方。

❖ 脾虚腹胀用调中汤

腹内胀满，从病理上讲，有两种情况，一是胃胀停积，大便秘结，肠道气体多，属于实邪；二为脾虚气滞，消化不良，然更加通畅，属于虚证。脾阳不振，健运失职，不能"为胃行其津液"，虽胀而如鼓，亦不可泻下，否则摧残气机，损伤中气，反会增剧。因此应以补、运为主，重点给予白术、砂仁、鸡内金，或开《金匮要略》枳术汤，以白术领军 20~50g，枳壳减半 10~20g。老朽临床根据实际要求曾组建一方，称调中汤，有生姜 10 片、白术 30g、鸡内金 10g、砂仁 10g、半夏曲 10g、人参 10g、佛手 10g、厚朴花 6g，每日 1 剂，水煎分 3 次服，对仓廪之官运作无力，纳呆，饮食懒进，收效甚好，宜于胃下垂、虚性炎症、早期肝硬化。

❖ 镇咳饮的运用

老朽调理感冒咳嗽，即支气管炎，除投《金匮要略》小青龙汤、射干麻黄汤、苓甘姜味辛夏仁汤，亦常开民间验方，给予百部、露蜂房、御米壳、白芥子、白屈菜、平地木，发现其有较高的功效，值得总结研究。一般是白屈菜、御米壳分开，不在一方内合用。曾组成镇咳饮，有百部 10g、白芥子 6g、露蜂房 10g、御米壳 8g、麻黄 6g、茯苓 10g、每日 1 剂，水煎分 3 次服，5~9 剂可愈。呕恶加半夏 10g、橘红 10g；痰多加桔梗 10g、葶苈子 15g；气喘加细辛 6g、地龙 10g；炎症明显加黄芩 15g、鱼腥草 30g、平地木 30g。

❖ 老年痴呆试用回神汤

老年 65 岁退休后，养浩然之气，享天伦之乐，本属雅事，但因缺乏精神寄托，无工作压力，有失落感，不读书、看报、阅览文件，很少关心身外一切，亦会导致烦闷、抑郁，心情不畅，天长日久脑海萎缩，细胞新陈代谢障碍，记忆大减，反应迟钝，语言错乱，转为痴呆。严重者只知吃、睡、拉、撒，不识亲疏，变成糊涂人。此时应补血、散瘀、开窍、通络，给予四物汤加味，宜投回神汤，计当归 9g、生地黄 9g、川芎 12g、白芍 6g、何首乌 9g、枸杞子 9g、菊花 9g、丹参 9g、红花 9g、石菖蒲 9g、远志 9g、牡丹皮 6g、大黄 2g，每日 1 剂，水煎分 3 次服。心烦加黄连 9g，失眠加夜交藤 30g，胸满加瓜蒌 30g，高血压加夏枯草 20g，血脂上升加决明子 30g，坐卧不宁加龙骨 30g、牡蛎 30g。依据实际情况，连用 20~60 天，病减药量去掉一半，继续饮之，接近痊愈为止。

❖ 疏泄活化治乳癖

妇女乳腺增生，习名乳癖，与肝郁气滞、精神刺激、心情不畅、易怒性格有关，一般月经前乳房出现硬结，疼痛，一或数个不等，来潮后缩小，甚至消散，按之全无；亦可持续存在，变小，转为隐匿。调理时以疏泄瘀滞兼活血化瘀为主，老朽常开四逆散、小柴胡汤、逍遥散加减，重点投柴胡 15g、香附 10g、乌药 10g、丹参 10g、瓜蒌 30g、木香 10g、制乳香 10g、炒没药 10g、郁金 10g、橘叶 30g、大黄 2g、蜀羊泉 15g、白花蛇舌草 15g，水煎分 3 次服，每日 1 剂，月经来潮前开始，连用 7~10 天，4 个周期便会治愈。防止复发将量减去一半，继续巩固。同道郝君说，方中宜加青皮 15g，在理气方面居于优势，考虑其气味酸楚浓烈，伤阴耗血，取橘叶代之比较平妥。穿山甲属于保护动物，禁止猎杀，也未应用。

❖ 五物报捷汤

《伤寒论》《金匮要略》两书，处方遣药的麻黄汤类 30 余首、桂枝汤类 70 余首，加入甘草的一百余首、生姜 40 余首、大枣 60 余首，说明四药应用之广居领先地位。广和堂古方配本，谓清末御医所留一首处方，即由麻黄 6g、桂枝 6g、甘草 6g、生姜 6 片、大枣（擘开）10 枚组成，专门调治身体虚弱、禀赋不足、亚健康人，外感风寒，倦怠、乏力、恶寒、无汗、脉浮而微，攻补兼施，表里双疗，功力良好，比投补中益气汤（人参、黄芪、当归、甘草、柴胡、陈皮、升麻、白术）规范，且可防止黄芪固表，影响开腠透汗，一般 3 剂镜中见影。老朽临床给予患者，曾观其效，确起理想作用，乃命名五物报捷汤。

❖ 养阴明目三斤丸

肾水不足导致肝火旺盛、二目干涩、视物模糊、泪水减少，发生燥痒现象，宜滋阴清热，寒凉制火，益水养血，临床医家喜投杞菊地黄丸（枸杞子、菊花、熟地黄、山茱萸、山药、牡丹皮、茯苓、泽泻）、石斛夜光丸（天冬、人参、茯苓、麦冬、熟地黄、菟丝子、生地黄、甘菊花、草决明、杏仁、山药、枸杞子、牛膝、五味子、白蒺藜、石斛、肉苁蓉、川芎、甘草、枳壳、青葙子、防风、黄连、犀角、羚羊角），功力并不显著。老朽从古方中选出数味良品，水泛成丸，连用两个月为期，若见效不太理想，再进入第 2 个疗程。有甘菊花 400g、白蒺藜 300g、枸杞子 200g、决明子 300g、谷精珠 200g、神曲 100g，命名三斤丸。1982 年以一男性，35 岁，视力下降，感觉眼球缺乏濡润，有云雾遮睛，无羞明、疼痛。医院检查，诊为玻璃体混浊、视神经萎缩，内服、外用药物 1 年，未见明显好转，要求中医施治，反复论证，病在肝肾，乃阴血亏损，非补养、祛风不易化解，即取此丸授之，每次 10g，日食 3 次。吃了 1 料（1500g），便逐渐恢复正常。方中神曲健胃，助推药力，是仿照磁朱丸而加的。

❖ **补血汤药物轮转**

《伤寒论》《金匮要略》的处方，桂枝约占 80 首、白芍 60 首，均属高的投量。二药配伍，辛温酸平，活血养阴，调和营卫，祛风敛汗。加甘草、生姜、大枣，即名桂枝汤。老朽常加当归施治多种贫血，月经延后、闭而不潮。若血运不利，内瘀障碍，以桂枝为主，开 15~30g，当归 10~20g、白芍 3~6g；血虚亏损，红细胞、血红蛋白低下，以当归为主，开 15~30g，桂枝 6~10g、白芍 10~15g；阴液不足，刚木克土，冲胃疼痛，以白芍为主，开 15~30g，桂枝 6~10g、当归 10~15g，随着不同情况旋转，称飞轮跑车法。三味同量，则变为温经补血，可给予身体消瘦、皮肤干燥、面色无华、腰膝酸软、动作乏力、月经量少、久不受孕、易于流产、胎儿发育不良。1960 年生活困难时期，许多妇女月经中断，表现营养不足，喜经常授予这些羸弱人群，每日 1 剂，连饮 15~30 天，都得到不同程度的改善，且能生男育女，被誉为强壮之方，流传颇广，起号补血汤。

❖ **风暑治法**

外来伤寒、中风，谓之风寒两感，夏季伤暑，遭受风热，则为风暑联发。此时应在保护气阴的基础上清热解表，根据所现症状口渴、发热，虽然身出微汗，仍有恶风现象，头昏、舌红、脉数，亦属常见。临床医家喜投香薷饮（香

国医大师 张志远 习方心悟

256

蒿、厚朴、扁豆）加味，取效并不理想。老朽仿照时方结合者，给予《伤寒论》竹叶石膏汤加薄荷、浮萍，功力甚佳。1953 年 7 月诊一工厂干部，60 余岁，从外地归来，开始中暑，恶心、头痛、体温升高，因气候变化又被风热侵袭，脉象浮数，怕风，身上拘紧无汗，就以此方予之。计浮萍 15g、薄荷 15g、竹叶 30g、石膏 40g、半夏 10g、麦冬 15g、人参 10g、甘草 3g、粳米 60g，水煎分 3 次服，连用 5 天即愈。浮萍、薄荷二味，含有挥发物质，6 分钟便可，切勿久煮，否则疗效丧失大半。

❖ 四味补血汤

生地黄、当归养阴补血，对身体赢弱，面色无华、消瘦，酸软无力，舌质淡白，提升红细胞，很起作用，谓之枯木逢春，因占四物汤之半，被称为内二主，受到滋阴派顶礼膜拜，奉为"生命院君"。二者相比，熟地黄偏于守而不走，当归守而且走，虽为公认的补药，滋润滑肠，还可濡干通便，促进代谢，消除自由基。老朽临床以之同阿胶、枸杞子组方，名四味补血汤，专题调理先天不足，营养缺乏，有贫血倾向，亚健康患者，缘于黏液质较多，不易水泛成丸，改为煎剂，每日 1 剂，分 2 次服，连饮 1 个月，能得到明显好转，投量当归 10g、熟地黄 10g、阿胶 10g、枸杞子 15g。1955 年诊一女大学生，体重不足 40kg，感觉全身疲劳，不能步行 1km，面色晦暗，无有光泽，脉象沉细，稍吃即饱，乃在本汤中加入神曲 10g、鸡内金（后入）6g，告诉 30 天为期。功力缓慢，再进第 2 个疗程。1 个月后食欲增加，症状大减，情况彻底改变。又饮 15 天，逐渐康复，转归正常。

❖ 湿热下注一线汤

茵陈蒿为医肝炎、胆囊炎发生黄疸的首席药物，张锡纯前辈认为解除虚弱人少阳表里，能代替柴胡。薏苡仁调治湿邪导致的蕴积身体沉重疼痛，较白术力佳，外科脱疽亦居重点。泽泻行水超过白术、薏苡仁，投予大量和白术相同，能通肠排便。三味含量，皆属利水祛湿药，对湿热所致疾患，冲锋陷阵，都有用武之地。老朽将其组成一线汤，计茵陈蒿 30g、泽泻 20g、薏苡仁 50g，水煎分 3 次服，专治内火与湿邪聚结，下肢腿、脚红、热、水肿、疼痛，易见效果。1959 年诊一妇女湿热下注，双足灼痛，热出如火，肿大无法穿鞋，白带色浊量多，脉象稍数，精神状态尚可，即给予此方，嘱咐坚持饮用，先后 1个月，饮药 20 天，来信告诉症消已愈。

❖ 发汗解表五散汤

麻黄辛温，解表、祛湿、定喘、利水，有各项功能，临床应用随证而变。在投量上，发汗居中，开 10~15g；湿邪刺激身体疼痛、宣肺平息哮喘居下，开 7~10g；通利尿路消除水肿居上，开 15~30g，最多 60g。另一小的疗途脱敏，医皮肤瘙痒，如皮炎、荨麻疹，应同他药组方，单味难见效果，给予中量。无论表里皆可适用，不受界域限制，《伤寒论》少阴病麻黄附子细辛汤（麻黄、附子、细辛）就是例证。老朽实践，外感风寒启腠，开鬼门发汗，常以本品为主，加入荆芥、桂枝、紫苏、生姜 4 味，便会治愈，名五散汤，药少而灵，俯拾即得，乃家传验方。计麻黄 10g、紫苏 10g、荆芥 10g、桂枝 10g、生姜 10 片，水煎分 3 次服，一般 3 剂解除。1954 年冬季气候严寒，发病率升高，头痛、发热、脉象浮紧、恶寒无汗，类型相同，均以汗解此方授之，大都汗解而安，显效约占 80%。

❖ 三竹汤治虚热内扰

竹茹亦名竹二青，降气止呕，开郁祛痰，医内热呕哕、烦闷不宁、痰邪蕴结、清化肺胃之火。老朽临床，将其与竹叶、竹沥配合同组，成三竹汤，以清热豁痰为主，专项调理肝气旺盛，胃火上升、噫气干哕、恶心呕吐、烦躁呃逆、精神亢奋、睡眠不佳、频咯黏痰诸症。通过清化疗法，可以解除这些浮火引起的虚热困扰。1972 年于新泰诊一 20 余岁男子，因神经衰弱感觉郁闷、夜间失眠、合眼易梦、晨起头昏、工作精神不振、记忆力下降、心烦意乱、悲观厌世，两次竟欲自裁。由友人介绍求治，当时就给予本方，计竹茹 80g、竹叶 40g、竹沥（冲）30ml，每日 1 剂，水煎分 3 次服，连用 7 天即症减而安。民间习言，小方能医慢性疾病，于此可见。据《广南采药记》说，常吃竹鼠肉也有效果。

❖ 乌枣龙汤的应用

对失眠症，70% 皆认为是神经衰弱的主要表现，投镇静、清热、潜阳、益肾水，泻肝火，已形成规律，功力闪烁，明暗各半。《柘园杂记》指出着重滋阴补血，能上荣髓海，促进脑细胞新陈代谢，提高生物钟时间变化，按时卧床起居，就可解除这一难睡现象。强吃抑制性"抗药"，只会维持一时，头昏脑涨，且有副作用。曾创制新的简易方，计生何首乌20g、炒酸枣仁30g、龙眼40g，每日1剂，水煎分2次服，下午4点1次，晚上睡前1次，名乌枣龙汤，15天为1个疗程，很有疗效。何首乌滑肠，大便增多，以不越30g为度；酸枣仁炒过芳香醒脾，有利催化；龙眼温补，守而不走，属于静药，安神超过柏子仁、龙骨、磁石，久服不已发生鼻衄，与何首乌配伍即能避免。三味临床，同炉共冶，还可调治多种贫血，营养缺乏，须发干枯早白，神经性心悸，恐惧不安。

❖ 小儿伤食宜服不换金正气汤

老朽幼习儿科，诊治伤食、消化不良、不断感冒，常开平胃散加半夏、藿香，即不换金正气散，计半夏6g、藿香6g、苍术6g、厚朴6g、陈皮6g、甘草3g、生姜2片、大枣（擘开）3枚，每日1剂，水煎分3次服。对脾胃虚弱、倦怠乏力、口中无味、不思饮食、大便稀薄，均起作用。亦适于成年人胃炎、胃下垂嗳气、吐酸、嘈杂、腹内胀满，将药量加倍，功效甚佳。尔后又增入砂仁6g，疗绩更为显著。

❖ 糖尿病调治法

糖尿病属于中医消渴，既往分喝多、食多、尿多上中下三型，调理方法按气阴两虚兼顾脾湿双向结合，收效较好。老朽曾拟具一首小方，有生地黄20g、玄参20g、黄精20g、黄芪40g、苍术20g、桑叶20g、枸杞子20g、黄连10g，每日1剂，水煎分3次服，连饮1个月，将量减半，继用45天，血、尿糖下降，病情便可稳定，要常吃山药、苦瓜、圆葱、粗粮、豆制品，低盐，禁忌甜物。若血压低下，减黄芪之量，加人参10g；便秘加玄参、生地黄至30g，降苍术为10g；高血压日久不降，把黄芪升到80g。黄精是一味良药，很富保健作用，能抗衰老，益寿延年，但时间过长，可产生耐药性，导致疗力不显，应注意及之。本方未定名称，门人桂林于君命名除消饮。施治过程中须防止血糖骤降，转成低血糖，患者心慌、无力、眩晕、冒汗，甚则昏倒，改弦更张，立即停药，补充血糖，卧床休息。

❖ 益阴潜阳耳鸣汤

长期耳鸣，多见诸中、老年人，感觉好似风吹、水沸、蝉叫、海水拍岸、远地雷声各种杂音。客观检查，无器质性变化，被诊为神经性，属顽症之一。中医习从肝肾入手调治，收效不一。老朽通过病例观察，经验探讨，按阴虚水不涵木，乙癸失于相济，火邪上扰疗之，反见成果，给予壮水、凉降，大量介类潜阳。投生地黄 15g、山茱萸 10g、牡丹皮 10g、珍珠母 30g、牡蛎 30g、龟甲 15g、石决明 30g、龙胆草 10g，每日 1 剂，水煎分 3 次服，连用 15~30 天。重点突出水族贝壳，吸引浮热下行，将东垣先哲所说的阴火，回归穴窟。若有瘀血障碍，也可加入丹参、赤芍、川芎、红花。无气虚症状，切勿妄添人参、黄芪，避免阳升加剧病情，抵消此药的作用。医院定为协定方，命名一号耳鸣汤。

❖ 小方治咳嗽

老朽在山东中医进修学校执教时，在门诊部制定一首调理支气管炎处方，对咳嗽、哮喘均有作用，宣肺利气用杏仁、厚朴；祛痰用半夏、远志、桔梗；缓解支气管痉挛用橘红、浙贝母、矮地茶、鱼腥草；宁嗽用虎杖、甘草、瓜蒌、紫菀、款冬花。为了方便山村群众，将其简化，计杏仁 10g、桔梗 10g、远志 10g、浙贝母 10g、橘红 10g、甘草 10g、矮地茶 20g，每日 1 剂，水煎分 3 次服，连用 7~10 天，收效较好。尔后老朽把甘草、远志，又加五味子各等份，水煮浓缩粉末，装入胶囊中，每次吃 5 粒，每日 3~4 次，也有同样功能，医疗机构已推广应用，命名止咳丹。远志为核心药，五味子居二，甘草小三。

❖ 双降血脂血压驱油汤

身体肥胖，脂肪堆积，重量超标，习称"福相"，实际属于"祸兆"，缩短寿命，易引发血脂上升，促使动脉硬化，心肌梗死，脑血管阻塞、破裂溢血，导致偏瘫半身不遂，因而降低血脂是最好的预防方法。老朽在山东中医学院门诊部曾组建一方，名驱油汤，有生山楂（去核）20g、生何首乌 20g、决明子 20g、泽泻 20g，每日 1 剂，水煎分 3 次服，连用 15~30 天。胆固醇、三酰甘油均降，患者的重量也随着减轻。方小药少，简单易购，疗效可靠，无不良作用，在降高血压方面，亦别具一格，又被誉为"头风灵"。依据客观情况，还宜加入杜仲、槐米、茵陈蒿、虎杖、枸杞子、黄精、黄芪、桑寄生。

❖ 消散痰核法

近年来甲状腺结节症不断增加，虽恶变率极少，然仍危害人体健康，给予清热解毒、活血化瘀、消积散结，颇有作用。老朽投予猫爪草10g、蜀羊泉20g、白花蛇舌草30g、石打穿20g、白茅根20g、浙贝母15g、桔梗10g、赤芍10g、牡丹皮10g、连翘15g，每日1剂，水煎分3次服，配合痰核论治，连用30~60天，都见功效。

❖ 顽固性头痛重用川芎、白芷、羌活

凡患头痛日久不止，无论前额、巅顶、两侧太阳穴，客观检查未发现器质性变化，血压正常，习称顽固性头痛，与风邪入里、经络瘀滞、气血运行障碍有关，剧烈时恶心呕吐，影响工作，常见于中年妇女。老朽组成一方，以活血行气为主，加三虫搜剔，亦可治疗三叉神经痛、血管神经性疼痛，重用川芎、白芷、羌活，三虫次之。计川芎30g、白芷20g、羌活20g、细辛6g、苍耳子15g、藁本15g、僵蚕15g、全蝎15g、蜈蚣2条，每日1剂，水煎分3次服，连用15~30天，其效可观。汤中川芎之量不宜再加；白芷、羌活升至30g，细辛15g，未见到不良反应；蜈蚣煮水饮用汤液无副作用，毒性已减；苍耳子上限切勿超过25g，否则损害肝、肾，出现呕吐、疲乏、烦躁、尿少、心率转快、黄疸、抽搐、昏迷现象，急取甘草、绿豆解之，送医院抢救。此方命名南海大士汤。

❖ 栀子厚朴汤适应证

老朽调理精神系统疾患，凡心情抑郁、烦躁、纳呆、入睡困难，常投《伤寒论》栀子厚朴汤，计山栀子20g、枳壳15g、厚朴30g，对焦虑症有特殊作用。若心绪不宁，坐卧不安，将山栀子升至30~40g，感觉气体充积满腹，厚朴加到30~40g，每日1剂，水煎分3次服，连用5~7天。更衣不爽，添入大黄3~10g。切记不要给予黄连，因其固肠止泻，影响大便排出，不利祛邪下行，能起反作用，成了绊脚石。实践告诉，也适于慢性胃炎、扩张、潴留和肠内积气病。

❖ 心脑益气活血汤侧重偏瘫

调理心脑血管病，对老年人说，应重视危害之源，重点放在高血压、血脂、血黏度方面，是导致动脉硬化供血不足缺氧的唯一因素，胸闷、心慌、绞痛、头眩、哈欠、健忘、失眠、烦躁、偏瘫，都易发生，老朽临床常开冠心丸、半身不遂汤。在山东中医学院（现为山东中医药大学）附属医院门诊时将二者结合组成一方，名心脑益气活血汤，给予脑血管意外后遗症半身不遂，很有效果。计川芎30g、黄芪80g、桂枝15g、当归15g、山楂20g、葛根30g、丹参30g、水蛭10g、大黄2g，每日1剂，水煎分6次服，4小时1次，日夜兼进，连用10天，量减一半，改为分3次服。其中黄芪、川芎、葛根、丹参扩张血管，促进血流量；山楂降血脂；当归补血；桂枝、水蛭活血化瘀，改善血液循环；大黄通利经络起催化作用。能破釜沉舟、勇往直前，乃比较理想的实验方，投石问路，尚占优势。

❖ 心悸宜服五将护心汤

《伤寒论》所云心悸，除内停水饮主以茯苓，其他心阳不足、遭受惊恐者，则投予桂枝、甘草、龙骨、牡蛎，皆有一定功效。老朽经验，若神经性心悸，器质无变化，四药可以合组一方，开茯苓15~20g、桂枝15~20g、甘草10~15g、龙骨15~30g、牡蛎15~30g，每日1剂，水煎分3次服，连用7天均能制止发作，命名五将护心汤。

❖ 蟾蜍脸

颜面大颗粒痤疮，呈疖子状，顶着白头，乃汗腺、皮脂腺、毛囊一起发炎，微痒，有灼热感，形成起伏脸，俗称蟾蜍、蛤蟆脸。破溃化脓，留下凹窝，胸背部亦可发生。老朽调理此病，除清热解毒，尚加祛湿、凉血、泻火药，曾制定捕风捉影汤，有蒲公英30g、龙胆草15g、赤芍10g、山栀子10g、连翘10g、银花30g、土茯苓15g、大黄3g、紫花地丁20g、败酱草15g、黄芩15g、野菊花15g，每日1剂，水煎分3次服，连用10~20天便可消退，大都不遗明显痕迹。

❖ 治慢性肠炎

老朽调理肠道疾患，常仿照温病学派章虚谷、叶子雨二家，给予温化疗法。

如慢性肠炎腹内隐痛，大便如鹜溏泻，日下三四次，只要无有脓血，说明非溃疡型结肠病变，即可应用小七汤。计炒扁豆 30g、炒白术 15g、山药 15g、木香 10g、淡干姜 10g、猪苓 10g、泽泻 10g，每日 1 剂，水煎分 3 次服，连用 7~15 天。一般不开人参、黄芪，重点突出补中、健脾、行水，其功力比理中汤、参苓白术散并不底下，在利尿方面，有过之而无不及。门生葛宝田曾说，毫无逊色。

❖ 子宫肌瘤用丹凤朝阳

老朽调理妇女子宫肌瘤，无论浆膜、黏膜、间质性，只要体型不大，宜用中药解决，除师法《金匮要略》桂枝茯苓丸（桂枝、桃仁、白芍、牡丹皮、茯苓）常投杂方加丹凤朝阳，有桂枝 10g、三棱 10g、莪术 10g、红花 10g、丹参 10g、柴胡 6g、香附 6g、延胡索 6g、凌霄花 6g、川芎 6g、蟅虫 6g、大黄 1g、益母草 10g，每日 1 剂，水煎分 3 次服，连用 60 天，检查 1 次，逐渐缩小，继续不停。若无明显变化，加制乳香 6g、炒没药 6g，再吃 2 个月，一般说都富效果。以之治疗宫颈、卵巢囊肿，功力甚微，够不上专题药物。

❖ 毛口飞消胀利水

老朽在广济堂应诊时，经理转告，大觉庙藏有许多验方，均起作用，其中一首叫毛口飞，可能以大腹皮而命名。专治男女腹内胀满，二便不利，影响进食，不敢喝水，由厚朴 15g、大腹皮 15g、牵牛子 6g、大黄 3g、神曲 10g 组成，每日 1 剂，水煎分 2 次服，连用 4~7 天。老朽临床投予胃潴留、消化不良、疟母脾大、肝硬化腹腔积水、尿路不畅等症，都有疗效。1954 年遇一胃胀患者，女性，40 岁，腹大如鼓，硬满难忍，无食欲感，痛苦不堪，医院检查，认为胃炎、肠胀气、腹水，门脉不宽、脾不大、肝未缩小无结节，称原因不明，转中医调治，即取此方授之，共饮 3 剂，更衣 5 次，矢气频出，小便甚多，病情大减，嘱其压缩一半，继续 6 日，霍然而愈。

❖ 前列腺肥大应补肾

前列腺增生、肥大常见于老年人，表现症状为尿急、尿频、尿无力、尿等待、尿不尽、尿线细、尿淋漓、尿裤子、夜尿多。临床调理应补忌泻，清热降火之剂切勿滥投，宜按肾亏阳虚施治，突出温补。就目前而言，大都倾向给予巴戟天、仙灵脾、韭子、肉苁蓉、人参、杜仲、续断、蛇床子、补骨脂、雄蚕蛾、九香虫、绿蜻蜓、枸杞子、鹿茸、蛤蚧、仙茅、熟地黄。根据情况定量，以之碾末，水泛成丸，每次 5~10g，日 2~3 服，连用 20~60 天，效果明显。老朽曾不断授予患者，反馈良好。这是肾衰不固影响到前阴的特殊现象。

❖ 痿痹治疗

痿证临床所见约有多种，以下肢无力，行走艰难为主，甚至卧床，不能步履。痿痹与其不同，常由湿热引起，开始腿足浮肿，逐渐转入下肢软瘫，走路呈欲仆倒样。《内经》言："大筋续短，小筋弛长，续短为拘，弛长为痿。"调理比较棘手，应温化湿邪，活血利水，解除湿热困扰，丁甘红投予之药物可资师法，经过化裁防止疗程延长，要加重其量。老朽习开茯苓皮 30g、汉防己 15g、木瓜 15g、苍术 10g、红花 10g、黄芪 30g、丹参 15g、泽泻 10g、川芎 10g、牛膝 15g、桑枝 30g、千年健 15g，每日 1 剂，水煎分 3 次服，连用 20~50 天，逐步好转，继续不停，3 个月均有希望恢复健康。1980 年诊一男子，双足痿废，无有痛感，半年来不能下床，屡医寡效，嘱咐换饮此方，凡 70 天即见功力，已拄拐行走，大有改善，尔后通信，药未中止，能上班半日工作了。

❖ 头面丹毒

大头瘟，又名蛤蟆毒，大头天行，民间谓之大头伤寒，属细菌性感染，为头面丹毒。常表现发热，局部红肿，高出皮面，大疱内含浆液，疼痛，目不能张。金元时代东垣老人善理此症，投黄芩、黄连、牛蒡子、玄参、连翘、板蓝根、马勃、僵蚕、桔梗、升麻、柴胡；便秘加大黄，清热解毒，升清降浊、宣散火邪，即普济消毒饮，颇有效果，老朽在其基础上组成一方，名丹毒汤，功力较强。计银花 30g、连翘 15g、重楼 15g、大青叶 30g、牛蒡子 15g、金荞麦 30g、板蓝根 30g、大黄 6g、柴胡 15g、黄芩 15g、山栀子 15g，每日 1 剂，水煎分 3 次服，连用 5~7 天。病情严重，改为 6 小时 1 次，日夜不停，直至痊愈。同时对腮腺炎、扁桃体炎，也有良好的作用。

❖ 茶菊汤治嗜睡

茶叶苦寒，清热、消食、提神、利水，降血脂，解醉酒，茉莉熏制，芳香化浊、净化舌苔；菊花疏风散邪、醒脑明目。老朽将二味结合，组成一方，泡水饮之，名茶菊汤。给予风热感冒、夏季伤暑、头昏嗜睡、食欲低下、记忆减退、消化不良，很起作用。亦可每次各 3~5g，水煎 3 分钟，分 2 次服，连用 6~10 天。1954 年诊一患者，医院定为神经衰弱，头目昏沉、嗜睡不醒、记忆大减、胃呆、眼眵特多，已无法工作，约有 2 年史，曾吃人参、黄芪补气兴奋，未见功效，邀老朽调理，当时也乏良法，即以此汤予之，嘱咐坚持，1 个月为期，10 日后情况转佳，症状变化，4 周停药，基本治愈。

❖ 贝子汤平肝潜阳

决明子、茺蔚子医羞明流泪、目赤肿痛、血压上升；石决明、紫贝齿治内风萌动、抽搐、镇逆潜阳。四味配伍，称二子、二贝，清热平肝，调理头痛、眩晕、烦躁、失眠易梦，高血压、血脂两高。老朽在家父指导下，曾组成贝子抑肝汤，计决明子 30g、茺蔚子 30g、石决明 30g、紫贝齿 30g，水煎分 3 次服，亦可用于神经衰弱、自主神经功能紊乱、围绝经期综合征。1991 年遇一女子，性格内向，因高考落榜，头痛、心烦意乱、血压上升、夜难入睡、坐卧不宁，医院认为精神分裂、躁狂发作。委老朽接诊，即以此汤加夏枯草 15g、大黄 6g 予之，先后饮了 13 剂，病情逐渐稳定，症状解除，且未复发。小方一首，很有作用。其中茺蔚子，为益母草种子，尚能活血祛瘀，属一肩双挑药，不宜轻视。

❖ 疏肝开胃三芽加味汤

谷芽、麦芽、稻芽，健脾开胃、磨食化积，医纳呆、胸腹胀满、消化不良，时方派谓之三芽汤。宽中醒脾用生者，消食祛积，炒后入药。性味甘平，宜投大量，无毒副作用。老朽临床于方内加入柴胡、香附、橘叶、川楝子，调理肝气冲胃、木克脾土，食欲不振、气郁不伸，胸闷、嗳气、腹胀、胁下疼痛，组有三芽加味汤。计粟谷芽 30g、大麦芽 30g、晚稻芽 30g、柴胡 10g、香附 10g、橘叶 15g、川楝子 15g。1980 年诊一妇女，30 岁左右，神经质，因婆媳矛盾，烦躁、胸中痞满、肋间胀痛、叹息则快，吃成药逍遥散、疏肝丸，未见好转，即以此汤予之，每日 1 剂，水煎分 3 次服，连用 7 天，感觉病减，惟大便不下，又增瓜蒌 40g、大黄 2g，继饮 1 周，完全治愈。经验告诉，凡气聚胸膈、更衣困难，要仿照《伤寒论》小陷胸汤加瓜蒌 30~60g，促使肠道蠕动，易于排出，再添大黄 2~4g，效果最佳。

❖ 关节炎可用三痹汤

风寒湿所致之痹证，主要表现为关节炎，无论风湿、类风湿、尿酸性，均列入这一范围，痛重者称痛风，膝关节肿大较甚者为鹤膝风。调理时应温通经络、搜风胜湿、辛热祛寒，大都投《伤寒论》《金匮要略》药物，突出含麻黄、桂枝、白术、附子、乌头、防己的处方，作为施治标准，经方派如此，杂方医家亦师法之，驾轻就熟，只在用量上不同而已。老朽临床遵照业师经验，除给予温化兼开活血散瘀之品，对久病入络，积而留瘀，能起良好效果，曾组成一方三痹汤。有老鹳草 20g、独活 20g、丹参 15g、川芎 10g、桂枝 15g、制乳香 10g、炒没药 10g、鬼箭羽 15g、雷公藤（先煎 1 小时）15g、汉防己 15g、麻黄 6g、生姜 10 片，每日 1 剂，水煎分 3 次服，连用 15~30 天，即见功力。尔后将量减半，继续下去，可以获得痊愈。

❖ 二至丸加味治脱发早白

二至丸，由两药组成，因女贞子冬至、旱莲草夏至采集命名，改为煎剂，称二至汤。清贤王孟英非常欣赏，列归保健品。就目前来讲，应用范围不广，大都投予神经衰弱，调理肝肾阴虚精血亏损，治头晕眼花、耳如蝉鸣、腰痛腿酸、下肢软弱无力，性味平和，见功较慢，须长时口服，始显现效果。老朽仿照七宝美髯丹，在此基础上组成护发汤，专医头发脆弱，生命力低，易于折断、脱落，黑色素减少，未老早白。计女贞子 15g、旱莲草 20g、当归 10g、熟地黄 15g、制首乌 15g，加入温阳提升修复作用的破故纸 10g、菟丝子 10g，每日 1 剂，水煎分 3 次服，连饮 30~50 天，可以得到较大的改善，比乌发丸、黑婆头排座居优。有瘀血现象，也宜配入桃仁、红花、赤芍、桂枝、没药、䗪虫、三棱、莪术、益母草、川芎、刘寄奴、蒲黄等，或参考王清任创制的活血逐瘀汤。

❖ 神经衰弱丸

民间流传一种保健药，谓补气、养脾、益肾，专治身体羸弱乏力、精神不振、腰酸腿软、阳痿不易勃起、自汗频仍、记忆力下降、对生活不感兴趣，习称"弱症"。老朽所见吃其药者大都为青、中年，由于工作紧张、劳累、房事过多导致的神经衰弱，也叫白领、知识分子疲劳症。该方即还少丹加减，并非"秘药"或"仙品"，含有熟地黄100g、山茱萸100g、当归50g、杜仲50g、肉苁蓉100g、牛膝50g、楮实子50g、巴戟天50g、仙灵脾（煮水入药）100g、五味子50g、石菖蒲50g、枸杞子100g、远志100g、菟丝子50g、人参50g、砂仁50g、锁阳50g、鹿茸20g，碾末，水泛为丸，每次6~10g，日2~3服。老朽曾给予相应病友，能起一定作用，30天可见改观，命名神经衰弱丸。

❖ 六一左己加味汤治胃病

业师传授，太师杜公临床，常将有效名方汇合为一，出神入化，易见奇迹，对慢性胃炎、胃溃疡脘内嘈杂、胀满、泛酸、灼心、嗳气、疼痛，久而不愈，把左金丸、戊己丸、连附六一汤组织在一起，加柴胡、生姜，联袂调治，称六一左己加味汤。投黄连10g、柴胡10g、吴茱萸6g、白芍10g、附子6g、生姜10片，寒热并用，疏补同开，每日1剂，水煎分2次服，连饮10~15天，可收劲功。老朽验证，反馈甚佳，无不适反应，复发率低，被尊为惠民之剂，有长期疗效。1970年诊一患者，医院检查结论贲门狭窄、食管憩室、胃溃疡，病史发现已4年，吃药打针均乏好转，要求试改中药，据其突出症状，胀、酸、灼、痛，即取本方原量予之，共30剂，情况大减，逐渐恢复健康，能够上班工作了。

❖ 解郁汤的应用

老朽曾仿照先贤经验，调理功能性疾患，如疏利气滞、宣散郁结、条达阻遏，一般不投小柴胡汤或逍遥散，常以《伤寒论》四逆散为基础加味，对易怒、胁痛、腹胀、噫气、肠道停积，都可应用，以宣、行、下、排气为主，有广阔疗途。习开之量柴胡10~20g、白芍10~30g、枳壳10~20g、甘草6~10g，加香附10~15g、槟榔10~20g、砂仁10~15g，每日1剂，水煎分3次服，连用7~15天，命名解郁汤。1978年于济宁遇一围绝经期妇女，不断与家庭成员无故争吵，暴躁，胸内闷满，感觉头痛冒火，阵发性出汗，脉弦，彻夜呓语，入睡即梦，发作时喋喋没完，几乎怒发冲冠，过后困顿不堪。乃以本方投之，除柴胡给予20g、白芍20g、枳壳15g、香附15g、槟榔20g，又加大黄6g，其他均用小量，5剂症情便减，半月逐渐转安。

❖ 调肝胃一枝二花汤

清代名家叶桂擅长去寒养胃，王孟英功于行气开胸，老朽将其经验汇合一起，调理肝气横逆，攻冲胃府，发生胸闷、痞满、噫气、纳呆、腹胀、疼痛、矢气多、两胁硬、大便停滞难下，打嗝则舒，似此疾患，包括胃炎、肠道气体充积、胃神经官能症、消化吸收动力缺乏。1994 年老朽曾给山东中医学院门诊部组成一首协议方，有瓜蒌 20g、石菖蒲 10g、枳壳 10g、柴胡 10g、白芍 10g、砂仁 10g、厚朴 10g、薤白 10g，每日 1 剂，水煎分 3 次服，时间长短不一，根据实际情况运用。胃酸减少，加山楂 10g，精神抑郁加香附 10g，不断叹气加甘松 10g，燥屎内结加海蜇 60g。临床观察，效果良好，命名一枝二花汤。

❖ 双翼汤治风湿身痛

《伤寒论》《金匮要略》所载风湿，和现今常言之风湿并不完全相同，二书收入之风湿，大都由外感引起，有恶风、恶寒现象，不应对号入座混为一家。老朽调理此病，凡身体、关节疼痛，以麻、桂带头，在解表的基础上加搜风胜湿，通经活络药，先开腠理，打通出路，然后安排大队人马一起驱逐致病之邪。组建一首处方，名双翼汤，临床应用，功力良好。有麻黄 10g、桂枝 30g、独活 20g、附子 15g、薏苡仁 50g、苍术 15g、汉防己 15g、鸡血藤 40g、制乳香 10g、炒没药 10g、生姜 10 片，每日 1 剂，水煎分 3 次服，连用 7~10 天。方内以麻黄、薏苡仁为重点，附子、苍术、独活居次；桂枝温运络脉，少则无效，须达到 20g 之上方见仙踪，鸡血藤也是这样。

❖ 颜面色素沉积用净美汤

清末赵青筠先生，贫穷无力读书，出身白丁，常到知识家庭借阅经、史、子、集，自强不息，终成大学问家，被举荐南方乡试主考，托病谢绝，执刀圭为业。曾说《外台秘要》到《玄宗开元广济方》取白术、白及、白芷、白蔹、鹰屎白，碾末，水煎外洗，祛脸上色素沉着，能转洁白，实际作用不大。若用丹参、桃仁、红花、三棱、莪术、桂枝、川芎、当归、䗪虫、凌霄花、刘寄奴、益母草、泽兰、少量大黄制成水丸，长时口服，反有明显功效。为此老朽组建一方，名净美汤，有桂枝 10g、丹参 10g、红花 10g、三棱 10g、桃仁 10g、莪术

10g、泽兰 10g、益母草 10g、凌霄花 10g、大黄 2g，通过活血逐瘀，消散黑眼圈、黄褐斑、云雾斑，色素凝集，清除率很高，每日 1 剂，水煎分 3 次服，1~3 个月为 1 个疗程，病状转化后停止吃药。

❖ 气血痰食化积汤

老朽学医上承家教，凡气滞、痰饮、瘀血、食积所致胸闷、气短、痞满，有阻塞感，皆开宣通药，喜师法张子和、王孟英，常投《伤寒论》派遣之瓜蒌、干姜、黄连、枳壳、桔梗与丹参、郁金、薤白，吸收瓜蒌投一枚的大量经验，以之为君，并加柴胡，极少量大黄升降气机、和解内外、疏利郁结。曾组建处方名化积汤，适用范围较广，除主攻胸痹，其他胃炎、胸膜炎、肺气肿、冠状动脉粥样硬化心脏病，亦可考虑运用。1953 年一 50 岁男子来诊，发病 2 年，胸内痞闷、疼痛，感觉有硬物堵住，坐着轻，躺下重，影响呼吸，吐纳困难。即取此汤相授，计瓜蒌 60g、枳壳 15g、丹参 15g、桔梗 10g、黄连 15g、干姜 15g、薤白 15g、郁金 15g、柴胡 10g、大黄 3g，每日 1 剂，水煎分 3 次服，连用 7 天症状锐减，将量去掉一半，又饮 9 剂，基本治愈。

❖ 阳痿吃养元固本汤

阳痿为性功能低下，生殖器勃起无力，严重者不能性交，属于软瘫状态，与长期手淫、前列腺炎有莫大关系。岐黄医学认为肾亏阳虚，阴亦不足，应温补命门火衰，投和阴壮阳药，多吃韭菜、羊肉、咖喱，适当饮两杯绿茶。临床常投鹿茸、蛤蚧、熟地黄、胎盘、海龙、胡桃、肉苁蓉、巴戟天、仙茅、锁阳、仙灵脾、鹿角胶、杜仲、蛇床子、阿胶、狗脊、附子、菟丝子、葫芦巴、海马、阳起石、海粉、沙苑子、当归、人参、山药、黄芪、蜂蜜、饴糖。老朽曾组建一方，名养元固本汤，有仙茅 10g、仙灵脾 20g、韭子 10g、肉苁蓉 10g、巴戟天 10g、枸杞子 10g、紫梢花 6g、益智仁 6g、杜仲 10g、续断 10g、补骨脂 10g、人参 10g，日饮 1 剂，水煎分 3 次用；也可碾末水泛成丸，每次 6~10g，日 2~3 服，收效颇好。

❖ 保安汤医先兆流产

女子怀孕养胎，《金匮要略》用当归散，有当归、川芎、白芍、黄芩、白术。后人所投之佛手散（当归、川芎）和黄芩、白术保护妊娠，预防流产，就导源于此。医界流传的十三太保（当归、川芎、白芍、厚朴、艾叶、黄芪、荆芥、川贝母、菟丝子、枳壳、羌活、甘草、生姜）、泰山磐石散（当归、白芍、川芎、熟地黄、人参、白术、续断、黄芩、砂仁、甘草、糯米、黄芪），都是由此衍化而来。1955年老朽又结合张锡纯先生寿胎丸予以加减，组成保安汤，计当归10g、白芍10g、川芎6g、黄芩10g、白术10g、砂仁10g、菟丝子10g、杜仲10g、桑寄生10g、人参6g、苎麻根10g，每日1剂，水煎分3次服，连用10~15天，对胎动不安、先兆流产，很起作用。友人孙华堂领一30余岁孕妇来诊，怀麟二月，呕吐、嗜酸，有严重反应，近日腹部不舒，阴道出血，夹有白带，表示流产现象，医院担心不宜继续妊娠，保不住胎，乃授予本方，3剂血止，情况转佳，嘱其饮之勿停，8天即愈，如期生下女孩，产褥平安。

方　　论

❖ 配方的秘招

中医临床老手处方遣药，内涵一种技巧，属不传之秘，为了防止恶心呕吐感而影响食欲，在给予汤剂内加入健胃、降逆、镇呕、下气之品，且随需求而定。老朽所见近百位名家有不少喜用此类药者，如老朽之父加半夏，老朽之业师加陈皮，大瓢先生加神曲，赵菊人先生加谷芽，惠来禅师加半夏曲，吴七先生加少量大黄，何素朴先生效法《伤寒论》加生姜、大枣。这些情况，看来并不足道，实际是经验绝招。投量除大黄1~3g外，其他均6~9g，姜3片，枣（擘开）5枚。老朽则加砂仁。

❖ 从处方中见技巧

观音庙老尼白云禅师，精医药学，对《伤寒论》《金匮要略》二书，能背诵如流，以刀圭之术轮渡众生。在二月佛光会上与另一岐黄家女僧邂逅，共同为游人诊病，一患者言大便经常七八日一解，如羊屎样，腹内胀痛，甚至不敢吃饭，他认为属于阴寒燥结，须热药化之，方可疗本，扬汤止沸难以根除，遂开熟地黄30g、附子30g（先煎1小时）、吴茱萸9g、大黄6g、元明粉9g，2天1剂，水煎分2次服，嘱其连用10剂，以巩固之，药后情况良好，据云未有复发。通过此案，说明2个问题，一是寒邪内结，附子、大黄组合，温阳泻下，各逞所能，并不相悖，亦不掣肘；二是开结濡润肠道要靠元明粉；三是吴茱萸点缀，温里作用也助附子一臂之力，处方小巧，真乃名家。熟地黄一味滋养补血，保本扶正，置于泻药中，防城门失火，殃及池鱼。

❖ 复方应予加减而忌死搬硬套

古方临床有一定局限性，应予以加减，死搬硬套，按图索骥，疗效不高。大热退热用白虎汤加黄芩、重楼；疮疡用黄连解毒汤加蒲公英、紫花地丁；失眠用酸枣仁汤加龙骨、牡蛎；亡阳用四逆汤加人参、肉桂；血亏用当归补血汤加熟地黄、白芍；补气用保元汤加白术、红景天；胃肠畏寒用理中汤加附子、吴茱萸；夏季甘寒用香薷饮加藿香、苏叶；肺热咳嗽用泻白散加知母、桔梗；气液不足用生脉汤加黄芪、女贞子；中风汗多用桂枝汤加人参、黄芪；阴伤津耗用麦门冬汤加石斛、玉竹。似此甚多，举一此例其余。

❖ 大泻十枣汤应用要点

老朽之业师耕读山人指示，若痰饮严重，咳嗽、哮喘不已，吐痰甚多，不能仰卧，只要身体尚可，无明显阳亏气虚现象，就能给予《伤寒论》十枣汤，功效称奇。老朽读《曹颖甫医案》见其治"西门陈左，痰饮咳嗽，脉双弦"，即投此方，用制甘遂3g、炙芫花3g、大戟3g、大枣（擘开）10枚，水煎分2次服，据云药到病除。老朽抱着"诸葛一生惟谨慎"，且雕虫小技不敢冒险，敬而远之。友人孙华堂兄偶患本症，便取该方予疗，结果腹泻2次，情况大转，症状消失。但要掌握3个要点，必须身壮、病重、痰多。

❖ 桂枝人参汤加麻黄有五项作用

老朽的父亲经验，对感冒型腹泻，常投《伤寒论》桂枝人参汤加麻黄。凡发热恶寒无汗，大便溏日下数次，不论腹痛与否，都以本方予之，解表、温里、固肠、益气、利尿，一汤而具五能，味少功效不减，属经方上药。开量一般是桂枝9g、麻黄9g、白术15g、干姜9g、人参6g、甘草6g，每日1剂，水煎分3次服，3~6天即愈。老朽曾以之治疗急性肾炎颜面水肿，或原因不明性小腿、足部按之凹陷，沉重、走路困难，均有速效。

❖ 白虎与白通汤的区别

清末中医考试，要求举出《伤寒论》四白，指白散、白虎、白通、白头翁汤。并论述其中一寒一热所治之区别，即白虎疗热入阳明，以石膏清高热；

白通驱少阴之寒，下利水谷，以附子、葱白温里升阳救逆。当时有一应试学者，持另一观点书写了答案，认为石膏属泻，白虎不能称清热；白通非热，葱白辛散，附子为补，附子回阳救脱，非温热之力，而是补益之功。白虎虽性寒凉，白通性温热，却不能承担调治阳明、少阴证之功，而是泻与补的作用。因抱独特见解，被主考诬为奇谈怪论，将其推入阴山，终身不许再考，埋没了一个人才。关于这一问题，老朽认为，清、泻、温、补可以互言，无严格界限，不应从字面上一票否决，主考大人的做法，让后学永世不得翻身，也太过分了。

❖ 茵陈蒿汤内大黄起杠杆作用

甲型、乙型肝炎，右胁下胀痛，身发黄疸，在急性期可给予《伤寒论》茵陈蒿汤，计山栀子 10~20g、大黄 3~10g、茵陈蒿 15~30g，加大青叶 15~20g、田基黄 15~30g。发热无汗加柴胡 15~20g、连翘 10~15g、黄芩 10~15g，对恢复肝功能、解除症状，有良好作用。以之治疗胆囊炎，要加鸡骨草 15~30g。老朽经验，方内大黄如同杠杆，有则效强，无者力弱，但不宜多服。

❖ 麻黄汤内杏仁通畅皮毛

经方派范侞，以名家被邀讲解《伤寒论》，老朽少时曾聆听风采，谓书内有三界。一诊疗表证有两个系统，指麻黄汤、桂枝汤，无论正治、误治、失治，皆以二方为基础进行加减；二阳证有两个系统，指白虎汤、承气汤，以单纯高热，兼大便秘结为分水岭；三阴盛有两个系统，寒邪占主位开四逆汤，阳化转热变成反面症状，用黄连阿胶汤，甚至承气汤。六归一，就是太阳阳明、太阳少阳、阳明少阳、三阳合病，太阳阳明、太阳少阳并病，要区别施治。他说医风寒感冒，辛温解表，因肺开窍于皮毛，互通表里，用麻黄汤，其中杏仁并非止咳，而是调理气机，令其通畅，以利排汗，且净化呼吸障碍，一药三用，乃组方特色，学习者应破除陈旧思维，意外探新。

❖ 脉结代、心动悸开参松桂草

《待客轩记事》所言白茅根 20~50g，治疗肾炎，能利水、制止血尿、蛋白漏出；友人朱良春治疗黄疸性肝炎，投豨莶草 30~60g，可退黄，恢复肝功能。

老朽开人参 10g、甘松 10g、桂枝 10g、甘草 10g，调心律脉搏间歇，均水煎服，已经临床验证，有效率很高，但要坚持每日 1 剂，分 2~3 次用，否则其力难显。

❖ 风寒身痛开麻黄汤加二活

岐黄老人赵海舟治风寒感冒身躯、四肢疼痛，认为邪入经络，应发汗，宣散开表，逐病外出，投麻黄汤加二活，很见功效。计麻黄 10g、桂枝 15g、杏仁 10g、甘草 6g、羌活 15g、独活 30g，每日 1 剂，水煎分 3 次服，4 天能愈。老朽临床运用时，因有呕恶感，又加入生姜 10 片，反应随之消失，是一首良方。

❖ 投小柴胡汤不必拘于四症

篆刻家荆十黎，从天津书市购得一抄本《陈事记》，仿赵体工笔小楷，字极秀丽。其中收有潍县状元王寿彭感冒高热不退，调治多日不见起色。山东大学领导曾为其待聘一老医，年 80 余，在农村执业，知者很少。他诊脉后认为邪在少阳，虽无口苦咽干、心烦喜呕、往来寒热、胸胁闷满，仍应用小柴胡汤。指出发病时间已过太阳，口不渴、大便不结，未入阳明，要按半表半里处理，遂开小柴胡汤加石膏 15g，将柴胡升至 30g，水煎分 4 次服，24 小时饮尽，连续 3 剂。药后汗出溱溱，症状大减，体温降至正常，霍然而愈。观察该案从中领会 3 点常识，一是小柴胡汤适应范围较广，无四大临床表现（往来寒热、胸胁苦满、心烦喜呕、嘿嘿不欲饮食）同样可用；二是表里之间即少阳，为小柴胡汤的主症；三是老医经验丰富，乃久战疆场者，也属经方家，是仲景先师的杰出传人，地道的《伤寒论》派，民间"姜老辣"一语，已得到兑现。

❖ 姜芩连参汤的两用

《伤寒论》厥阴篇所载干姜黄芩黄连人参汤，温凉并投，正邪同治，兼理上热下寒，药虽四味，却有良效。老朽临床所治病症，一是胃病泛酸、灼心、嘈杂、呕吐不止；二是肠炎、痢疾、肠道功能紊乱，腹泻、里急后重、大便脓血，久而不停。前者以干姜、黄连为主，每剂 9~15g，黄芩、人参 6~9g；后者黄芩、黄连、干姜为主，9~15g，人参 6~9g，日饮 1 剂，水煎分 3 次服，3~6 天即见功效。1980 年于徐州诊一慢性结肠炎，病史已历 7 个春秋，泻下日行 3~5 次，有時夹带脓血,嘱其坚持应用本方,凡48剂,彻底治愈,隔了数年来济,云未复发。经验证明,本方平妥、价廉,是调理消化系统的验方。

❖ 四用竹叶石膏汤

《伤寒论》竹叶石膏汤,有竹叶、石膏、半夏、麦冬、人参、甘草、粳米7味,老朽临床应用,将其划分四个范围。一夏季伤暑,汗多、口渴、乏力、低热,加薄荷、五味子;二病后虚弱,呕恶、食欲不振、心烦尿少,加山楂、黄连;三肺燥,干咳无痰,逆气上冲、咽喉发痒、久嗽不止,加玉竹、知母;四阴亏火旺,津液不足,口干舌红,手足心热,形体消瘦,加生地黄、山茱萸。他的主要作用益气滋阴、清热生津、降逆止呕、甘寒养胃,方中竹叶引火下行从小便排出。若加入五味子,同生脉散相较,功效居上。

❖ 阿胶汤亦治围绝经期综合征

妇女45~55岁内分泌变化进入围绝经期,约80%发生异常现象,中医谓之经断前后诸证。如阴道干涩、灼热,月经来潮时间、血量多少不一,头痛,烦躁,失眠,乳房发胀,喜怒无常,体态臃肿,阵发性出汗,精神状态失去规律性。改善这些情况,须调理阴阳,重点施治冲任二脉,缓解内分泌紊乱、激素下降,配合镇静疗法。老朽临床,除辨证投药,习开《伤寒论》黄连阿胶汤,计白芍9g、黄连9g、阿胶9g、黄芩9g、鸡子黄(冲)1个,加丹参6g、合欢花9g,每日1剂,水煎分3次服,连饮15~30天。对转化烦躁、失眠、易怒、情绪不稳、头昏脑涨、坐卧不安、善感、多梦、阵发性出汗,有较好的效果。且可给予焦虑型精神分裂症。借此书写七言绝句一首:九十已至又何求,柳暗花明度春秋;留下所学传后世,晓风残月送天收。

❖ 眼干泪少有光明汤

老年人肝火较旺,肾水虚衰,易发生双目干涩、泪液减少,眦结眼眵,习惯上投予六味地黄、杞菊地黄丸,补水抑火。《萝荫碎语》载有经验方,由桑叶15g、菊花15g、决明子15g,名光明汤,每日1剂,水煎分2次服,连用15~30天。老朽在此基础上又加入谷精珠15g,收效很佳,1个疗程即见明显变化,主要为视力提升,模糊好转,值得诊治参考。

❖ 武攻痰饮大陷胸丸

老朽临床，遇到痰饮哮喘，大便干结，脉象弦滑，常把《伤寒论》大陷胸丸去甘遂改为汤剂。计杏仁 9g、葶苈子 20g、大黄 4g、元明粉 4g，每日 1 剂，水煎分 3 次服，连用 4~8 天，均有效果，属于武力攻治，比投含麻黄的处方，功大而无不及，门人李廷玉谓之霸道药。如胸闷加枳壳，腹胀满加厚朴，咳嗽加桔梗，逆气上冲加代赭石，水声震荡加半夏，各 9~12g。若症状缓解较慢，加旋覆花 15g 可提助疗胀。

❖ 大青龙汤针对五症

《伤寒论》大青龙汤，为桂枝汤去白芍加麻黄、石膏、杏仁；麻黄汤加石膏、生姜、大枣组成。医风寒感冒无汗、身痛、高热、烦躁、脉紧五症。因体温升高将桂枝去掉，发汗作用便减，宜原方应用。老朽经验，汤内桂枝不应超过 9g，石膏 60g 始显功效。若热象持续不退，依据经方配伍规律，加入黄芩、柴胡各 15~25g，体温则迅速下降，不要再投予银花、连翘、大青叶、浮萍、板蓝根，把风寒、风热分开，避免杂乱无章，且风寒型不需解毒药，经、时方混合一起，也未见发挥优异成绩。

❖ 当归四逆汤适于四肢血运不良

《伤寒论》当归四逆汤，医脉细、手足厥寒，由当归 12g、桂枝 12g、白芍 12g、细辛 6g、甘草 6g、通草 6g、大枣（擘开）30 枚组成。老朽临床以之调治手足经常发凉、麻木、无力，按血虚、循行障碍处理，无论颈椎病、神经性麻痹、多发性神经炎，都有功效，如未见好转，加黄芪 30g、川芎 12g、丹参 12g，能提高疗效。1965 年遇一麻木患者，病史 2 年，似触电状，甚时失掉知觉，即投本方，10 剂后几乎无有反响，减不足言，将药量增加半倍，嘱其每日 1 剂，连服 45 天。从此未来复诊，过了 4 个月途经济南，询问症状，言坚持饮用至 30 剂，已彻底治愈。

❖ 温经汤可以助孕

调理妇女围绝经期综合征，阴血亏虚，口唇干燥，手心发热，少腹拘急，大便次数较多，宜投《金匮要略》温经汤。老朽治疗生育期久不受孕，激素失调，排卵障碍，月经先后无定期，亦开本方。计当归9g、白芍6g、川芎9g、人参6g、桂枝6g、吴茱萸6g、阿胶9g、牡丹皮6g、半夏6g、麦冬9g、甘草6g、生姜9片，每日1剂，水煎分3次服，5个月内易于怀胎。功效不显加细辛6g、丹参9g、炒没药3g，增强活血通络，兼消除盆腔炎、积液、输卵管阻塞。古汤今用，焕发新义，提高效果。

❖ 桂枝石膏组方释义

桂枝与石膏相伍，首见于《伤寒论》大青龙汤、《金匮要略》白虎加桂枝汤，这一组方特色，与干姜、黄连合用不同，后人讥称误书、杂乱无章。但从经方不计寒热、攻补突出综合物理性遣药来说，并不悖谬。大瓢先生曾有释义：第一，桂枝温经活血，能通利汗源，助石膏清解表里高热，透邪于外，腠开身凉；其二，防止石膏大寒阻遏气机，影响热邪外泄内消，阻碍出路，一药双治，乃高级的对立统一疗法，临床应用，从未发生不良反应。仲景先师高超的经验，是由实践中来。尽管如此，少投为好，以免引起差错，伤及患者。

❖ 酸枣仁汤的另一作用

师法经方，不应局限一病一证，要打开多向用途。《金匮要略》酸枣仁汤原为调理虚劳心烦、失眠，能清热滋阴、养心、镇静，属于医家喜爱的肘后方。老朽临床予以变通，给予阴虚血热妇女月经提前，烦躁不安，或围绝经期自主神经功能紊乱，头痛、心悸、易惹、情绪不稳、思维异常，阵发性出汗，也有相当效果。计酸枣仁30g、知母9g、川芎9g、茯苓15g、甘草6g，加浮小麦90g、大枣（擘开）10枚，命名安神汤，每日1剂，水煎分3次服，7~15天为度。其中酸枣仁炒香，可醒脾、化浊、通窍，茯苓改换茯神，增强宁心镇抚作用，宜据客观情况而化裁之。

❖ 小柴胡汤内有四杰

范仸先生来自农家，出身放牛娃，医学成就、实践经验，堪称一流，年80余，被尊为伤寒大师，有奇才与众不同言论。曾说少阳属夹缝证，不宜单列，置于太阳阳明或阳明太阴之间无关大局，非争鸣焦点，然其收入之小柴胡汤，却为一首要方。所医往来寒热和发热、潮热为症状表现；不欲饮食、心烦喜呕，归于胃家；胸胁苦满亦非半表、半里的独断专利，因而将该汤局限在少阳圈子，无异坐井观天、缚住了贲育之手。柴胡量大开郁解表、黄芩清热邪、半夏祛痰降逆、人参益气保本，乃方中四杰，配合一起，可应用到许多领域。柴胡临床有三大优势，一疏通少阳，解表清里，与黄芩为伍，增强消炎力；二少量能升阳举陷，和人参、黄芪组方，提高补中益气；三泻火祛邪，同大黄、山栀子合用，下三焦积热，从小便排出，兼疗尿路感染。若取其消炎、退热、降体温、治流行性感冒，最好与黄芩结成对子，每剂各投 15~30g，易得速效。

❖ 瓜蒌瞿麦丸今释

范伋先生谓《金匮要略》瓜蒌瞿麦丸治病方义不难解释，蓄水证能发生口渴，如五苓散对象是膀胱积液之故。此处的茯苓、瞿麦通下利尿，山药、天花粉促进唾液分泌生津，"上热"之渴即止。附子温化阳气，宣发阴液，上能解渴，下行积水，类似于肾气丸内的桂、附，所以原文说明"腹中温为知"。该丸五味，由天花粉 200g、茯苓 300g、山药 300g、瞿麦 100g、附子 30g 组成，碾末，水泛为丸，每次 6~9g，日 3 服。附子须炮制入药，切勿生用。老朽经验，宜于腹中胀满、小便不利，或尿出淋漓、等待、不禁、下行困难，可试用诸前列腺肥大、慢性炎变的老人。

❖ 汗多伤阴补方

攻读经典应灵活师承其意，最怕死守条文，胶柱鼓瑟，刻舟求剑。如外感风寒发汗多易致亡阳，亦能伤阴，亡阳投桂枝加附子汤，伤阴者无有处方，应在《伤寒论》或书外寻求，经方医案起用调胃承气汤，实际药不对症，泻下反加剧病情，照传统规律可给予竹叶石膏汤。然真正巧开古方的人，则摒而不取，重点考虑生脉散（人参、麦冬、五味子）配合麦门冬汤（人参、半夏、麦冬、甘草、粳米、大枣），才可获得临床效果。民国时期中医考试曾命此题，答案是竹叶石膏汤划八十分，生脉、麦门冬汤划一百分，均按经典系统来定的。老朽意见，若打破派别界限，补以时方，开吴瑭所拟大定风珠减去三介（龟甲、鳖甲、牡蛎）、麻仁、鸡子黄，只取生地黄、白芍、麦冬、阿胶、五味子、甘草，也有同样作用。

❖ 己椒苈黄丸使用说明

老年痰饮哮喘，痰多，不能平卧，小便不利，颜面浮肿，足部按之凹陷，乃水湿停聚，应驱逐水饮，小青龙汤、射干麻黄汤已失去作用，可投己椒苈黄丸的汤剂。有汉防己 15g、椒目 10g、葶苈子 30g、大黄 2g，加茯苓 15g、石韦 10g，每日 1 剂，水煎分 3 次服，能见确效，使病邪从二便排出。老朽临床运用，掌握四点，一凡老人或体弱者，大黄 1~3g，必须量小；二气虚无力之人，均加人参 6~15g，固根保本；三切勿多服、久用，易导致气血亏损，走向反面；四虽属验方，却非保健之品。

❖ 麻子仁丸使用说明

老朽调理习惯性腹胀大便干燥，或形成羊屎状，秘结难下，常投《伤寒论》麻子仁丸，将白芍减去，改为汤剂。计枳壳 10g、厚朴 10g、杏仁 10g、麻子仁 30g、大黄 4g，每日 1 剂，水煎分 3 次服，连用 5 天，改为 2 日 1 剂，转为 1~2 天更衣 1 次即停。肺与大肠相表里，杏仁开提肺气，滑润肠道，起辅助作用，不宜删除，然用量不可过多；大黄限制在 6g 以内，否则伤人元气。饮之太久反令肠功能紊乱，失去规律性，干扰人体生物钟导致其他意外的病变。

❖ 《千金方》方杂有效

真人孙思邈所编《备急千金要方》《千金翼方》二书，吸收许多民间经验和异域处方，药味多，品种多，攻补、寒热、良毒合用，比较繁杂，如 53 味的华佗云母丸石膏与鹿茸、荆花与庵闾子、肉桂与薪蓂；69 味的大排风散狼毒、芫花、天雄、乌头、附子、麻黄、瓜蒌、半夏、蜀椒、藜芦同组一方，使人疑虑，感觉非治病者，且有反药，更难寻思，但通过临床验证，确有疗效。因此应分析研究，可选择动物实验，并进一步观察临床作用，不可一锤定音，完全否定。

❖ 孙思邈处方破除内外界限

唐代孙思邈继承汉、魏、两晋、宋、齐、梁、陈学说，旁及国外异域，所收方剂较杂，却有建树，一是打破传统先表后里，开展内外同调，如伤寒头痛、高热，投葱、豉，加大黄、山栀子；投麻黄、升麻，加大黄、元明粉，形成表里双解法。二是阴虚增液生津，投麦冬汁、生地黄汁，以鲜药建功。三是天行时气内入攻心，即叶天士指出的邪陷心包，投清热、解毒、防疫、止痉的紫雪散，给温病学派的发展起了指导作用。他认为中风半身不遂，由痰火而致，可吃竹沥汤（生葛汁、竹沥汁、生姜汁）、荆沥方（荆沥、竹沥、生姜汁）。老朽经验，在治疗脑血管意外引起的半身不遂处方内添入竹沥、荆沥、生葛汁、生姜汁，都有功效，可帮助改善偏瘫状态。

❖ 双解散简化方

学习研究河间刘氏论说，要着重掌握三个看点，一为外感"怫郁"，开玄府（汗孔）使气液宣行，解表发汗，投老葱、豆豉、滑石、甘草，甚者加麻黄、薄荷；二为心火暴盛，肾水易衰，宜开寒凉药物，泻火补水，投黄连、麦冬、生地黄、大黄，按"亢则害，承乃制"损南益北法调理；三为内外皆热，表里双解，投麻黄、薄荷、防风、连翘、黄芩、石膏、大黄、元明粉，一方两治。喜用滑石目的有二，清热利水与宣通气液。老朽临床将其双解（天水散、防风通圣散）予以简化，只取防风6g、薄荷6g、麻黄6g、大黄3g、连翘6g、石膏15g、山栀子6g、黄芩6g、滑石9g、甘草3g，改成汤剂，水煎分3次服，宣散透表，清火泻里，速退病邪，疗效甚佳。

❖ 归脾汤加减新用途

归脾汤由黄芪、白术、当归、茯神、龙眼、酸枣仁、人参、木香、远志、甘草、生姜、大枣组成，医劳伤心脾，怔忡、失眠、倦怠、月经量多，宜于神经衰弱、紫癜、慢性出血疾患，属不倒翁方。老朽通过加减投予记忆力下降、化疗后遗症白细胞减少、乏力、食欲不振，有良好作用。在调治青壮年健忘处方中可发挥理想性疗效，定量为黄芪10g、人参10g、茯神10g、白术10g、龙眼30g、酸枣仁15g、木香3g、当归10g、生姜6片、大枣（擘开）10枚、远志15g、石菖蒲6g、红景天6g、丹参6g，每日1剂，水煎分3次服，连用15~30天，命名复忆汤。老朽初步观察，起主要作用的是人参、黄芪、茯神、龙眼、酸枣仁、当归、远志、丹参，应掌握重点。如长期失眠，把人参、黄芪减去，加夜交藤30g，即会解除这个症状。

❖ 叶氏润咸养胃方

香岩翁善理脾胃，重视脾升胃降，健运中州，治胃强调甘凉滋养，常投麦冬、石斛、沙参、天冬、生地黄、桑叶、玉竹、粳米，酸甘化阴加白芍、乌梅，气虚甘缓温中加人参、黄芪、山药、扁豆、莲子、甘草、大枣。老朽之父认为肃气降下方可扶助胃的功能。消化食物、吸收营养、通利糟粕，不要离开润、咸二字，应在处方中加麻仁、瓜蒌、雪羹汤（荸荠、海蜇）。老朽临床组成一首小养胃汤，有瓜蒌 6g、麦冬 6g、扁豆 6g、大枣（擘开）9 枚、甘草 3g、西洋参 3g、海蜇 15g，水煎分 2 次服，专医阴液不足、沉降不顺、大便不爽、饭后不舒四症，甚有裨益。

❖ 应用六君子汤的指征

传统名方六君子汤，由人参、白术、茯苓、甘草、半夏、陈皮、生姜、大枣组成，为补脾健胃之剂，兼能燥湿祛痰，治疗气虚运化无力、食少、便溏、精神不振、腹内胀满、吸收不良。温补派大家崔绍武先生以善投本方声闻乡里，被尊称为第二位李东垣。他利用其调节消化系统功能，促进胃肠蠕动，分泌液增加，改善临床症状，医疗恶心、呕吐、纳呆、痰饮，给予慢性胃炎、十二指肠炎、气管炎、胃神经官能症均见功效。曾告诉老朽，派遣此汤要突出 9 句话，即脾气虚亏、胃纳欠佳、言语低沉、四肢无力、大便稀薄、食后不化、腹中胀满服消滞破积致泻下加重、呼吸较弱、痰多，作为施治对象。老朽学习这一经验，收效甚好。

❖ 六君子汤加味广开治途

医家裘菊秋，执业数十年，喜调理脾胃、疏肝益气，认为中州健运、木能条达，内在谐和，疾患少生，常投香砂六君子汤加味，于门诊病例中约占 70%~80%，几乎千篇一律，众人一方。老朽观察，含有 3 个特点，一是药味平和，无副作用；二是量少、价廉、口感较好，易服；三是饮后食欲增加，气力转强，身上轻松，感觉舒适，因而就诊者门庭若市。对老朽讲所拟处方，人参 3g、炒白术 3g、茯苓 3g、甘草 3g，四君同量；半夏 3g、陈皮 6g、木香 3g、砂仁 6g，多少不一；柴胡 3g 疏泄郁气，白芍 3g 养血护阴，总之以扶正为主，令小邪退却。很富思想性、逻辑性，不愧为一代良医。

❖ 开痹汤能超小陷胸汤

胸痹属于逆气凝结，常表现胸内阻塞，气短，疼痛，放射累及背部，重者喘息，不能仰卧，与结胸相似而为气结。《金桂轩医案》将《金匮要略》所开处方，进行筛选，重组一首，称开痹汤，有瓜蒌 30g、薤白 15g、半夏 9g、枳壳 20g、厚朴 15g、杏仁 9g、陈皮 15g、干姜 9g，每日 1 剂，水煎分 2 次服。老朽临床应用，功效较强，超过小陷胸汤。将其给予兼见胸闷气短的癔症、忧郁症、烦躁性精神分裂，也有疗效。

❖ 柴胡承气汤的双向作用

天津儒商穆春江，家世业医，已传四代，其父临床 50 年对《伤寒论》处方体验最深。认为书中麻黄、小青龙、小陷胸汤、小承气、小柴胡、白虎、四逆、理中、白头翁、茵陈蒿、旋覆代赭汤应用广泛，疗效好，为重点学习对象。曾将小柴胡、小承气汤合在一起，调理气郁、肠结，凡内热烦躁、胸闷、胁胀、腹满、大便难下均可应用，投于神经、消化系统非常见效。老朽按法给予患者，补充了药量，计柴胡 15g、黄芩 10g、半夏 9g、人参 6g、甘草 3g、生姜 9 片、大枣（擘开）10 枚、枳壳 10g、厚朴 10g、大黄 6g，每日 1 剂，水煎分 3 次服，连用 5~9 天，果如所说，功效甚佳。

❖ 六味地黄丸有广泛用途

自从钱乙将《金匮要略》肾气丸减去桂附，改为六味地黄丸，后世均以养阴论治，因含三泻，所开药量不一，比较标准者万卷楼收藏之《古方配本三》可做参考。其量熟地黄 500g、山茱萸 200g、山药 200g、茯苓 50g、牡丹皮 50g、泽泻 50g，碾末，水泛成丸。熟地黄第一，山药、山茱萸次之，三泻极少，这样方能突出补阴特色，不会被茯苓、泽泻利水影响作用，堪称范例。老朽临床，对口干、夜间盗汗、五心烦热、面红耳赤、眼乏泪水、老来暴躁、足跟疼痛、围绝经期综合征，只要体温正常，都宜应用，每次 7~10g，日 2~3 服，15~30 天为 1 个疗程，有明显的效果。目前也给予肾亏腰酸、头昏耳鸣、糖尿病、肺结核、慢性肺炎、功能性子宫出血，功效颇好。

❖ 凉膈散宜于上中二焦疾患

《广川杂论》作者刘文溥，原籍江西，流落北方，善投局方凉膈散调治上部疾患，如火邪弥漫口舌生疮、牙痛、胸内烦热、头面红肿、胃逆呕吐、目赤如鸠、肠道不通，都可应用，名声大噪，年八十能双手诊脉同时开方，称其为河间传人。书中所载处方，大黄3g、元明粉3g、甘草3g、山栀子9g、黄芩9g、薄荷9g、连翘9g、竹叶6g，加黄连6g、白豆蔻9g，每日1剂，水煎分3次服，对火邪上炎上中二焦，积热或外邪化火停聚膈间，易见奇效。老朽验证，确如所言。

❖ 龙骨牡蛎配伍适于三种证候群

《伤寒论》医烦躁、惊狂、卧起不安，需要镇静，投龙骨、牡蛎，如桂枝甘草龙骨牡蛎汤、桂枝去芍药加蜀漆龙骨牡蛎救逆汤、柴胡加龙骨牡蛎汤。老朽遥承这一规律，常用于3个方面，一是恐惧、焦虑、心悸、易惊、坐卧不宁、严重失眠，每剂20~60g，加酸枣仁30g、茯苓15g、甘草6g、大枣（擘开）10枚；二是肝阳过旺，风邪内动，血压升高，头痛、眩晕、耳鸣，每剂15~30g，加天麻15g、黄芩15g、石决明30g、夏枯草20g。三是狂躁型精神分裂，骂詈、哭笑无常，逾垣上屋，奔走街衢，日夜疯闹，每剂50~100g，加大黄15g、郁金30g、龙胆草15g、元明粉15g，日饮1剂，分3次服，均有疗效。

❖ 王兰斋的小方

前辈王兰斋，从扬州来济，客居多年，以时方闻名。当时已露头角的韦继贤、吴少怀二家都向其问业；伤寒派刘彤云亦称赞他遣方小巧，为叶、薛典型。临证特点，一是药量少、轻灵，不投有毒之品；二是所用桑叶、银花、黄芩、连翘配伍严格，易于见效；三是易购价廉，有利病家；四是病程虽长，大都无不良反应；五是安贫乐道，学者风度，不与大亨结缘。据友人介绍，王氏生平留下一首小方，由菊花、银花、荷花、茉莉花四味组成，水煎10分钟，当茶饮之，专治夏季伤暑头目不清，昏沉嗜睡，无力工作，每天口服，连用不辍，收效较好。可惜未见剂量，只能根据需要自行确定。老朽应用不多，但从含义研究，却独具只眼。

❖ 叶派时方的运用

老朽仿照清贤王孟英《归砚录》所写《杏苑寄语》，曾提到叶派传人费伯雄调理肝火、肝阳、肝风内动，投牡蛎、珍珠母、石决明介类药物，收效虽慢，久服颇有作用。北方医家亦有眉寿翁学说继承者，却腾龙换马，改为养阴润柔施治方法，常开白芍、生地黄、当归、女贞子、麦冬、旱莲草、知母、枸杞子、海蜇、瓜蒌瓤、桑椹果、阿胶、白蒺藜、何首乌、茶菊花，同样获效。1953年诊一40岁左右的妇女，性格暴躁，易怒，表现与人殊，如屋上灶突。点火就冒烟，邻里对其避之惟恐不远。邀老朽援手，要求从壮水抑肝、浇灭火焰论治。当时反复考虑，应着重阴、柔二字，没加水族之品，只开了玄参15g、生地黄15g、白芍20g、何首乌20g、知母15g、栀子15g、酸枣仁20g、龙骨15g、莲子心10g，每日1剂，水煎分3次服。凸出白芍、何首乌、酸枣仁三味，提高滋阴镇静，少量龙骨坠热潜阳，连用1周已见好转，嘱咐继续勿停，饮药30余剂，大有改善，很少再同他人吵闹，无事生非。原始的草根、树皮、果仁、木叶、花卉之功能，起了不小的医疗作用。

❖ 引花接木的处方

据医友讲，民国初期闻鹤声前辈，经验丰富，阅历广泛，临床遣药与众不同，善用经方加味，称引花接木。如伤寒投麻黄汤（麻黄、桂枝、杏仁、甘草），身痛加白芷15~20g、羌活15~20g、雷公藤（先煎1小时）10~15g；哮喘加地龙10~15g、白芥子10~15g、枇杷叶15~20g；项背强直加葛根15~20g、天花粉10~15g、香薷10~15g；咳嗽加紫菀10~15g、款冬花10~15g、五味子15~20g；汗出较少加苏叶10~15g、荆芥10~15g、藿香10~15g；发热不退加柴胡15~20g、黄芩15~20g、寒水石20~40g；下利水谷加白术15~20g、干姜10~15g、泽泻10~15g；腹内冷痛加白芍15~20g、丁香6~10g、炮附子15~30g；手足发凉加细辛6~10g、当归10~15g、吴茱萸10~15g。似此情况不胜枚举。通过追踪观察，疗力颇好。老朽师法其意，凡风、寒、湿所致之关节炎，感冒后急性发作，在给予麻黄汤时，于方内增入制乌头20~30g、两头尖15~20g、鬼箭羽15~20g、独活15~30g、没药10~15g、穿山龙15~20g，都可获得明显的功效，命名阳春添脚。

❖ 仲景调治失眠二方有别

老朽临床对《伤寒论》黄连阿胶汤与《金匮要略》酸枣仁汤的运用，有严格界线，虽都调理失眠，病机不同，施治各走南北。黄连阿胶汤原医少阴热化，阴虚阳旺，清化心阳过扰，因烦而难入睡，重点放在火字上，以黄芩、黄连泄热，白芍、阿胶、鸡子黄护阴，火邪消退，病便霍然。酸枣仁汤则僧道两门，尽管有"虚烦"症状，乃肝阴不足心失血养，兼有惊恐不安现象，呈怔忡感，聚焦处置于补益、镇静方面，滋阴方式属第二疗法。故君以酸枣仁，其次为茯苓，川芎活血，知母壮水荣木，少量甘草补助心气、转化机制，珠联璧合共奏功效。事实证明，是二病二方，非一症两方，忽视这个问题，就误入歧途了。

❖ 四逆散突出枳壳

老朽应诊，喜投《伤寒论》方，短兵相接易见功效。对肝气郁结胸胁胀满，习开四逆散加少量大黄，强化动力引邪下行。突出枳壳利气破滞；柴胡升降气机，疏泄解郁居次，白芍养阴止痛，抑制虚火，位列第三；甘草缓急矫味，屈身末座。给予多种精神疾患，如烦躁、焦虑、围绝经期综合征、胃肠道停积，都起作用。1986年遇一经商失意老板，感觉胸闷痞塞，连及胁下胀痛，不思饮食，夜难入睡，在室内踱走，坐卧不宁。由其妻陪同求医，当时便以此方授之，计枳壳40g、柴胡20g、白芍15g、甘草6g、大黄3g，水煎分3次服，连用4剂，病状即减，将量压缩一半，又饮10天，宣告治愈，纳呆消除，更衣通利。实践观察，枳壳之量达到70g，也少不良反应。

❖ 处方寒热并用可法

《伤寒论》《金匮要略》二书，缘于时代限制，遣药较为原始，如桂枝白虎汤有桂枝、大青龙汤有石膏、附子泻心汤有大黄、附子粳米汤有半夏，攻补、寒热、相克制约，时方派认为杂乱无章，非长天一色，因当时无此禁忌，故敞开心扉随症组方，积淀日久则成惯例。从临床疗效看，均有实际作用，并未发现互相掣肘与不良反应，至今仍被视为经典名剂。老朽对胸中痞满、胃内嘈杂、消化障碍、食欲低下，常投泻心汤，重点授予干姜、黄连，虽然被讥为将僧、道两门合成一教，然通过辛开苦降、寒热、攻补并行，却能利滞去结，消除症状，改变不适的感觉，无可厚非，起了治疗作用，若否认这一配伍，就是掩盖真相、抹杀事实，有意挑战了。

❖ 小方能治顽症

老朽1957年在山东省中医进修学校门诊，对风寒湿侵入身体，肌肉、筋骨、关节疼痛，屈伸不利，影响工作、日常生活，除投经典名药麻、桂、乌、附，亦开独活寄生汤类，因获益不佳，药味庞杂，乃仿照民间单方，改为小型急走直入者，经济有效，很受欢迎，于小活络丹的启发下，只给予独活20~30g、秦艽20~30g、老鹳草20~30g、制乳香10~15g、炒没药10~15g，加大黄1~2g，疏利障碍，通畅经络，推行药力，称疗痹汤。无论风湿、类风湿、痛风性关节炎，或其他各种疼痛症，都可参考运用。发现功力不够理想，依据情况需要，区别添入两头尖、鬼箭羽、制草乌、雷公藤、露蜂房，30天为观察期，2个月为1个疗程。每日1剂，水煎分3次服。

❖ 头痛与川芎茶调散

外感头痛，鼻塞，体温不高，宜疏风散邪，升阳透表，常投川芎茶调散。老朽取其施治非感冒神经性头痛，只要无炎症、高血压、脑血管器质型病变，不论前额、后脑、太阳穴发作点，皆可应用。加入泻肝养阴药柴胡、白芍二味，能提高疗效，如通利络脉，再添红花、赤芍，亦属锦上添花，根据实际情况，斟酌而用。羚角、犀角并不对症，切勿妄加，不仅少益，画蛇添足，反生祸害。1970年于枣庄诊一妇女，30岁左右，头痛3年，呈阵发性，十分剧烈，四家医院所下印象神经官能症、癫痫、三叉神经痛、颅内增高病，药后无功，遂转中医，乃以此方试之。计川芎15g、荆芥10g、白芷20g、羌活20g、细辛6g、防风15g、薄荷10g、甘草6g、柴胡15g、白芍30g，每日1剂，水煎分3次服，连用10天，病况递减，将量压缩一半，又饮30剂，终于治愈。

❖ 养心补血治心悸

1950年于吴桥诊一妇女，40余岁，患病10个月，心悸，坐卧不安，睡眠不佳，医院检查窦性心律，其他均正常，印象神经官能症。起初老朽给予《伤寒论》桂枝加龙牡汤，将龙骨、牡蛎升至50g，功力不显，大便干结难下。按心脾两虚调理，改用归脾汤，亦无桴鼓之应。当时家父重病卧床，嘱仍开桂枝加龙牡汤，计桂枝 15g、白芍 10g、甘草 15g、生姜 6 片、大枣（擘开）10 枚、龙骨 50g、牡蛎 50g，加酸枣仁 30g 养心，当归 30g 补血润肠，紫石英 50g 镇静安神，每日 1 剂，水煎分 3 次服，7 天后见疗效，连用勿停，凡 18 剂基本治愈。经验告诉，单纯止惊、潜阳，不能疗本，只有补血养心，方可医源，扬汤止沸是失败教训。

治病经验举隅

❖ 三一汤治胸膜炎

结核性胸膜炎，中医无相应名称，开始发热恶寒、胸痛，剧者喜卧患侧，因疼痛不敢深呼吸或咳嗽，数日后胸腔积液，胸痛缓解，胁下、肋间胀满，转为呼吸困难，脉弦明显。医院与老朽协商组成三一汤，计柴胡 30g、百部 30g、黄精 30g，随证加半夏、黄芩、瓜蒌、枳壳、黄连、郁金。已发生积液，加葶苈子、芦根、茯苓、椒目，严重者再加制甘遂（冲）1g。每日 1 剂，水煎分 4 次服，其效良好。肾功能失常，停用甘遂，以免引起血尿。因柴胡、百部、黄精皆开一两（30g）之量，故名三一汤。

❖ 痢疾应用小方

老朽执教山东中医药大学时，曾收有两首验方，一是取忍冬藤 60g，水煎分 3 次服；二是用肉桂 2g、诃子 1g，碾末，白水送下，日 4 服，治疗细菌性痢疾，连续 3~6 天，都可痊愈。

❖ 颈椎病要加入葛根、丹参

15 年前，群弟子在济为老朽祝贺四十公岁生日，老朽草书一词，调寄金元南杂剧哈哈天，唱曰：提笔濡墨独自聊，八十犹羡雪中蕉。头上只写一寿字，老来不听《广陵潮》。蜀道坎坷已历尽，自我鉴定在今宵？遗憾也，糊涂未走郑板桥。当场介绍一首业师所留处方，专医高血压、冠状动脉粥样硬化性心脏病、颈椎间盘突出、项背强直，由川芎 15g、黄芪 30g、葛根 15g、丹参 30g 组成，每日 1 剂，水煎分 2 次服，坚持应用，15~30 天为 1 个疗程，收效良好，可做肘后方，济世活人。原名头痛气短饮，经门人实践改称心脑综合汤。

❖ 纠正心痛汤加黄芪

老朽既往调理心绞痛，按照痛则不通，以行气为主，收效甚微，尔后将重点放在活血化瘀方面，则令人满意。心绞痛常见于中、老年，男性较多，胸骨上或中段之后阵发性疼痛，呈压榨或窒息感，能放射到颈部、左肩与左臂内侧，大约持续2~5分钟。每因爬楼、举重、提物、过劳、兴奋、寒冷、饱餐、疾走而诱起，严重者可于夜间睡眠发生。老朽曾于山东省中医院制订一方，有丹参30g、郁金9g、三七块9g、制乳香9g、炒没药9g、川芎9g、薤白9g、红花9g、枳壳9g、瓜蒌30g，每日1剂，水煎分3次服，连用7~15天，不仅控制发作，且富远期长效，称纠正心痛汤。曾同上海友人殷品之医家论及，他提出最好再加入黄芪30g，扩张冠状动脉，促进血流量，改善供血不足，很有治疗意义。

❖ 胃下垂试服升降汤

胃下垂属慢性症状性疾病，大多感觉疲劳、便秘，常表现恶心、呕吐、腹中胀痛、嗳气、嘈杂，食后加重，站立、运动时转剧，躺在床上减轻，一般均以升提下陷为主，投补中益气汤，将升麻、柴胡列为专利品。杂方派大家辛桂仙前辈施治此症独出心裁，攻补双疗，认为应提陷下大气，祛积破滞开结，要二石打一鸟，用升降汤，给予黄芪30g、枳壳30g，每日1剂，水煎分2次服，纳差加山楂9g，腹内有振水音加泽泻9g，乏力较重加黄芪至60~90g。老朽曾师本法，确能见效。

❖ 新定补中汤治胃下垂

身体消瘦，上腹部胀满，消化不良，排除炎变，多为胃下垂证，在诊断上要注意患者病情较久、饭后加重、腹如舟状、仰卧减轻、腹壁松弛、向上推动则舒、下移压之即痛。老朽师法东垣先贤，投益气、升阳、助运药，开新定补中汤：人参6g、黄芪9g、白术6g、柴胡2g、升麻2g、陈皮9g、木香6g、厚朴6g、炒麦芽9g、砂仁6g，每日1剂，水煎分3次服，连用7~15天，迅速缓解。腹痛较重加白芷9g、丁香5g。

❖ 白虎加味汤治乙型脑炎

流行性乙型脑炎，散发性传染，属于暑痉，发病急，死亡率高，以发热、头痛、呕吐、抽搐、昏迷为常见，易留有后遗症。老朽临床以高热为主，投白虎加味汤：石膏50g、知母10g、青蒿20g、连翘15g、银花30g、大青叶30g、黄芩15g、板蓝根30g，水煎分4次服，5小时1次，日夜不辍。口渴加石斛15g、芦根30g；便秘加大黄3g、瓜蒌30g；尿少加滑石15g、通草9g；谵语加黄连9g、犀角（冲）3g；嗜睡加郁金9g、天竺黄（冲）6g；抽搐不止加羚羊角（冲）3g、钩藤15g、僵蚕9g、全蝎9g、蜈蚣2条；昏迷加石菖蒲10g、藿香6g、冰片0.2g、苏合香2g、紫雪（冲）3g，溶入至宝丹或安宫牛黄丸1粒。治疗及时，能够转危为安。如呕吐严重，药难饮下，加半夏9g、橘红12g、竹茹50g、大黄3g，即可解决。

❖ 鼻炎可投开天汤

慢性鼻炎分为两种，一是单纯性鼻黏膜充血肿胀，间歇性鼻塞，分泌物增多；二是肥厚性，除慢性充血外，黏膜组织增厚，鼻塞呈持续性，两者虽然不同，均可以药物调治。老朽临床习用开天汤，有藿香15g、辛夷12g、苍耳子12g、麻黄9g、菊花15g、白芷9g、川芎9g、连翘15g、黄芩15g、薄荷9g、银花45g，每日1剂，水煎分3次服，15~30天为1个疗程，尽管复发率高，但能得到长期控制，最后获愈。

❖ 扁平疣内服扁疣丹

扁平疣是皮肤上隆起的米粒或芝麻大小的疙瘩，由病毒而致，浅褐与淡黄色，散在或聚集成群，常见于面部和手背上，易发于诸青年男女。山东医院投四虫丸、活血祛瘀片。老朽将二者合在一起，更名扁疣丹，计全蝎100g、蜈蚣50条、蛰虫100g、地龙100g、羌活100g、红花100g、刘寄奴100g、丁香50g、大黄30g、穿山甲100g、当归50g、桃仁50g、赤芍50g、制无名异100g，碾末，水泛成丸，每次5~7g，日3服，连用15~30天，有较好的效果。

❖ 痤疮宜用净化汤

痤疮又名青春痘，由于皮脂腺分泌旺盛，经细菌感染引起，常发生在面部、前胸与后背，形成许多粉刺，发炎时出现红色小丘疹，顶端为小脓包，重者发痒、灼痛，稍有不适。老朽临床以内治为主，投净化汤，计枇杷叶 30g、穿心莲 15g、黄芩 15g、蒲公英 40g、山栀子 15g、大黄 6g、土茯苓 30g、桑白皮 15g、丹参 10g、连翘 15g、败酱草 15g、夜交藤 30g，每日 1 剂，水煎分 3 次服，20 天为 1 个疗程，功效甚佳。

❖ 保胎良方育儿汤

妇女怀孕半年，主要在 3 个月内，阴道发生少量流血，伴有轻微腰和少腹部坠痛，称先兆流产。如腹痛较剧，出血量多，或有羊水溢出，说明已经流产，且勿再行保胎。先兆流产时应健脾强肾、安抚冲任二脉予以保胎，使小生命继续成长。老朽制有育儿汤，含桑寄生 15g、白术 10g、黄芩 10g、菟丝子 15g、阿胶 10g、续断 10g、杜仲 10g、黄芪 15g、人参 9g、苎麻根 10g，每日 1 剂，水煎分 3 次服，饮至血止、症状消失停用，一般 7 天即可。

❖ 鸡黄散治遗精

男子青壮年时期，未有结婚，每月遗精 1 次，无有大害，属正常情况，俗称精满自流。若数日一次则为病态，症见乏力、精神不振，感觉头脑发昏，应当治疗。民间流传一首单方，名鸡黄散，用鸡内金 200g，瓦上焙焦黄色，碾末，每次 4g，日 3 服，连吃 1 个月，收效很好，老朽已验证之，功效可观。

❖ 椿石二皮治休息痢

阿米巴痢疾，即休息痢，大便脓血，里急后重，时发时止，长期不愈，比较顽固。医友陈夏阳告诉老朽，他以椿根白皮 50g、石榴皮 50g，加生姜 3 片，水煎分 3 次服，每日 1 剂，连用 15~30 天，疗效很佳。老朽按法遣药，确属良方。

❖ 活血通络治血痹

岐黄医籍，在科技文献中首屈一指，汗牛充栋。老朽于山东地方图书馆见一石印本《杂事记》，谓郑燮任范县知县，偶患腰腿痛，均按阳虚风寒湿调理，给予独活、附子、杜仲、续断、乌头、木瓜、狗脊、防己，似水投石，无有反响，乃延聘外地一时方派治之，言血痹阻塞经脉，属病邪入络，应饮活血化瘀通利药物，试观其效。板桥认为诊断明确，便委该郎中施疗，开桃仁 10g、桂枝 10g、红花 10g、䗪虫 10g、三七参 10g、乳香 6g、没药 6g、柴胡 10g、炮山甲 10g、川芎 10g、刘寄奴 10g，每日 1 剂，水煎分 2 次服，凡 15 天，功力很佳，所有不舒服现象，已基本解除。学习此案可以联想，风寒湿形成之痹固然多见，但瘀血梗阻引起的疼痛，影响人体气机，同样也会不通则痛，障碍排除，气血流畅，即通而不痛了。一般道理打破神奇，是常规妙招，使患者受益良多。

❖ 神经衰弱要用归脾汤

岐黄界对血的论点，认为心生、肝藏、脾统三向转归，在功能上重视脾的统血，因此组织一首名方，称归脾汤，由于重视人参作用，又叫人参归脾汤。有黄芪 10g、白术 10g、茯神 10g、龙眼 15g、当归 10g、炒酸枣仁 15g、人参 10g、木香 6g、远志 10g、甘草 6g、生姜 3 片、大枣（擘开）3 枚。老朽经验，适应范围虽广，仍以调理神经衰弱为主，宜于思考过度、精神耗伤、损及心脾，表现头昏、健忘、怔忡、乏力、浅睡、梦多、对事物冷漠、分析力下降、宽容性意识减退。每日 1 剂，水煎分 3 次服，连用 15~30 天，功效甚佳。另外给予妇女内分泌紊乱，月经先期、淋漓不绝、口唇淡白、面无华色，已导致贫血，也要迅速饮之，将量增加半倍，其疗绩可观。方中茯神、当归、龙眼、远志、人参、酸枣仁，都为栋梁药物，切勿盲目删去，否则影响全局，造成诊治作用整体崩溃。

❖ 感冒要喝小柴胡汤

小柴胡汤施治范围很广，《伤寒论》调理少阳以心烦喜呕、胸胁苦满、寒热往来、嘿嘿不欲饮食为对象，习称四症，无论中风、伤寒均能应用。老朽继承业师经验，给予流行性感冒头痛、流涕、无汗、骨楚、发热，每日 1 剂，连服 3 天，可将外邪解除，热退身凉。计柴胡 10~20g、黄芩 10~15g、人参 6~10g、半夏 6~10g、甘草 3~6g、生姜 10~15 片、大枣（擘开）10~15 枚，水煎分 3 次服。虚弱患者要减 1/3~1/2 量，汗出便停。投予标准，无汗增加柴胡，体温较高加黄芩，呕恶加半夏，神疲乏力加人参，心悸不宁加大枣。高热持续不降加青蒿 20~30g、板蓝根 20~30g、重楼 10~15g。自始至终，切勿混入麻黄。

❖ 大黄附子汤加当归治手足冰冷

大黄附子汤，经方家应用医阴寒便秘，同风寒吹水凝聚成冰一样，火热溶化兼下燥屎。方义寒热合用、攻补并举，是仲景先师的一大特色，这种物理综合疗法，在时方派眼内比较费解，然承认其特殊疗效。德州前辈罗芷园以之调理疝气、前列腺炎，乌附大王刘民叔治腹腔压力不足如厕困难，皆别开生面予之，令人赞叹。老朽随着临床动向，把本汤给予白领阶层，长期蹲坐办公室，活动量少，气血循环不良，手足麻木、发凉，表现阳虚，无力排出大便，数日1行，投熟附子15g、细辛6g、大黄2g，每日1剂，水煎分3次服。因非救急回阳，不用生附，仅取温里壮阳就可达到目的；大黄要严格控制，局限2g，过则反功为害。若参考《伤寒论》当归四逆汤模式，加当归15g，养血、滑润谷道，利于更衣，能提高成果，乃改名换姓，称黄附辛归汤。1959年诊一机关领导，四肢逆冷，乏温暖感，已有2年，给予多种处方，皆无反响，在山穷水尽的情况下，即以此汤授之，出乎预料，竟柳暗花明获得痊愈。

❖ 流感用抑菌解毒双化汤

中医临床以辨证为主，同时亦强调认病，辨证比较广泛，如水肿含有肾炎、贫血、心力衰竭、肝硬化、营养不良多种疾患；认病也应重点掌握，如感冒分普通、流行性，风寒、风热，方可确定施治方案，给予葱豉汤、抑菌解毒双化汤，和麻黄汤、银翘散。老朽对有传染性、流行性感冒，喜投抑菌解毒双化汤，开银花15g、连翘15g、柴胡15g、黄芩15g、贯众15g、大青叶30g、防风10g、虎杖10g、重楼10g，水煎分3次服。适于初起、进行期，头痛、恶寒、发热、脉象弦数、无汗或汗出较少，体温超过38℃，每日1剂。若热度继续升高，改为1剂分3次服，6小时1次，昼夜不停，3天便可解除。口渴加石膏30g；呕恶加半夏10g、竹茹30g；肠道燥结加瓜蒌仁30g、大黄3g；小便赤少加滑石15g、竹叶20g。

❖ 危症的异常表现

前贤对危笃之症，循衣摸床、撮空理线、谵语如见鬼状，认为"脉涩者死"，不可拘泥。虽然病入膏肓，若有一线希望亦勿放弃救治。但要有的放矢，防止孤注一掷，投虎狼之药。临床所见除高热稽留、肝风大动、肾水虚衰，在若干杂病昏迷过程中易于出现，像晚期肝硬化、乙型脑炎、药物中毒、尿毒症、脑出血、持续性癫痫发生率领先。老朽曾注意一般疾患，却凤毛麟角。1967年"文化大革命"期间，于山东中医学院（现为山东中医药大学）诊一学生之母，猝然失语，两手抓牵衣衫，咬牙，不省人事，脉象弦涩，已发作数次，省级医院断为癫痫，脑电图无异常，改称癔症，药后未效，乃转中医，根据表现情况，有恐惧悲伤好哭史，按脏躁调治，给予甘草20g、浮小麦60g、大枣（擘开）30枚、百合20g，因频吐稀痰加胆南星10g、远志15g、茯苓30g，每日1剂，水煎分3次服，连用7天即获疗绩，告其女儿继饮莫停，共20剂转愈，未再复发。充分说明，上述所举症状，并非皆属垂危大病。

❖ 龙胆草与带状疱疹

带状疱疹，古名缠腰龙，或暴发火丹，由病毒传染，腰部发生水疱状颗粒皮疹，大小不一，亦可突起于他处，和水痘病毒为同一因子，以剧烈疼痛为主要感觉症状。愈后余痛，能持续1~3个月，习称遗毒现象。明末李中梓用瓜蒌一枚，捣烂，加红花、甘草少许，水煎饮下，有一定效果。目前大都欣赏给予龙胆泻肝汤加减。1992年一50岁女干部感染本病，疹粒一线凸起如串，从胁下到少腹似烫伤水泡，疼痛十分严重，日夜叫号，医院委托老朽调治。即开龙胆草20g、黄芩20g、山栀子20g、泽泻10g、车前子10g、柴胡15g、大黄2g、重楼10g、大青叶15g、贯众15g、板蓝根15g，按湿热蕴结处理，兼清火毒，每日1剂，水煎分3次服，连用10天，情况转佳，将量减去一半，继续未停，又饮了25剂，彻底解除，没留下余邪。经验告诉，此方功力较好，单开龙胆草一味，反馈无显著作用。药物配伍应当深入研究。

❖ 时方妙用

老朽临床，因经方短小精悍，易于掌握，应用多；相比而言，对时方眷顾较少。有时二者同组，收效颇佳。1963年遇一男子，颜面左侧灼热、红肿，张口困难，有化脓趋势，医院开始认为丹毒、腮下腺炎，后来改称暴发性脓疡。吃药、打针无明显变化，全身发热，不能坐起。建议老朽接手调理，给予《伤寒论》葛根芩连汤（葛根、黄芩、黄连）加石膏、竹叶，不仅未见作用，反而有所加重。黔驴技穷之下，开了蒲公英 30g、大青叶 20g、紫花地丁 30g、败酱草 15g、野菊花 20g、大黄 3g，水煎分 4 次服，连饮 3 日，病况便减，嘱咐继续勿停，7 天热退肿消，未有化脓而愈。经验提示，先入为主，将经方横贯胸中，不吸收他方面知识，只用 1 条腿走路，就无法实现救死扶伤，抱残守缺，是执业人大忌，集思广益，争取达标，才可令患者解除痛苦，上船登岸。

❖ 心动过速与阴虚火旺有关

功能性心动过速，每分钟超过 120 次，称心律不齐。非器质性病变，和冠状动脉粥样硬化心肌梗死不同，无生命危险。除精神紧张、疲劳、吸烟、饮酒，胃肠气体充积，则为阵发、生理异常性。中医调治心律之品，桂枝、人参、甘松、茵陈、柴胡、延胡索、菟丝子都不宜用，只可给予减慢心律的药物，长时应用便能纠正过来。1980 年去河北开会，诊一男子，30 余岁，其脉搏动 180 余次，夜间稍减，吃西药副作用较大，委老朽接手，即按阴虚火旺处理，开了生地黄 10g、麦冬 10g、当归 10g，加入抗心动过速的玉竹 15g、柏子仁 10g、灵芝菌 15g、石斛 10g、瞿麦 10g、罗布麻根 10g、徐长卿 10g、梧桐叶 15g，每日 1 剂，水煎分 3 次服，连用 1 个月，动速转慢，且未复发。